La Serie de Protocolos de la Medicina Funcional

Medicina Moderna para los Tiempos Modernos

El Manual de Medicina Funcional para prevenir y tratar enfermedades desde su origen

Adonis Maiquez, M.D.

El médico del futuro no dará medicamentos, sino que despertará el interés de sus pacientes por el cuidado de la estructura humana, la dieta y las causas y la prevención de la enfermedad.

- *Thomas A. Edison*

DESCARGO DE RESPONSABILIDAD MÉDICA:

Este libro contiene información general sobre dolencias y enfermedades y tratamientos médicos. No se da como consejo y sólo es informativo. La garantía es limitada: la información sanitaria proporcionada aquí se da sin garantías, expresas ni implícitas. El autor y el editor no están haciendo ninguna representación respecto de la información provista en este libro. Sin perjuicio de lo dispuesto en el párrafo anterior, el autor y el editor no garantizan que:

- La información médica contenida aquí sea completa, verdadera, precisa, actualizada, y no induzca a error.

Asistencia profesional

No confíe solamente en la información proporcionada en este libro, como motivo para no buscar consejo médico.

Si tiene alguna pregunta sobre su condición médica, consulte inmediatamente con su médico o profesional de la salud.

Si usted cree que padece cualquier afección, debe obtener atención médica inmediatamente. Nunca demore en obtener atención de su médico, nunca ignore el consejo de su médico y tampoco descontinúe el tratamiento médico por información que encuentre en algún libro o página Web.

Responsabilidad

Nada en este aviso legal puede limitar ninguna de nuestras responsabilidades de manera no permitida bajo la ley aplicable, ni puede excluir ninguna responsabilidad bajo la legislación aplicable.

DEDIDICATORIA

Dedico *"MEDICINA MODERNA para los tiempos modernos"* a cada uno de los pacientes que he tenido en los últimos 25 años, quienes me han confiado su salud y bienestar y de quienes he aprendido tanto.

Al aprender y seguir las modalidades presentadas aquí puede esperar una vida más saludable, con vitalidad y longevidad y sin usar medicamentos.

CONTENIDO

PRÓLOGO

El mundo está cambiando, y se necesita una nueva forma de medicina para estos tiempos modernos. Creo que hay que cambiar de la atención médica en la fase aguda de la enfermedad y basada en la medicación, a la evaluación y tratamiento de las causas subyacentes de los problemas de salud como un nuevo modelo de tratamiento; una medicina moderna para estos tiempos modernos.

Verdaderamente, los tiempos modernos requieren una medicina moderna. Nuestra vida en el siglo XXI ha traído consigo innumerables desafíos, contaminación ambiental, falta de nutrientes en el suelo, bebés que nacen con toxicidades y sistemas inmunes débiles, efectos de la radiación de todo tipo -de los que no somos conscientes- y el uso excesivo de antibióticos que destruyen la flora intestinal normal sana, sólo por mencionar algunos de problemas.

En realidad, es casi como si se hubiera creado un "nuevo ser humano" o una forma mutada de lo que éramos. Estos cambios crean enfermedades que no pueden ser tratadas con el enfoque actual de la salud, que es el uso de otra sustancia química (medicamentos farmacéuticos).

Lo que tenemos que hacer es llegar a la causa de estos problemas e intentar reequilibrar nuestro organismo a su estado original. Es como reiniciar el cuerpo para que vuelva al estado que la naturaleza ha previsto. Este libro es un cambio de paradigma en la medicina. La medicina moderna para estos tiempos modernos es un cambio necesario para resolver la actual epidemia de enfermedades crónicas de la humanidad.

El modelo actual de la atención médica y el tratamiento no permite el tiempo que necesita su médico para considerar toda su persona como ser humano y descubrir exactamente la causa de que usted tenga uno o más síntomas.

Más adelante hablaremos sobre los motivos de la escasez de tiempo, pero baste decir que los seres humanos somos organismos integrados compuestos por un complejo conjunto de sistemas que funcionan de manera integral, para que podamos funcionar en nuestra vida cotidiana, trabajando, jugando, durmiendo, comiendo o haciendo alguna de las miles de cosas que hacen los seres humanos activos.

Cuando el ser humano está fuera de sincronía, las cosas salen mal, la gente se enferma, a veces contrae enfermedades crónicas, a menudo ocurre alguna calamidad y cae en un sistema de salud que espantaría a cualquiera que lo viese por primera vez.

Los métodos actuales son un poco limitados. Generalmente, usted:

1. Le lleva al médico una lista de sus síntomas

2. El doctor hace un examen somero, en parte llevado a cabo por enfermeras, como sus signos vitales, peso, altura, etc.

3. El doctor palpa o lo examina según los síntomas, si acaso (rara vez se realiza un examen físico minucioso en estos días).

4. El doctor pide análisis (sangre, orina, heces, radiografías, exploraciones, etc.), o bien,

5. Por su historial médico y sus años de experiencia en investigación, educación, estudios, tratamientos de los síntomas, toma su recetario y le da una receta para algunos medicamentos farmacéuticos producidos químicamente que harán más tolerable el síntoma o lo eliminarán por completo, al menos temporalmente.

Pero el síntoma tratado no desaparece realmente. Lo que en realidad está sucediendo es que se esconde bajo la superficie, más profundamente dentro del mismo sistema corporal, ya sea digestivo, respiratorio, circulatorio, etc. El síntoma puede desparecer temporalmente pero, por ejemplo, la gastritis tratada con una receta puede transformarse en cáncer de estómago.

Si bien esto podría ocurrir como el resultado final de no tratar a la persona como un todo, podrían aparecer otros síntomas dentro del mismo sistema para los cuales se prescribe otra receta; así, las sustancias químicas se mezclan en el estómago y sin duda existe la posibilidad de que éstas dañen el estómago, los intestinos y otros sistemas del cuerpo.

Es mucho más inteligente averiguar lo que causó el síntoma principal y usar las modalidades presentadas en este documento, que provienen del campo de la medicina funcional, para limpiar cualquier irritante o toxina de su cuerpo, reforzar su inmunidad y dejar que su cuerpo se sane naturalmente.

Es su Decisión

Los métodos de cuidado y tratamiento, y el médico que trabaje con usted para alcanzar su propio nivel de salud y equilibrio en la vida son una cuestión de elección. Puede elegir entre muchas ramas de la medicina y la salud, y cualquiera sea la que elija, espero que su médico haya estudiado el campo de la medicina funcional que trata al cuerpo como un todo, y las modalidades presentadas que le ayudarán a recuperar la salud óptima, sobre la que pronto hablaremos.

Para empezar, le cuento que soy un médico que trabaja con una especialidad en Medicina Funcional. Con demasiada frecuencia recibimos a pacientes que tienen problemas con sus glándulas tiroides y la causa es un trastorno autoinmune. Dicho de manera sencilla, estos pacientes suelen decir que tienen un problema pero no saben exactamente cuál es.

> *Al parecer, ahora hay una conexión documentada entre las personas con enfermedades que han sido tratadas con medicamentos farmacéuticos durante largos períodos y síntomas que aún están presentes, y los médicos y la industria farmacéutica están buscando otras respuestas. Usted encontrará esas respuestas en este libro.*

Esto se debe a que el médico que han elegido para supervisar y evaluar el síntoma quizá sólo hace una prueba (permitida por la compañía de seguros) y les da una receta de un medicamento para el síntoma diagnosticado del paciente, que puede o no ayudar y tal vez más adelante pruebe con un segundo o tercer medicamento durante un período, pero en realidad no descubra realmente ni trate el problema sistémico que causó la enfermedad porque nunca fue diagnosticada, ni descubra su origen.

Sin embargo, el problema no diagnosticado podría haber ayudado de otra manera. Si el médico hubiera considerado a la persona en su totalidad, en lugar de un síntoma, el proceso habría sido más fácil, más rápido y más completo – y el estado saludable natural habría regresado y durado durante toda la vida del paciente.

Como médico, puedo señalar que conocer sus síntomas me puede decir mucho acerca de su salud, pero tratarlo mediante la eliminación de los síntomas con medicamentos, en lugar de comprobar posibles vínculos entre varios síntomas y varios sistemas corporales, no es la forma más inteligente de lograr una salud corporal total y completa.

Al tratar sólo los síntomas del paciente con un medicamento, es posible que no se tenga mucho éxito.

Como sé lo importantes que son cada uno de los diferentes sistemas corporales para la salud de todo su cuerpo y lo importante que es ver a la persona entera, todo su cuerpo al tratarlo como médico, he seguido el enfoque de la medicina funcional para encontrar las conexiones en cada paciente que veo desde que empiezo a trabajar con él.

Hay muchos factores que influyen en la vida. Lo mismo que en la existencia humana. Nada en la vida tiene un solo factor como causa. Parece haber alguna forma de interrelación entre todos los elementos y todos los procesos en la vida.

Los factores parecen estar trabajando juntos todo el tiempo, casi siempre funcionando al unísono. Por ejemplo: una flor silvestre que crece en el bosque no recibe agua un día, exposición a la luz solar al día siguiente, y al otro día obtiene los nutrientes del suelo. La flor obtiene todo lo que necesita al mismo tiempo puesto que la naturaleza se lo provee a través de un proceso similar al riego por goteo y recibe el agua, la luz solar y los nutrientes mediante un proceso que fluye lentamente. Eso es lo que la naturaleza provee y obviamente produce los mejores resultados para lograr el crecimiento natural de la flor.

En mi experiencia como profesional de la Medicina Funcional, los mejores resultados se logran a través de nueve áreas de la vida que he identificado en los últimos doce años tratando pacientes, sobre todo aquellos con problemas crónicos de salud.

Cuando se administran en conjunto todos estos protocolos específicos usando las modalidades de la medicina funcional, disminuye considerablemente cualquier posibilidad de problemas de salud recurrentes.

Así que, desde el principio, vamos a aclarar esto perfectamente. Este libro NO se trata sobre el uso de una sola solución o un único descubrimiento. Este libro presenta el conocimiento que personalmente he acumulado ayudando a los pacientes a recuperar su estado de salud óptimo y a mantenerse sanos. Frente a usted hay un protocolo lógico que tendrá sentido para su salud y bienestar todos los días de su vida.

Miles de Guías – en la Dirección Equivocada

Hay miles de libros escritos sobre cientos de diferentes aspectos para mejorar su salud. Algunos son acertados, y otros son algo engañosos. Como con otros conceptos de la medicina y la salud, el principal problema con estos libros es que no lo abordan a USTED como una persona completa, como individuo, como entidad, como una unidad integrada de muchos sistemas operativos. Y muchos aspectos influyen en esa unidad integrada, incluyendo la genética de su familia de nacimiento, su historia clínica, su estilo de vida, su dieta y el entorno en el que vive.

Más que eso, este libro contiene un protocolo o un sistema que puede utilizar para mejorar su salud y su vida. También verá que incluye una gran cantidad de información científica que he intentado simplificar, para que sepa cómo la ciencia ha jugado un papel enorme demostrando que este protocolo se basa en ella y que va a funcionar para usted. Si en algún momento siente que los conceptos son difíciles de entender, saltee esa sección y pase a la siguiente; siempre podrá volver más tarde y leer la investigación científica y las evidencias si siente la necesidad de hacerlo.

El libro fue escrito de esta manera para que usted pueda aprender el protocolo y cuente con los datos científicos que lo respaldan si tiene que explicárselo a otras personas.

Lo que Buscamos es el Equilibrio

Todos sabemos que la naturaleza es equilibrio. No importa lo que suceda en el mundo que afecte a la naturaleza – ésta sobrevivirá y recuperará su equilibrio. Esto no sucede con nuestros sistemas corporales humanos, hasta que lleguemos al punto de vivir más en equilibrio y armonía con el protocolo natural de la Medicina Funcional.

Homeostasis

Como dije antes, la naturaleza es equilibrio. La naturaleza ha estado aquí miles de millones de años, y no importa lo que ocurra en la superficie de la tierra, huracanes, tornados, volcanes, etc., la naturaleza busca y encuentra maneras, a lo largo del tiempo, de recrear un sentido de equilibrio.

Ahora, ¿no sería genial que su cuerpo pudiera reaccionar de la misma manera y recrear esa sensación de equilibrio, salud, y el peso adecuado para su altura y constitución? ¿O que su cuerpo pudiera hacer cualquier cosa que necesite, como una vida familiar activa con sus hijos, o ser un atleta de óptimo desempeño, o incluso vivir una vida con estilo y vestir elegantemente, luciendo fantástico en las fiestas a las que asiste en su ascenso por la escalera corporativa o social? Eso sería una bendición.

El equilibrio se puede lograr. Sin embargo, hace falta un poco de trabajo para empezar y hacer que la Medicina Funcional le sirva como usted desea. Entonces, pongámonos a trabajar.

La Necesidad de una Nueva Medicina

Los tiempos modernos, con las revoluciones agrícola, industrial e informática nos han brindado grandes avances para nuestro estilo de vida y comodidad. Pero también han creado un entorno con efectos nocivos para nuestra salud. Sobre todo en los últimos 100 años hemos visto crecientes efectos negativos en nuestra salud debido a lo siguiente:

- Toxinas ambientales provenientes de fábricas, automóviles y otras fuentes que contaminan el suministro de agua, el aire y el suelo.
- Radiación de los teléfonos celulares, torres de telefonía celular y microondas.
- Progresiva carencia de nutrientes en el suelo.

- Técnicas de producción de alimentos para mejorar su conservación que destruyen las enzimas y nutrientes.
- Uso excesivo de esteroides, antibióticos y hormonas en el ganado.
- Excesivas recetas de antibióticos para las personas, que han creado "súper bacterias" y destruyen la flora intestinal (bacteriana) normal y sana.
- Abuso de antidepresivos, medicinas para trastornos de déficit de atención, y otros medicamentos psicotrópicos que hasta encuentran la manera de infiltrarse en las fuentes de agua el aire y el suelo.
- Abuso de medicamentos (el uso de múltiples drogas recetadas y sin receta médica).
- Una sociedad más estresada donde los medios de comunicación están en "Alerta" constante.
- Una menor capacidad de atención con personas menos capaces de meditar y contemplar.
- Tasas de adicción crecientes, no sólo a las sustancias químicas sino también a la tecnología.
- Uso excesivo de conservantes, colorantes y endulzantes artificiales en la producción de alimentos.
- Falta de actividad física debido a la disponibilidad de medios de transporte motorizados y elevadores.

Todos estos factores han creado un ambiente único para que aumenten muchas "enfermedades modernas" crónicas. Enfermedades que antes eran poco frecuentes, ahora son mucho más comunes y todo el tiempo están surgiendo otras nuevas.

En los últimos años ha habido un fuerte aumento de:

- Cánceres.
- Enfermedades autoinmunes (como Lupus, EM, artritis, enfermedad de Graves)
- Diabetes, obesidad y síndrome metabólico.

- Enfermedades cardiovasculares (hipertensión arterial, cardiopatía y accidente cerebrovascular).
- Enfermedades mentales como depresión, ansiedad, adicciones, aislamiento social.
- Enfermedades neurológicas (demencia de Alzheimer, Parkinson, TDA, autismo).
- Enfermedades respiratorias crónicas como asma, EPOC, enfisema.
- Alergias, de piel y vías respiratorias.
- Infecciones persistentes o crónicas (virus como el HIV, CMV, EB), (bacterianas como la Fiebre de las Montañas Rocosas, Cándida).
- Desequilibrios hormonales
- Enfermedades que son difíciles de clasificar como la fibromialgia, fatiga crónica, confusión mental no específica.

Por lo tanto, es evidente la necesidad de un enfoque diferente. El ya antiguo enfoque de recetar "píldoras", con un medicamento para cada síntoma no funciona. Este enfoque puede estar creando aún más problemas que soluciones. Tal como discutiremos en este libro, la solución que recomendamos es abordar las verdaderas causas del problema. No la queja por el resultado final ni los síntomas sino las causas. Tampoco la búsqueda de una "meta" aislada sino considerar al individuo desde el inicio. Y verlo en su conjunto, como una unidad física, mental y espiritual para intentar recuperar el equilibrio o la homeostasis perdidos.

Unas Palabras Acerca de la Prevención

Las recomendaciones y protocolos que se presentan en este libro (y otros libros de esta serie) se aplican no sólo a la mejoría o resolución de enfermedades ya existentes sino a la prevención de las mismas. De acuerdo con mi experiencia en mi práctica clínica, cuando la gente aplica estos conceptos y aborda la salud desde el origen de los problemas, puede retrasar la aparición de ciertas enfermedades (incluso aunque haya una predisposición genética).

Aun cuando tenga un historial familiar de diabetes, Alzheimer, enfermedades del corazón o cualquier otra enfermedad crónica, el desarrollo de esa enfermedad puede retrasarse e incluso abortarse completamente. Esto sólo se logra al modificar los cimientos de lo que causa la enfermedad en primer lugar.

La "detección temprana" no previene la enfermedad. Simplemente la detecta en una etapa temprana, y así es más fácil de tratar. El beneficio real consiste en prevenir o retrasar la aparición de la enfermedad, evitar mucho sufrimiento, discapacidad y gastos de atención médica.

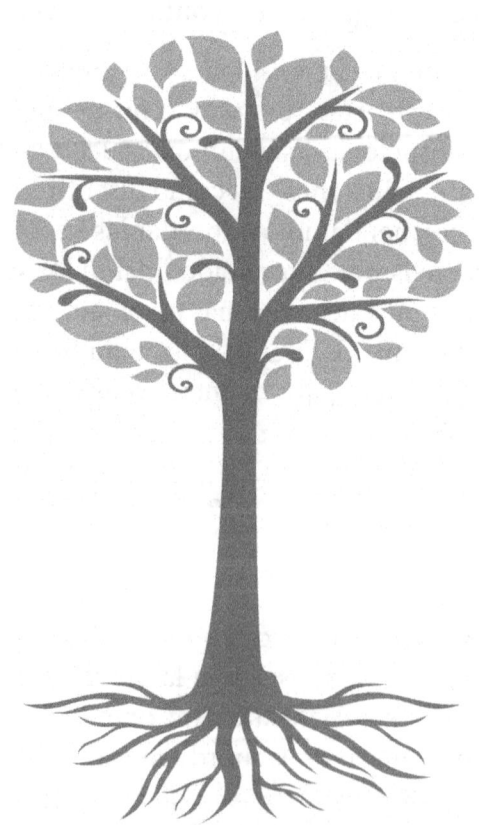

AGRADECIMIENTOS

Quiero expresar mi más sincero agradecimiento:

A mis padres, por creer en mí, independientemente de las circunstancias de mi vida. Por favor acepten mi agradecimiento por todo su apoyo.

A mis hermanos, por apoyarme y hacerlo a veces literalmente, para que pudiera continuar con mi carrera y tener comida en la mesa.

A mi hija, Maia Sophia, que me ha dado un mayor nivel de inspiración en mi vida diaria.

A mi esposa, Luly, por su incondicional amor y cuidado cuando estaba ocupado con mi trabajo y escribiendo este libro, cuando debí haber estado con ella, relajándome y disfrutando de nuestra vida juntos.

Al Dr. Jay Polmar y María Krebs por mejorar el texto y darle estructura.

A María Krebs y Cecilia González García por traducir y editar la versión en español.

A Lili González García y Martha García Márquez por el diseño y maquetación de las distintas versiones de este libro.

Quiero agradecer y reconocer a todos ustedes por ayudar a crear la homeostasis y el justo equilibrio de presión y estímulo, para llevar este trabajo a buen término.

Un agradecimiento especial a mi personal, pasado y presente, que siempre me ha tratado a mí y a nuestros pacientes con tanto respeto y cuidado: ¡GRACIAS!

Cómo usar este libro en su vida cotidiana

Imagine que está en un salón de clases estudiando biología humana y esta clase en particular tiene el propósito de mejorar la salud personal y permitirle vivir una vida con aptitud física y saludable todo el tiempo.

Así se ha diseñado y escrito, para darle los datos científicos y la información precisa sobre el funcionamiento del cuerpo y lo que tiene que hacer para que funcione perfectamente todo el tiempo y disfrute de una vida larga y saludable.

Una vez finalizado el curso, hay un examen final. Ese examen final implica usar el curso y sacarse un diez de acuerdo con la condición de su salud y aptitud física.

Cuando algunos de los datos científicos le resulten demasiado para absorber, marque las páginas que no leyó y cuando sienta que es el momento de estudiar los conceptos más difíciles, vuelva atrás y léalos o reléalos. El resultado del curso será el mismo, entienda o no los conceptos difíciles.

"El médico del futuro no dará medicamentos, sino que despertará el interés de sus pacientes por el cuidado de la estructura humana, la dieta y las causas y la prevención de la enfermedad»"

- Thomas A. Edison

INTRODUCCIÓN A LA MEDICINA FUNCIONAL

Después de revisar la historia de la medicina, me gustaría pensar que la medicina funcional es un "regreso al cuerpo" de las ciencias médicas. La medicina solía centrarse en cuerpo, mente y espíritu como un todo y especialmente en la interrelación de todos los elementos o componentes, incluyendo el entorno y su impacto en la salud. Así fue durante miles de años.

Ahora, en tiempos "modernos", el cuidado de la salud se ha centrado en los productos farmacéuticos y sustancias químicas para tratar las quejas específicas, o en las mediciones (presión arterial, azúcar en la sangre, sólo por mencionar algunos) sin tener en cuenta a la persona, como entidad entera, con todas nuestras piezas o componentes íntimamente relacionados y que se afectan unos a otros.

La Medicina Funcional parte del concepto que la salud es alcanzable cuando todos los elementos que componen el conjunto están en perfecta armonía. La misma queja (dolor de cabeza, ardor de estómago, fatiga, presión arterial alta) pudo haber sido causada por un sinnúmero de fallas a lo largo de una cadena de elementos en todo el sistema. Por lo tanto, si sólo se aborda una de las áreas (por ejemplo tomando una pastilla antiinflamatoria para el dolor de las articulaciones) sin tener en cuenta los problemas básicos (que podrían ser una sensibilidad alimentaria que provoca una formación de complejos autoinmunes depositados en las articulaciones, o una deficiencia de vitaminas que necesita suplementación para producir las reacciones enzimáticas naturales antiinflamatorias en las articulaciones), esto no aborda las causas fundamentales. Así, el tratamiento sólo será temporal y generalmente tendrá efectos secundarios de los medicamentos.

Las quejas y síntomas empiezan muchos años antes de que sean lo suficientemente obvios como para ser denominados "enfermedad". Los médicos modernos han sido muy eficaces para agrupar los síntomas y nombrar enfermedades (Parkinson, Alzheimer y muchas otras), pero no lo han sido al lidiar con estas quejas cuando recién empiezan, muchos años antes de que los síntomas se conviertan en una enfermedad "declarada". La Medicina Funcional intenta abordar los desequilibrios cuando aparecen por primera vez. Muchas enfermedades crónicas tienen orígenes comunes (inflamación, oxidación, sensibilidad alimentaria, desajustes inmunes, etc.) que cuando se detectan al principio pueden detener o retrasar la aparición de una enfermedad. Por su naturaleza, la Medicina Funcional se centra en el paciente (medicina personalizada) y no en la enfermedad (cuando se realiza un diagnóstico y se le da un nombre a la enfermedad, todo el tratamiento es el mismo para las personas afectadas).

El proceso del pensamiento clínico de la Medicina Funcional no es conceptualmente diferente del de la medicina occidental moderna, pero difiere en su enfoque. Igualmente, comprende una revisión de cómo llegó la persona hasta el punto actual (historia clínica), examen del cuerpo en busca de pistas (examen físico), investigación con el laboratorio y pruebas de diagnóstico (diagnóstico) y recomendación de acciones a tomar para cambiar la condición actual y futura de la salud y el bienestar (tratamiento o terapéutica).

Historia Clínica:

Se obtiene una historia clínica, pero se remonta mucho más atrás e incluye concepción, embarazo, infancia, acontecimientos recientes y cómo afectan la salud. La mayoría de las veces cuando se encuentra el problema inicial (por ejemplo, un traumatismo importante) en el pasado, los actuales síntomas tienen su origen en ese evento que afectó los sistemas inmune u hormonal. Cualquier abuso previo de antibióticos (hoy tan frecuente) puede dar una visión de la flora intestinal de la persona, que a su vez determina la permeabilidad del intestino y en última instancia el desarrollo de enfermedades autoinmunes. Esto es muy importante para la toma de decisiones de tratamiento, porque una enfermedad "autoinmune" como la artritis reumatoide a veces no debe tratarse con inmunomoduladores (que tienen efectos secundarios importantes), sino con probióticos y eliminación de alimentos y restauración del intestino (hablaremos sobre esto más adelante en el libro).

Examen Físico:

La mayoría de los pacientes se queja de que los médicos modernos ya no "tocan" a sus pacientes. A pesar de que la medicina moderna se basó originalmente en un examen exhaustivo del paciente (y hasta la prueba del sabor de la orina por parte del médico), el modelo médico más reciente ha distanciado al médico del cuerpo humano del paciente. El examen físico fue remplazado por máquinas. Un médico confía más en una exploración de tomografía computada que en su estetoscopio. Puesto que la medicina funcional enfatiza la prevención y la intervención temprana, un examen físico completo es obligatorio. El funcionamiento de los órganos y sistemas no puede ser detectado por las máquinas, sólo los cambios anatómicos evidentes. La interconexión entre todos los sistemas corporales, la armonía del cuerpo, la mente y el espíritu, sólo puede ser evaluada hablando y examinando al paciente.

Diagnóstico:

Aun cuando una historia médica cuidadosa y un examen físico pueden ser lo único que se necesita para determinar dónde están los desequilibrios, el diagnóstico o el aspecto "detectivesco" de la medicina tiene un papel importante en la medicina funcional. A veces se necesitan pruebas de diagnóstico para determinar qué elementos, pilares, o "soportes claves" están alterados. Aunque uno de ellos esté funcionando correctamente, la interrelación entre todos puede no estarlo. Esos soportes clave (ver el capítulo sobre soportes) y la interacción armoniosa entre ellos son el motivo por el cual el paciente tiene un cuerpo, mente y espíritu sanos.

El objetivo del profesional de la medicina funcional es identificar los soportes y determinar cuál o cuáles, o qué conexiones entre ellos cambiaron o se desequilibraron y corregir ese problema. Además, el cuerpo humano está "cableado" de tal forma que es capaz de curarse solo y la mayor parte del tiempo todo lo que hay que hacer es eliminar los obstáculos que impiden esa autocuración o proceso natural de auto renovación.

Tratamiento o recomendaciones terapéuticas:

Como dije antes, a veces el tratamiento en medicina funcional implica una intervención mínima. A veces, es tan simple como eliminar los obstáculos para la autocuración. Sin embargo, otras veces, hay muchas zonas afectadas y se requiere una intervención. Esto se logra mediante el uso de varios principios que abordan los fundamentos de las funciones corporales. Las principales acciones que realiza el médico son:

- Ajustes (eliminar o incluir) los alimentos que se consumen según la composición genética de la persona y su anterior exposición a los mismos. Además de las recomendaciones de evitar ciertos tipos de alimentos para todo el mundo (principalmente, grandes cantidades de azúcares, cereales, especialmente el trigo, aditivos alimentarios tóxicos y endulzantes) la mayoría de las personas ha desarrollado sensibilidades a alimentos específicos durante toda su vida. Al eliminarlos, generalmente sólo por un tiempo, se le da al cuerpo un "descanso" del efecto de los alimentos incorrectos. La incorporación de ciertos alimentos que tienen propiedades curativas (como algunas hierbas) también acelera la recuperación y restablece la homeostasis o equilibrio.

- Reponer los elementos que podrían faltar y que no son necesarios para las funciones corporales fisiológicas normales, como vitaminas y nutrientes. Todas las funciones corporales no sólo necesitan fuentes de energía (proteínas, grasas o hidratos de carbono) sino también minerales y vitaminas que las hacen posibles.

No sólo la falta de fuentes de energía es la causa de un sistema debilitado, sino que también una deficiencia de esos "facilitadores" puede causar la enfermedad. Varios estudios científicos han demostrado que, a veces, simplemente tomando una vitamina específica, se reducen las posibilidades de contraer ciertas enfermedades (por ejemplo, hay una relación entre cáncer y la depresión con la deficiencia de vitamina D).

- La eliminación de toxinas no deseadas que podría estar afectando el normal desempeño de las funciones del cuerpo. Estos pueden incluir metales pesados (mercurio, aluminio y otros), conservantes (parabenos), órgano-fosfatos en insecticidas y herbicidas, derivados petroquímicos que se utilizan para la fabricación de plásticos, caucho y colorantes, por mencionar sólo algunos. La desintoxicación es un proceso continuo que todos debemos soportar en el ambiente contaminado en que vivimos y trabajamos hoy en día. La desintoxicación diaria es una de las herramientas más útiles para conservar y recuperar la salud. Más adelante en el libro voy a dar recomendaciones sobre cómo se realiza.

> **La medicina funcional no rechaza los medicamentos recetados. La farmacología moderna ha hecho una enorme contribución, especialmente en terapias antibióticas para infecciones que solían acabar con poblaciones enteras.**

- Los medicamentos recetados tienen un lugar en la metodología del profesional de la medicina funcional. Uno de los aspectos más importantes de la medicina de hoy no sólo es recetar demasiados medicamentos, sino eliminar sus efectos secundarios. La mayoría de los medicamentos recetados produce cambios en el funcionamiento normal de los procesos corporales, que a su vez producen deficiencias nutricionales que pueden afectar otras funciones. Ver las referencias al final del libro para conocer los nutrientes que deben remplazarse cuando se toman medicamentos específicos.

- Cuerpo, mente y espíritu:
No es por casualidad que la meditación era (y es) una parte importante de la medicina ayurvédica. Incluso la psicología moderna reconoce que la plena conciencia es un aspecto importante de la salud mental.

Uno de los errores más devastadores de la medicina moderna es que olvidó la interconexión entre todos los elementos que componen el conjunto y la forma en que interactúan para alcanzar el equilibrio. Cada parte microscópica y macroscópica del cuerpo está interconectada con las demás. Entre la célula del intestino y la neurona en el cerebro, los antígenos de los alimentos a la articulación de rodilla, el neurotransmisor del cerebro al estómago satisfecho, hay una conexión. Más aún, todos estos elementos anatómicos y fisiológicos interconectados están estrechamente vinculados con la mente y el espíritu. La salud no es más que un perfecto equilibrio de nuestros cuerpos físicos, emocionales y espirituales, interconectados con otros, el mundo y el universo.

CAPÍTULO 1
Historia de la Medicina

LA MEDICINA ANTIGUA

Al descubrir las plantas comestibles, los seres humanos de la Edad de Piedra también descubrieron que algunas de esas plantas podían curar enfermedades. El uso de hierbas en los tratamientos medicinales comenzó en los primeros días del tratamiento médico y siguen siendo hoy, en muchos países, una parte vital del mismo.

Las hierbas medicinales no eran sino una pequeña porción del repertorio del curandero/médico de la tribu, porque siempre fue generalmente aceptado, con excepción de la medicina alopática moderna, que las enfermedades graves tienen una causalidad espiritual. En ese entonces, era la responsabilidad del médico tribal expulsar los malos espíritus que causaban el problema. Los conjuros, hechizos y trances inducidos a menudo con hierbas medicinales constituían el trabajo de los curanderos o chamanes. Incluso la operación más antigua, hace más de 4000 años, probablemente fue pensada para fortalecer al médico de alguna manera, al menos ante los ojos de los demás.

Parece ser que las cirugías más tempranas de la historia humana se realizaron en la prehistoria en Asia, Europa y también en Perú; los cuerpos momificados cuidadosamente conservados sobrevivieron el paso del tiempo.

Muchos de estos seres humanos momificados tienen un agujero en el cráneo realizado por trepanación (un procedimiento quirúrgico mediante el cual se perfora un agujero en el cráneo humano para exponer la duramadre y tratar problemas derivados de enfermedades intracraneales). De estas operaciones sobrevivía el 50% de las personas.

Se especula que el fundamento de la decisión de hacer un agujero en la cabeza de una persona viva tenía algún propósito religioso o espiritual y no uno médico. Los sobrevivientes de este tipo de cirugía le probaban a la tribu que el chamán disfrutaba de los favores del mundo espiritual. Una cirugía de cráneo, cuando sanaba, sugería la apertura de un invisible canal de comunicación espiritual con lo sobrenatural. (Comentario del editor: Sí, ¡seguro!)

MEDICINA CHAMÁNICA

Chamanismo

El chamanismo está conectado profundamente con la Naturaleza. Es una de las formas más antiguas en la que las personas han buscado un vínculo con los poderes y los orígenes de la creación. Se remonta a los tiempos paleolíticos. Muchos aspectos del chamanismo se reflejaron en varias religiones posteriores, a menudo en sus rituales místicos y simbólicos. Hay una influencia del chamanismo en el paganismo griego. Varios rituales chamánicos comunes a la religión adoptada por los griegos también se vieron más tarde en la religión de los romanos. Los chamanes dejaron su impronta en la religión Bon, que surge de Asia central, así como en el budismo y la historia del budismo tibetano. El budismo se popularizó a través de grupos chamánicos como los mongoles, tibetanos y manchú. Varios tipos de prácticas chamánicas introducidas en el budismo tibetano transformaron esa religión en la época de la Dinastía Yuan china; más adelante en la dinastía Qing. La coincidencia entre los chamanes y los budistas se pone de manifiesto en su objetivo de adquirir una conciencia espiritual, a veces mediante el uso de sustancias psicodélicas. Los rituales chamánicos de varias poblaciones fueron eliminados casi en su totalidad debido al auge del cristianismo. En Europa, desde alrededor del año 400 D.C., la iglesia católica destruyó las religiones griega y romana. Se demolieron templos y los ritos religiosos fueron decretados ilegales y castigables. En el Renacimiento, el resto del chamanismo europeo fue erradicado por las cazas de brujas. Con frecuencia, éstas eran obra de la Inquisición católica. Los sacerdotes de la iglesia católica a menudo eran los encargados de destruir los rituales y las creencias locales en América del sur, América Central y partes del Caribe. En algunas zonas de América Latina, los sacerdotes fueron decapitados por interferir con los chamanes.

En América del Norte, los puritanos realizaron campañas contra las "brujas." Los ataques contra los chamanes fueron orquestados por misioneros cristianos en países del tercer mundo. Tan recientemente como en la década del 70, los misioneros arruinaron dibujos en rocas antiguas en la Amazonía. Hoy en día el chamanismo sobrevive en su mayor parte sólo entre diversos pueblos indígenas aislados, principalmente en América del Sur. La religión chamánica continúa en los desiertos, selvas, tundras y otros lugares remotos y también en algunas ciudades, pueblos pequeños y hasta en los suburbios y barrios pobres del mundo.

Se hicieron muchos esfuerzos para conectar las creencias científicas occidentales con las prácticas chamánicas. Jeremy Narby, un reconocido antropólogo, creía que los chamanes usaban la conciencia a nivel molecular y que incluso trabajaban con virus y ADN. La Teoría del Modelo Holonómico del funcionamiento cerebral de David Bohm a menudo se considera un intento de crear una base científica para los conceptos de espiritualidad, incluyendo palabras paralelas.

Muchas mujeres fueron de vital importancia en el campo chamánico en todo el mundo y en algunas culturas fueron más importantes que otras. Esto se ejemplifica en el antiguo Japón y China, y aún parece ser igual en Corea hoy en día, lo mismo que en tribus en África del sur y los californianos del norte como los Yuroks y Karoks. Imágenes, tradiciones e historia muestran a las mujeres como invocadoras, sanadoras, herbalistas, oráculos, transformistas, viajeras chamánicas y sacerdotisas de los antepasados.

Los arqueólogos afirmaron que algunas tumbas de mujeres en Asia Central antigua pertenecían a sacerdotisas chamánicas. Una sacerdotisa de Ukoks (siglo V A.C.) fue sepultada con un tocado enmarcado decorado con el símbolo del árbol de la vida. Se encontraron tumbas similares en Ussun' (Kazajstán) y también cerca de Ucrania, con temas recurrentes de bolsas de medicinas, incienso, amuletos y el árbol de la vida.

Los cantos invocatorios siguen siendo una parte integral del chamanismo indígena mexicano. Cantar y sacudir una sonaja o matraca considerada sagrada eran parte de los rituales de Katjambia, una mujer curandera de la tribu Himba, de Namibia. Después de atraer hacia ella las energías negativas, Katjambia usaba una visión para volver al fuego sagrado de sus antepasados y liberar esas energías.

El poder de sanación practicado por muchas chamanes femeninas a menudo se describió como volver los muertos a la vida. PA Sini Jobu, del pueblo Tungutu de Bosso, Nigeria, bailó hasta el éxtasis y se convirtió en un gran pájaro, imitando las narraciones de la diosa Isis. En África occidental, la hechicera Kulutugubaga cura y vuelve los muertos a la vida.

Los colonizadores españoles y portugueses castigaban a las mujeres chamanes filipinas, llamándolas "viejas poseídas por el demonio" y "brujas". Los oráculos mayas y los chamanes sufrían el mismo tratamiento. Los conquistadores españoles impusieron sus ideas a los chamanes peruanos, principalmente usando el tema del diablo.

Los Curanderos y Brujas

El arquetipo del sanador es antiguo e interesante. Todas las culturas, desde los primeros pueblos hasta la modernidad, han tenido algún tipo de curandero. Es una parte de la vida estar herido, ya sea física, emocional o espiritualmente. Debido a esto, siempre ha habido alguien capaz y dispuesto a ayudar a los heridos.

Para los pueblos que tenían poco conocimiento del cuerpo y cómo funcionaba, la curación les parecía magia. Todavía hay misterios alrededor de la sanación. En la cultura nativa americana los chamanes creían que podían comunicarse con el mundo de los espíritus, que tomaban la forma de animales, para ayudarles en su trabajo de sanación. Las brujas eran curanderas, sobre todo en las creencias paganas donde la adoración de la Naturaleza era algo natural para las sanadoras. La imagen de la bruja revolviendo sus pociones, mezclando hierbas secas y pulverizando materiales en el mortero le ha dado una imagen negativa al curandero durante cientos de años. Las brujas fueron torturadas y asesinadas por sus curaciones, consideradas demoníacas.

Sin embargo, las mujeres curanderas a menudo eran las únicas a las que podían recurrir los campesinos en busca de atención médica.

La partera es un buen ejemplo de una figura sanadora iluminada; apoya a la madre, que hace el verdadero trabajo físico del parto. Muchos monjes conocían las plantas y hierbas y practicaban la curación. Los sacerdotes imponían las manos sobre los enfermos y también realizaban los últimos ritos sobre los muertos y moribundos.

En el siglo XIX, el médico rural haciendo visitas a domicilio era una visión común. La partería también era una rama de la medicina, pero era como algo clandestino. Las parteras hacían mucho más que atender partos y muchas eran tan expertas y talentosas como los médicos del sexo masculino, o más. Eventualmente, las mujeres participaron más en el tratamiento de los pacientes y en algún momento empezaron a aparecer las primeras cirujanas.

Modernización de las Prácticas

Después de primera guerra mundial las prácticas cambiaron y los hospitales empezaron a parecerse más a las empresas; la medicina empezó a practicarse en los consultorios y clínicas y se requerían diplomas para practicarla. Las drogas fueron apareciendo en el panorama; la ciencia y la medicina finalmente habían comenzado a converger. Los médicos aprendieron a diagnosticar enfermedades y a dispensar medicamentos. Sin embargo, recientemente la medicina holística se ha popularizado cada vez más. La medicina alternativa incluye prácticas como la homeopatía, acupuntura, fitoterapia y otras. También hay tratamientos que tienen como objetivo la salud física y emocional, como el Reiki, terapia de toque cuántico, masaje terapéutico, aromaterapia, kinesiología y yoga.

MEDICINA HINDÚ

Buda, nacido en la India alrededor del año 450 D.C., creó las enseñanzas que constituyen la base de la tradición budista. Estas enseñanzas, los textos Nikāyas o Āgamas, se refieren a la búsqueda de la liberación del sufrimiento. El objetivo final de las enseñanzas del Buda es ayudarnos a alcanzar una buena vida. Su perspectiva es que la fuente del sufrimiento tiene que ver con afirmaciones acerca de la naturaleza humana, así como la forma en que aprendemos sobre nuestro mundo y nuestro lugar en él.

Susruta, el fundador de la medicina hindú, estableció una tradición, más tarde descrita en el Susruta Samhita, que daba nombre a 1120 enfermedades, enumeraba 760 medicamentos, y se decía que el equipo de sus cirujanos incluía unas 20 herramientas afiladas (incluyendo agujas, tijeras, cuchillos y sierras) y más de 100 instrumentos romos (incluyendo ganchos, tubos, pinzas, palancas y sondas). Su conceptualización comprende descripciones del tejido sanguíneo, nuestro proceso circulatorio (denominado rakta dhatu) y su investigación sobre el valor terapéutico de minerales especialmente tratados que llamó bhasmas. Se le dio el título de padre de la química aplicada a la medicina. La descripción de su método de reconstrucción de una nariz dañada le dio el título de primer cirujano plástico del mundo.

La medicina en la India antigua sigue la idea de que el cuerpo está compuesto de un trío de sustancias, espíritu, flema y bilis, y la buena salud es el equilibrio de estos humores. La medicina griega tiene una teoría similar, basada en cuatro humores. Poco después llegó la medicina ayurvédica, por parte de Nagarjuna, que también nació en la India y fue discípulo de Buda. Se lo considera el filósofo más importante después de Buda, que era un practicante de Ayurveda.

MEDICINA AYURVÉDICA

Ayurveda: Filosofía e Historia

Ayurveda se basa en una antigua forma de comprender la vida (ayur significa conocimiento y veda significa vida). Surgió en la India hace siglos a partir de una profunda creencia y comprensión de cómo ocurrió la creación. Los videntes de la India antigua lograban la comprensión meditando y mediante otras prácticas espirituales. Intentaron difundir las verdades de la fisiología y la salud a través de los siglos. Habían pasado largos periodos observando los fundamentos de la vida y compilaron los textos de la filosofía y la verdad espiritual de la India en libros llamados el *Bhagavad Gita*, el Veda del conocimiento.

La primera publicación del Ayurveda fue el Veda, que sigue siendo la escritura más antigua del mundo que existe hoy en día. Hay tres textos vitales del Veda, que se cree tienen más de 1200 años de antigüedad. Estos libros todavía se utilizan hoy en todo el mundo. Al principio, este conocimiento se transmitía del profesor al estudiante por vía oral solamente y no fue escrito sino hasta después.

Ayurveda inspiró a muchos profesionales de la salud, tanto en el Oriente como en Occidente. A principios del siglo V D.C. las escrituras ayurvédicas habían sido transcritas por los chinos. A principios del siglo VIII D.C. los eruditos de China comenzaron a estudiar medicina en la India. Rápidamente, la medicina china sufrió esa influencia, y lo mismo sucedió con la filosofía budista. Hoy en día, Ayurveda es esencialmente como era en sus orígenes.

Ayurveda es una enseñanza de sistemas conceptuales representados por el equilibrio y el desorden. La salud y la enfermedad, según el Ayurveda, son reguladas por la conexión entre nuestro ser (alma), nuestra personalidad y todos los eventos dentro de nuestro ser espiritual, mental y espiritual. Para mantener una buena salud, debe existir un equilibrio armónico (más tarde denominado homeostasis por Hans Selye, MD). Para obtener esa homeostasis, hay un equilibrio que puede lograrse mediante una combinación de yoga, budismo y Ayurveda. El yoga es la ciencia hermana del Ayurveda. Ambas surgen de la misma filosofía.

Ayurveda es una cuidada mezcla de varios sistemas filosóficos hindúes, varias ciencias físicas y conductuales y sus prácticas médicas combinadas. La medicina ayurvédica tiene como objetivo sanar las condiciones existentes para mantener la salud y prevenir enfermedades. La salud puede considerarse como el sentimiento de felicidad o un sentimiento de dicha en la mente, el alma y los sentidos. Su principio central es que la vida humana es una integración de cuerpo, mente, sentidos y espíritu. Ayurveda cree que nada existiría sin una Conciencia Suprema todopoderosa y omnisciente, un penetrante espíritu y fuerza de vida que se expresa a través de la creación. Ayurveda busca el conocimiento de este nivel de la vida.

Ayurveda requiere entender la función de la creación en el intercambio de tres complejos de energía elemental, Vata, Pitta y Kapha, que significan aspectos dinámicos, enérgicos e inmateriales de la naturaleza; el intelecto, la naturaleza transformadora y la estructura humana, que es de naturaleza física.

Vata gobierna:

- la respiración
- la circulación
- la eliminación
- el movimiento
- el habla

- la creatividad
- el entusiasmo
- el sistema nervioso

Pitta incluye transformaciones como:

- la digestión y el metabolismo
- la visión, la constitución
- la temperatura corporal
- la valentía
- el buen humor
- el intelecto
- el discernimiento

Kapha gobierna:

- el crecimiento (procesos anabólicos)
- la lubricación
- secreciones líquidas
- la cohesión
- la potencia
- la paciencia
- la pesadez
- el equilibrio de líquidos
- la compasión
- comprensión en el organismo

Estas tres energías según Ayurveda se expresan en el cuerpo humano. Se denomina Tridosha. El total de estos tres Doshas - Kapha, Pitta y Vata, orquestan el físico y funciones de una persona, que incluyen el metabolismo y el tipo de mente/cuerpo.

Estas energías deben interactuar de una manera equilibrada. Su expresión en el ser humano indica una relación de estas energías en el ADN (proporción de Vata-Pitta-Kapha), establecido en cada ser humano en el momento de la concepción. Esto se llama Prakruti, o tipología constitucional.

Hay siete tipos de Prakruti:

- Vata
- Pitta
- Kapha
- además de cuatro combinaciones

Prakruti nos da dos interpretaciones vitales:

- En primer lugar, cada persona tiene una naturaleza perpetua durante la duración de su vida.
- En segundo lugar, cada tipo tiene un área más proclive a perder la armonía, que requiere atención permanente.

La implicación en medicina indica que tenemos una tendencia natural a algunos medicamentos. El desequilibrio ocurre porque una energía o elemento aumenta o se modifica cualitativamente.

Puesto que estas tres ideologías son energía, tienden a afectar las energías opuestas o similares. Pitta se intensifica por el calor, Vata por la sequedad, y Kapha por el líquido.

Por lo tanto, un trastorno en el equilibrio de estas energías indica que algo ha estimulado y dominado la capacidad del cuerpo humano para mantener el Prakruti o equilibrio en la proporción de Vata-Pitta-Kahpa. Si el sistema y el estímulo contienen la misma energía o una similar, la estimulación provoca un aumento de la misma. Esto puede crear un desequilibrio aun cuando las energías no sean insalubres.

Por ejemplo, aun los platos orgánicos bien preparados pueden causar un desequilibrio cuando se comen en exceso o en horarios inadecuados.

Con el tiempo, las enfermedades crónicas y algunos defectos del cuerpo (genéticos, enfermedad, trauma, defecto congénito u otras condiciones preexistentes), se desarrollan en un órgano o tejido débil.

La medicina ayurvédica tiene tres tipos de tratamiento. Estos grupos incluyen:

- tratamiento de eliminación (shodana o panchakarma)
- tratamiento de pacificación (shamana)
- tratamiento nutritivo (bhrimana)

Panchakarma se compone de:

- administración nasal para Vata, Pitta y Kapha
- enemas medicamentosos para Vata
- sangría para Pitta
- vómitos para Kapha

La medicina ayurvédica cree, como la medicina funcional, que el tratamiento sintomático es ineficaz para curar una enfermedad. Algunas terapias de pacificación que equilibran mediante el uso de opuestos, son:

- dieta
- estilo de vida
- hierbas
- meditación
- yoga
- y otras

Los tratamientos para nutrir se utilizan para problemas de potencia física o fuerza.

Ayurveda describe un desarrollo clásico de la enfermedad en seis pasos. Conocer los síntomas de cada paso para cada dosha le ayuda al médico que ha estudiado medicina ayurvédica a diagnosticar y tratar. Por ejemplo, esta sabiduría demuestra cómo un resfriado puede convertirse en asma o en insuficiencia cardíaca congestiva.

En la filosofía ayurvédica, la creación consta de cinco elementos: éter, aire, fuego, agua y tierra. Así funciona la sanación ayurvédica. Cuando esos elementos son resistentes y están en armonía, mantienen una función sana del cuerpo. Las enfermedades se consideran exacerbaciones del dosha en el cuerpo humano. Un médico que haya estudiado la medicina ayurvédica determinará qué parte de la vida de su paciente ha creado un desequilibrio, ya sea la dieta, estilo de vida, trabajo o emociones, etc.

Para los cambios mensurables del dosha, como gases, hormonas, mucosidad, se utilizan terapias de eliminación (Panchakarma). Para los cambios cualitativos, el tratamiento de problemas localizados, como un esguince o una tensión, se realiza con la aplicación de opuestos (pacificación) a través de la dieta, haciendo cambios de estilo de vida y mediante el uso de medicamentos herbales, etc. El objetivo de la pacificación es subordinar las terapias de eliminación en Panchakarma, pero al final debe alcanzarse el equilibrio fisiológico. Cuando el problema es la toxicidad, se usan hierbas digestivas y desintoxicantes. Los trastornos mentales y espirituales requieren un tratamiento específico. Estos podrían incluir otros elementos espirituales, rituales y mantras.

El estudio de la medicina Ayurvédica es extenso y requiere tiempo; su farmacopea es enorme. Su premisa central es la creencia de que ninguna enfermedad puede ocurrir sin los principios del Ayurveda (Vata, Pitta, Kapha), indicando que cada una de estas áreas puede ser influenciada por la dieta solamente, lo que hace que todas las enfermedades respondan a un tratamiento especial mediante el uso de Ayurveda. Esto no indica que la medicina ayurvédica pueda curar todo. Algunas enfermedades sólo pueden tratarse.

Hay cierta evidencia de que los ingleses les cortaban los dedos a los "Practicantes ayurvédicos Marma" y eliminaron totalmente las enseñanzas y prácticas de Ayurveda durante su gobierno a partir del siglo XVII.

Ayurveda comprende los reinos animal, mineral y vegetal. Los remedios ayurvédicos más fuertes no están permitidos en los Estados Unidos. Es cierto que el Dr. Vassant Lad, un doctor de la medicina ayurvédica, conocido en todo el mundo, ha escrito numerosos libros para que ésta se comprenda mejor en el mundo occidental, estableciendo una relación entre ella y la medicina occidental. Algunos creen que alteró o enseñó de una manera diferente los textos originales utilizados en la Facultad de medicina en la India, incluso hoy en día.

HIPÓCRATES

Hipócrates practicó y enseñó medicina en el siglo IV A.C., en Kos, una isla griega. Se lo consideró el padre de la medicina, en parte debido a que prestó mucha atención a los síntomas físicos de los pacientes más que a la teoría, sino también porque después de su muerte se recopilaron documentos médicos de su autoría. Esta colección y el juramento hipocrático se convirtieron en la piedra angular de la ciencia médica alopática hasta hoy. Más tarde, un documento griego, titulado «Sobre la naturaleza del hombre», que se cree fue escrito por Pólibo, presentó una teoría que llegó a ser estándar en todo el continente europeo y que duró aproximadamente dos milenios. La teoría decía que los seres humanos consisten de cuatro humores. Las sustancias son la flema, la bilis negra o melancolía, la sangre y la bilis amarilla (o hiel). Se supone que tener más de lo necesario de alguna causa síntomas o rasgos. Éstos son flemáticos, sanguíneos, coléricos o melancólicos.

Al principio del siglo tercero A.C., dos cirujanos especialistas de la ciudad de Alejandría, Erasístrato y Herófilo, hicieron el primer trabajo para descubrir los secretos de la anatomía humana.

MEDICINA CHINA

Un texto del siglo 1 A.C. en China, el Libro de Medicina o el Nei Ching, trató sobre la acupuntura. La teoría subyacente de la medicina tradicional China es el ciclo de la energía en la salud. El ciclo puede verse afectado por los bloqueos, que pueden considerarse como la causa o el síntoma de la enfermedad. Más aún, al insertar una aguja de acupuntura muy fina en la trayectoria de la energía se mejora el flujo mediante la liberación de una obstrucción o disminución de la presión.

EL CONOCIMIENTO MÉDICO DE GALENO

El médico principal de los gladiadores en Pérgamo, en 158 D.C., fue Galeno, un médico griego. El conocimiento de Galeno de la musculatura lo ayudó a asesorar a los que acudían a él sobre los posibles resultados de varias operaciones. Sin embargo, el análisis de los cerdos y simios que disecó le enseñó cómo estaban dispuestos los órganos del cuerpo. Esos estudios fueron el fundamento de la reputación de Galeno. A través de sus experimentos Galeno invalidó muchas creencias inalterables, como la propuesta de que las arterias contienen aire. Su error, que se convirtió en la ortodoxia de la medicina durante cientos de años, era que la sangre viaja desde y hacia el corazón.

CIRUGÍA ANTIGUA EN AMÉRICA LATINA

La cirugía en México. Los Mexicas (aztecas) usaron exitosamente diferentes técnicas en varias partes del cuerpo antes de la llegada de los europeos. La artrocentesis, la cirugía para extraer el líquido de la articulación de la rodilla, fue una de ellas. Los médicos mexicas realizaban esta operación cientos de años antes que los europeos la intentaran.

PRINCIPIOS DE LA ANESTESIA

Un manuscrito contiene la primera descripción de un anestésico, aunque otros medicamentos similares pueden haber sido utilizados en la escuela Alejandrina de Medicina 1000 años antes. Se le indicaba al médico que mezclara en un pote de bronce cantidades específicas de opio, cicuta, mandrágora, hiedra y mora inmadura. La mezcla se hervía junto con una esponja, hasta que ésta la absorbía. Entonces se colocaba la esponja sobre las fosas nasales del paciente.

Cirugía Dental Antigua

Un médico árabe, Abul Kasim, fue el médico del Emir de Córdoba y escribió Al-Tasrif, el primer manual ilustrado de la cirugía. Fue ampliamente utilizado y copiado durante la Edad Media. También fue el primer cirujano que se interesó por la odontología.

Localización de Órganos Corporales

Vesalio, un joven estudiante de medicina, asistió a una conferencia en la Universidad de París. El profesor explicaba las teorías de Galeno sobre la anatomía, mientras un asistente mostraba los ejemplos correspondientes dentro de un cadáver. Lamentablemente, con demasiada frecuencia, el asistente no podía localizar el órgano mencionado. Entonces, Vesalio decidió disecar cadáveres y confiar en la evidencia que él mismo encontraba. Galeno realizó muchos de sus experimentos con simios. Vesalio mostraba los esqueletos de un mono y un humano para compararlos. Demostró que a menudo las teorías de Galeno son verdaderas en el mono, pero no tanto en el hombre.

Vesalio decidió componer una nueva descripción de la anatomía humana, exhibida en dibujos y nuevas disecciones. Tenía un método de asegurar que las imágenes fueran precisas en la impresión, llamado xilografía. Su investigación inició un nuevo campo de estudio científico llamado anatomía. En Suiza, Vesalio publicó una obra voluminosa, De humani corporis fabrica, o La estructura del cuerpo humano. Este trabajo tuvo mucho éxito, aunque irritó a los tradicionalistas que todavía creían en las teorías de Galeno.

Cirugía Militar Antigua

Antes de la anestesia, la cirugía era limitada. Tampoco les agradaba a los médicos cuya reputación tenía más que ver con sus conexiones con las autoridades que con su pericia médica. La sangría era el método más popular entre los cirujanos.

Las invenciones de la artillería y mosquetes cambiaron el tipo de heridas que se trataban. En lugar de cortes limpios de espadas o picas, ahora había carne desgarrada y huesos rotos. Ambroise Paré pasa de ser aprendiz de un barbero a ser el cirujano de los reyes franceses. Su hallazgo más importante fue que el tratamiento habitual en esa época de cualquier herida de bala (cauterización con aceite hirviendo), hacía aún más daño. Paré tiene más éxito cuando venda las heridas.

Paré también usaba ligaduras para sellar los vasos sanguíneos y detener la hemorragia. La amputación era la única cirugía mayor que los cirujanos eran capaces de realizar en ese momento. Durante ese periodo, las incisiones en el abdomen o en otras cavidades eran demasiado peligrosas como para intentarlas.

A Samuel Pepys le practicaron una litotomía (extracción de piedras de los riñones) en Londres, en 1658. La operación se realizó en una gran sala. Tenía que ser una habitación grande, porque toda la familia debía estar presente en caso de que la cirugía no fuera exitosa. A falta de un buen analgésico, la velocidad del cirujano era lo más importante. Pepys sobrevivió a la operación.

Descubrimiento del Funcionamiento del Corazón

Luego, en 1628, un libro de William Harvey recién publicado, nos dio un gran avance en los conocimientos médicos relacionados con el corazón, quizás hasta el ADN. En este libro ilustró una nueva teoría. "La sangre", escribió, "no fluye simplemente a la deriva." Hasta entonces, se pensaba que la sangre contenida en las arterias y las venas era diferente. La teoría era que la sangre arterial llevaba energía conectada de alguna manera con el aire a través del cuerpo (bastante cerca de la realidad para ese periodo), y nuestras venas transportaban nutrientes desde el hígado a nuestro cuerpo (bastante menos preciso).

Mediante la disección de perros, cerdos, babosas y ostras, por nombrar algunos y usando la lógica, Harvey demostró que el cuerpo utiliza solamente un riego sanguíneo y el corazón lo bombea. Este ciclo lleva la sangre del ventrículo derecho del corazón, pasa a través de nuestros pulmones en el ventrículo izquierdo y luego va a través de nuestras arterias a las diversas partes de nuestro cuerpo.

El Uso de Microscopios en la Medicina

Marcello Malpighi, un profesor de la Universidad de Bolonia, había estado usando microscopios en biología. Una tarde iluminó con la luz del sol poniente su lente, a través del pulmón de una rana. Vio la sangre contenida en tubos y fue el primer científico en observar los capilares. Se había descubierto el eslabón perdido de la teoría de la circulación. A través de los capilares, la sangre de las arterias entrega oxígeno a las células y luego vuelve al corazón.

Transfusión de Sangre

Jean Baptiste Denis, médico real de Luis XIV, realizó un experimento en 1667. Tratando de salvar la vida de un niño debilitado por la sangría, usó una pluma para insertar en sus venas alrededor de la mitad de una pinta de sangre de cordero. Más tarde, en el mismo año, la Royal Society de Londres lo contrató para realizarle una transfusión a Arthur Coga, un estudiante descrito como "desesperado". Le infiltró sangre de oveja en la vena. Los científicos esperaban que pudiera refrescar su sangre. Una semana más tarde, Coga se sintió mejor. Recibió más sangre, sin efectos perjudiciales.

Jean Baptiste Denis hizo transfusiones exitosas a varios pacientes. Pero en 1668, un paciente muere. Denis fue demandado por la viuda y perdió el caso, pero no fue encontrado culpable de asesinato. El experimento cae en descrédito, después de tres años de que el público desconfiara de él. Una ley decretada en Francia en 1670 declara que la transfusión es ilegal. No se oye nada más de la práctica hasta que se vuelve a intentar en la Inglaterra del siglo XIX. Pero sigue siendo una técnica peligrosa hasta que se identifican los grupos de sangre humanos.

Primer Tratamiento de la Viruela

Antes del fin del siglo XVII, un procedimiento peligroso, que posiblemente ya se realizaba en partes de Asia, llegó a ser frecuente en la medicina turca. Este procedimiento es la inoculación para proteger contra la viruela. La inoculación se basa en la observación de que quienes entran en contacto con una enfermedad infecciosa y sobreviven, quedan protegidos contra la misma. La inoculación es una medida de seguridad, pero en el caso de la viruela también es peligrosa. Se frotaba materia de una víctima ligeramente infectada en un rasguño en la piel de la persona para inducir una versión leve de la enfermedad. La mayoría sobrevivió y después quedó protegida.

La inoculación llega a Europa por el caso de Lady Mary Wortley Montagu, una mujer joven de Londres que tuvo viruela y sobrevivió. Más tarde, ella fue con su marido a Estambul. En el viaje, vio que se practicaba la inoculación. Sometió a su hijo a la inoculación y el niño sobrevivió. Lady Mary tuvo un segundo hijo, y también lo hizo inocular con igual éxito. Lady Mary empezó a hacer campaña para esta medicina.

Medicina en el Siglo XVIII

El siglo XVIII es bien conocido por los avances en la medicina basados en la observación. Algunos de los que registraron sus trabajos eran profesores; otros, médicos rurales. Su trabajo aumentó el nivel de la rama científica de la medicina, mediante la creación de técnicas y medicamentos.

William Smellie, uno de estos primeros investigadores, fue el primer obstetra que estudió científicamente el parto. Smellie les daba conferencias sobre el parto a las parteras y estudiantes en

Londres. Les ofrecía ayuda a las mujeres pobres a cambio de que sus alumnos participaran en el parto. Realizó una explicación del parto, incluyendo inéditos detalles del proceso.

En 1761 se publicó en Viena un nuevo libro que ofrecía al médico general un nuevo y útil tipo de análisis interno. Leopold Auenbrugger, un médico austríaco de un hospital militar tenía muchos pacientes con líquido en el pecho. Para saber cuánto, utilizó una técnica que había aprendido en su infancia. Auenbrugger trabajaba en una taberna cuando era niño y había aprendido a juzgar la cantidad de vino que había en un barril dando toques en la parte superior. Descubrió que la técnica funcionaba en el pecho humano. Auenbrugger descubrió la técnica de diagnóstico llamada percusión. Fue ignorada al principio por los profesionales médicos, pero se empezó a usar más cuando se creó el estetoscopio.

Viruela Bovina

En la década siguiente, Edward Jenner, que trabajaba en un pueblo, se enteró de que la gente local que había contraído una viruela leve, de las ubres de las vacas, nunca volvía a tener la peligrosa enfermedad. La viruela era rara, y no fue sino hasta 1796 que Jenner pudo probar su teoría. Una niña presentaba síntomas de viruela bovina. Jenner la usó para inocular a un niño. El niño contrajo la enfermedad y se recuperó.

La inoculación se había establecido a partir del caso de Lady Mary Wortley Montagu. Seis semanas después de la inoculación de la viruela bovina, Jenner inoculó a James Phipps con la viruela convencional. Phipps no mostró señales de estar infectado con viruela. Variolae Vaccinae, que significa "viruela de las vacas", fue el nombre que le dio Jenner a la enfermedad. La frase derivó en la palabra vacunación para esta nueva forma de inoculación. Después de un periodo de oposición por parte del campo médico, la vacunación demuestra ser útil y su uso aumenta considerablemente. En Gran Bretaña, la tasa de mortalidad anual por la viruela disminuyó durante el siglo

XIX, de 2.000 casos por millón a menos de 100. Después de la implementación de programas internacionales, en 1980 ya no hubo más viruela en el mundo.

El Primer Estetoscopio

René Laënnec era un médico de París, especializado en enfermedades del pecho. Dos eventos ocurridos en 1816 propiciaron su contribución a la medicina. Caminando por un patio, vio a unos niños jugando con una tira de madera. Un niño rasguñaba un extremo; su amigo, sosteniendo el otro extremo junto a su oído, escuchaba el arañazo. Pronto después de ese evento, Laënnec tiene una paciente demasiado robusta como para escuchar fácilmente el latido de su corazón, pero demasiado joven como para que él presionara cortésmente el oído contra su pecho. Pensando en los niños, hizo un tubo enrollando un papel. Colocó un extremo en su seno y pegó su oído al otro. A través del tubo, escuchó mejor que con su oído contra el pecho. Había descubierto el estetoscopio (del griego stethos, o pecho y scopein, observar). Laënnec construyó un tubo de madera, de cerca de nueve pulgadas de largo con extremos que se ajustaban contra el pecho y el oído. Pasó tres años analizando los sonidos extraños que oía de la respiración de sus pacientes.

Laënnec identificó los sonidos de las diferentes etapas de la bronquitis, la tuberculosis y la neumonía. Sus hallazgos fueron publicados en 1819.

Siempre se había usado el oído apoyado en el cuerpo para escuchar. El estetoscopio fue la herramienta mediadora. En 1852 se creó la versión moderna de goma y desde ese momento el médico pudo usar ambos oídos.

Investigación del Cólera

Durante una epidemia de cólera, John Snow (1813-1858) pudo demostrar que el cólera se transmite a través del agua. Luego, Louis

Pastcur (1822-1895) pudo demostrar que algunos organismos son la causa de enfermedad. Más tarde, a principios del siglo XIX, los científicos pensaban que algunas cosas vivas surgían espontáneamente de la materia sin vida. Entre 1857 y 1863

Pasteur demostró que esta teoría era incorrecta. También investigó para curar el cólera aviar. Pasteur le dio instrucciones a uno de sus compañeros para que vacunara a unos pollos con la enfermedad que habían cultivado. El colega se olvidó de hacerlo, y la enfermedad estuvo expuesta al aire durante algún tiempo. Luego, cuando regresó, el hombre inyectó a los pollos y no perecieron. Los pollos fueron vacunados con un nuevo cultivo y siguieron vivos. Pasteur se dio cuenta de que los gérmenes se habían debilitado por su exposición prolongada al aire. Cuando los pollos recibieron la forma más débil de la enfermedad, quedaron inmunizados. Más tarde, Pasteur y sus colaboradores utilizaron este descubrimiento para vacunar contra el carbunco (ántrax).

Rabia

En 1882, el equipo de Pasteur creó una inoculación para el tratamiento de la rabia. Un miembro del equipo secó los huesos de varios conejos que habían muerto de rabia. Pasteur intentó probar la vacuna en animales. Más tarde, en 1885, Pasteur tuvo éxito cuando usó la inoculación en un muchacho. Después, inventó el método para esterilizar líquidos a través de un proceso de calentamiento (ahora conocido como pasteurización).

Otras Vacunas

En 1882 Robert Koch aisló la bacteria de la tuberculosis. Más tarde, en 1879, descubrió el microorganismo que causa la lepra. La vacunación contra la difteria fue creada en 1890. Una vacuna para el tratamiento de la fiebre tifoidea fue creada en 1896. En 1880 se descubrió la bacteria que causa la fiebre tifoidea. En 1882 se descubrió la bacteria de la difteria. En 1884, Koch también descubrió la causa del tétanos y la neumonía.

Una Anestesia más Moderna

La cirugía mejoró y fue más fácil con el descubrimiento de la anestesia, cuando Sir Humphrey Davy (1778-1829) descubrió que el dolor se aliviaba al inhalar éter. James Simpson (1811-1870), de la Universidad de Edimburgo, comenzó a utilizar cloroformo en el quirófano alrededor de 1847. Más tarde, en 1884, se hizo popular el uso de la cocaína para la anestesia local. Después de 1905, se inició el uso de la novocaína como anestésico quirúrgico.

En 1865, Joseph Lister creó la cirugía antiséptica para prevenir la infección mediante el uso de ácido fénico en los pacientes. Los cirujanos alemanes esterilizaban la ropa y las manos de los cirujanos y usaban vapor para esterilizar los instrumentos quirúrgicos. También empezaron a usarse guantes de goma para las cirugías en 1890.

El Esfigmomanómetro

El medidor de presión arterial o esfigmomanómetro, monitor, brazalete o indicador todavía se usa hoy para medir la presión arterial. Se compone de un manguito inflable que restringe el flujo de sangre, mientras un manómetro de mercurio, electrónico o mecánico, mide la presión arterial. Utiliza un método para determinar la presión con la que fluye la sangre. Se mide la presión al comenzar y al terminar. Los tensiómetros manuales todavía se utilizan hoy en día con un estetoscopio para escuchar mientras se observa un indicador.

Fue inventado por Samuel Siegfried y Karl Ritter von Basch en 1881, pero Scipione Riva-Rocci inventó uno que se usaba más fácilmente. En 1901 Harvey Cushing inventó una versión más moderna que fue adoptada rápidamente en el campo de la medicina. La fabricación masiva comenzó en los Estados Unidos, en W.A. Baum.

La unidad de medida usada normalmente para la presión arterial se llama milímetros de mercurio (mmHg), que se mide directamente mediante un esfigmomanómetro manual. La presión arterial normal es de 120/80.

La Hipnoterapia como Anestesia en Cirugía

Entre fines del siglo XIX y principio del siglo XX, el Dr. James Braid, un cirujano ortopédico británico, empezó a usar hipnoterapia para preparar a sus jóvenes pacientes para la cirugía. Mucho menos aterrador que entrar en un hospital y enfrentarse a un anestesiólogo en el quirófano, el uso de la hipnosis ayudó a los niños a eliminar sus temores y los preparó para sus operaciones. Después de la cirugía, también usó la hipnoterapia para mejorar la capacidad natural de curación. Se lo conoció como el padre de la hipnoterapia. Aunque fue perseguido por la Iglesia de Inglaterra por usar "tonterías" en el campo de la medicina, fue fuertemente respaldado por otros médicos. Se recopilaron estadísticas de las cirugías que realizó comparadas con las de otros cirujanos de su época, que demostraron enormes beneficios.

Avances Médicos Modernos

La medicina progresó mucho en el siglo XX. En 1914 se realizó la primera transfusión sanguínea indirecta. La insulina se usó en 1922. El electroencefalograma se usó por primera vez en 1929.

Los Primeros Antibióticos

Mientras tanto, se fueron descubriendo, desarrollando y usando nuevos medicamentos. En 1910 apareció Salvarsan, el primer medicamento para tratar la sífilis. El Prontosil apareció en 1935 para el tratamiento de la intoxicación de la sangre. En 1928, Alexander Fleming descubrió la penicilina. Más tarde, en 1994, se descubrió la estreptomicina para el tratamiento de la tuberculosis.

El Pulmotor y Otros Aparatos

En 1928 se inventó el pulmotor. Luego, en 1943, Willem Kolf inventó la primera máquina para usar como riñón artificial, una forma de diálisis. En 1948 se fundó el Servicio Nacional de Salud en los Estados Unidos. Luego, el Dr. Jonas Salk creó la vacuna contra la poliomielitis. La vacuna para el sarampión se produjo en 1963.

Cirugía Moderna

La cirugía también progresó enormemente. Las cirugías más difíciles eran la del corazón y el cerebro. Ambas tuvieron muchos avances positivos a finales del siglo XX. El primer invento de un marcapasos externo fue el de John Hopps en 1950. Y el primer marcapasos interno se usó en 1958. En 1968 se realizó el primer trasplante exitoso y el primer corazón artificial se usó en 1982. En 1987 se realizó el primer trasplante de corazón y pulmón.

Cirugía con Láser

En 1960 se inventó el láser y se usó para la cirugía del ojo en 1964. El desarrollo de la fibra óptica en los años cincuenta dio lugar al desarrollo de endoscopios una década después. También mejoraron los métodos para el tratamiento de la infertilidad y el primer bebé de probeta nació en 1978.

Adiós viruela – Hola SIDA

En 1980, la Organización Mundial de la Salud anunció que la viruela había desaparecido para siempre. Sin embargo, una nueva enfermedad, el SIDA, fue aislada en 1981, cobrando vidas rápidamente.

La Tomografía Axial Computarizada y la Resonancia Magnética

La tomografía axial computarizada surgió en 1975. Luego, en 1983, ya estaba en uso la RMN (resonancia magnética).

Más Descubrimientos e Invenciones

En 1986 se creó la piel sintética y en 1990 se presentó al público la terapia genética. La ciencia médica sigue haciendo nuevos descubrimientos todos los años.

CAPÍTULO DOS
Historia de la Farmacología

La mayoría de los consumidores de remedios herbarios informa un éxito anecdótico más que evidencia clínica de su eficacia. Sin embargo, los remedios botánicos están arraigados en todo el mundo, en el proceso de curación, desde hace miles de años.

Historia Antigua

Otzi, el hombre de hielo, un hombre momificado de 5300 años de antigüedad descubierto en 1991, llevaba su propio botiquín que contenía elementos como el hongo de abedul, un antibiótico natural. Su autopsia demostró que tenía parásitos intestinales, y el abedul pudo haber sido para tratarlos.

Hoy sólo podemos intuir el uso y conocimiento de los remedios herbales del hombre de las cavernas prehistórico, pero varias pistas y la investigación lógica indican que usaba plantas para ayudarle a sobrevivir. Estas plantas eran mejores que cualquier alimento o medicamento para los primeros seres humanos; además de sus propiedades curativas, las plantas pueden haber sido cultivadas para conectaros con el mundo espiritual.

El campo de la formulación o composición de medicinas se remonta al comienzo de la historia escrita. La formulación comenzó y se desarrolló paralelamente a la historia del hombre. Los antiguos humanos aprendieron instintivamente, observando a las aves y animales y la forma en que se cuidaban. Con agua fresca, hierbas, hojas, tierra y barro se hacía una cataplasma calmante para aplicar en una lesión o herida. Por ensayo y error, el hombre primitivo aprendió qué combinaciones de plantas y barro eran mejores para una cataplasma. Más tarde usaría esa sabiduría para beneficiar a otros necesitados. Aunque el hombre de las cavernas tenía métodos rudimentarios, los medicamentos de hoy, como aprenderá, evolucionaron a partir de fuentes del mundo herbal que eran fácilmente accesibles y usadas por los antiguos humanos.

Los Principios de la Formulación

El antiguo arte y ciencia de la formulación de medicamentos surge del deseo humano de aliviar el dolor y proteger contra las lesiones y la muerte. A medida que el hombre aprendió más acerca de los usos de diversos materiales orgánicos e inorgánicos, y la manera en que las civilizaciones antiguas utilizaban el arte de la formulación de sustancias para ceremonias religiosas o espirituales cientos de miles de años atrás, e incluso para la fabricación de perfumes (perfumes e incienso, esencialmente, aromaterapia), y compuestos para mantenerse saludables, mejorar la salud, tratar la enfermedad y preparar a los difuntos para la otra vida... la alquimia dio lugar a un gran acervo de conocimientos acerca de la formulación de medicamentos.

Un Pequeño Ejemplo

En la edad media, un hongo llamado cornezuelo de centeno envenenaba a los que comían pan contaminado. La enfermedad causada por el cornezuelo de centeno se llamaba ergotismo, y provocaba convulsiones y alucinaciones. Más tarde, el cornezuelo de centeno fue utilizado en Europa para detener el sangrado después del parto y provocar abortos. Sansert, una forma sintética del cornezuelo de centeno, la metisergida, ha sido un tratamiento de la migraña y otros tipos de dolores de cabeza recurrentes y dolorosamente palpitantes. La metisergida fue en algún momento un tratamiento eficaz para la prevención de las migrañas, aunque no se usaba para tratar una migraña ya presente. Lamentablemente, la generación hippie abusó mucho de ella durante la década de 1970 poniendo grandes cantidades en té caliente para provocar alucinaciones del tipo de las del LSD.

Las Civilizaciones Antiguas Empiezan a Formular O Hacer Compuestos

Cuando los seres humanos empezaron a escribir, también comenzaron a documentar sus conocimientos sobre plantas y remedios compuestos. Por lo tanto, ahora estamos más informados sobre el uso de tratamientos herbarios que se remonta a aproximadamente el año 3000 A.C. A medida que se desarrollaban las diferentes culturas, los que viajaban por las rutas comerciales empezaron a observar y aprender de otros grupos acerca del uso de las plantas medicinales. Nosotros preparamos y tomamos algunos medicamentos herbarios del mismo modo en que lo hacían nuestros antepasados.

Babilonia

Babilonia, la cuna de la civilización, tiene las escrituras más antiguas que se conocen acerca de la farmacia especializada en fórmulas magistrales. Desde alrededor del 2600 A.C., había sacerdotes-curanderos que también trabajaban como médicos y farmacéuticos naturales, que realizaban fórmulas y compuestos de minerales y hierbas para producir medicamentos. En tabletas de arcilla se encontraron registros de síntomas de enfermedades, los materiales prescritos necesarios y recetas para hacer las fórmulas, junto con alguna oración o invocación a los dioses para la buena salud.

Antigua China

Las capacidades farmacéuticas chinas antiguas aparentemente provienen, según las leyendas, de Shen Nung (2000 A.C.), un emperador que buscó e investigó el uso de varios cientos de hierbas por su valor medicinal. Se rumorea que probó personalmente muchos de estos remedios y escribió el PenT-Sao, un registro de hierbas nativo de más de 350 drogas. Shen Nung es venerado, aún hoy, por las farmacias chinas como el Dios patrono que estudió las hierbas, raíces, cortezas de árboles de bosques, campos y pantanos. Estas hierbas todavía se usan hoy en la medicina herbaria china. Algunos de los medicamentos herbarios incluyen ruibarbo, ginseng, podófilo, corteza de canela, estramonio y ma huang, también conocido como efedra.

Los seres humanos siempre se han preocupado por el uso de plantas medicinales. A menudo provocan un sabor amargo en la lengua. Siempre se creyó que la lengua es el detector de venenos. Las plantas medicinales han sido ampliamente conocidas tanto por sus efectos perjudiciales como curativos.

El anís estrellado es una especia popular China, en parte debido a su sabor parecido al regaliz que ayuda a promover la digestión sana. Se puede usar el anís estrellado para preparar un té para aliviar los cólicos. En 2003 la FDA publicó una advertencia contra el té — porque a veces se mezclaba el anís estrellado chino con el japonés, una especie venenosa del remedio herbario.

Durante más de dos mil años, los tratamientos herbales han sido el elemento principal de la medicina china. Si fuera a visitar a un médico chino de hierbas en China, vería enormes frascos llenos de hierbas, de los que toma puñados, los mezcla y los hierve para hacer té para ayudar a sus pacientes enfermos.

Antiguo Egipto

El campo de la farmacia y la atención médica egipcia se remonta a unos 5000 años atrás. El registro más importante de la farmacia es "Papiro Ebers" (de aproximadamente 1500 A.C.). Es un vasto registro de aproximadamente 800 recetas, que contiene cerca de 700 drogas para tratar dolencias. La antigua farmacia egipcia se componía de al menos dos niveles, incluyendo los recolectores de hierbas también conocidos como cosechadores y los preparadores de la medicación que se llamaban jefes de fabricación. En realidad, eran farmacéuticos que preparaban compuestos o fórmulas. En el marco de lo que se llamó la "Casa de Vida", el "Papiro Ebers" probablemente fue escrito por un escriba y dictado por un farmacéutico mientras preparaba las fórmulas.

EL MEDITERRÁNEO

Antigua Grecia

Alrededor 300 A.C., Teofrasto, uno de los primeros filósofos griegos y un gran farmacéutico natural, observaba las diversas cualidades medicinales de las hierbas y minerales. Se lo llamó el "padre de la botánica". Sus agudas observaciones de las hierbas medicinales fueron sorprendentemente precisas, incluso para el conocimiento de hoy de las terapias herbales. Instruía a los estudiantes que caminaban con él en la naturaleza, para que observaran los remedios naturales.

El Norte de Turquía en Tiempos Antiguos

Alrededor del 100 A.C., el rey de Pontus, Mithridates VI, a pesar de su vida de lucha con Roma, dedica tiempo a estudiar intensamente el arte de los venenos herbarios, formas de evitar la intoxicación y de contrarrestar dichos venenos. Se rumorea que no sólo probó él mismo los venenos, sino que usó prisioneros como conejillos de Indias para probar las teorías de los venenos y antídotos. Ganó su fama a través de una fórmula herbal de poder antidótico, con Mithridatum, que mantuvo su popularidad durante más de un milenio.

REGIÓN MEDITERRÁNEA ANTIGUA – LEMNOS

El Uso de Arcillas Medicinales

La arcilla, Terra Sigillata (tierra sellada), fue descubierta en la isla mediterránea de Lemnos antes del 500 A.C. Una vez por año se traía esta arcilla de un pozo de ladera en Lemnos, y la tarea era supervisada por funcionarios del gobierno y dignatarios religiosos. La lavaban y refinaban y después la amasaban para obtener una masa del espesor adecuado para convertirla en hojas. Luego los funcionarios observaban mientras las sacerdotisas imprimían el sello oficial del gobierno en esas hojas. Después de eso, se secaban al sol. Las tabletas se vendían comercialmente como una Marca de Autenticidad.

Como descubrieron los chamanes y hombres santos, las arcillas medicinales se remontan a miles de años atrás. Más aún, los pueblos indígenas del mundo utilizaban la arcilla y aún la usan hoy en día para propósitos medicinales. La arcilla se utiliza sobre todo externamente en balnearios (lodoterapia), y la arcilla verde (estilo francés) se utiliza en líquidos para evitar los parásitos y las infecciones bacterianas del estómago y los intestinos, como también la arcilla caolín (Kaopectate) y bentonita. El primer uso registrado de la arcilla medicinal se realizó en Mesopotamia.

ANTIGUA ROMA

Pedanios Dioscórides

A medida que evolucionaba la vida, Pedanios Dioscórides realizó intensos estudios del campo farmacéutico, en el siglo I D.C. en Roma. Pedanios viajó con los ejércitos romanos durante el imperio romano para estudiar la flora que pudiera ser aplicable para uso medicinal. Realizó registros de lo que observaba y creó un sistema de reglas para la recolección, almacenamiento y uso terapéutico de las hierbas. Su obra, De Materia Medica, era el principal libro de referencia para el uso medicinal de las hierbas en Europa desde el primer siglo hasta los años 1600.

Galeno

Galeno de Roma fue uno de esos hombres cuyo nombre quedará para siempre en el campo de la medicina farmacológica. Durante el segundo siglo, practicó y enseñó Farmacología y la ciencia de la medicina en Roma. Su campo era la preparación y composición de los remedios herbarios que fue utilizada por el mundo occidental durante casi 1500 años. Su nombre es recordado por la composición mecánica, la galénica. Galeno también originó la primera fórmula de una crema de belleza. Sus procedimientos todavía se usan hoy en laboratorios de fórmulas magistrales.

Control Romano - Siria

La farmacia y la medicina no están mejor representadas que por el Boticario desinteresado Damian y el médico Cosme. Eran hermanos gemelos de un pueblo árabe y católicos devotos, que ofrecían consejo espiritual a través de la religión y su sabiduría médica a los enfermos que acudían a ellos, sin ningún costo. Su práctica estaba en el puerto de Aegeae, entonces una parte de Siria, una provincia romana. Sus carreras terminaron en el año 303, cuando fueron crucificados, apedreados, recibieron flechazos y finalmente fueron ejecutados por decapitación por el dictador musulmán y prefecto de Cilicia, Lysias, junto con sus tres hermanos menores por su fe inquebrantable. Muchos milagros se han atribuido a los Santos Damián y Cosme.

La Edad Media

La Edad Media mantuvo la sabiduría occidental sobre farmacia y medicina oculta del público, conservada detrás de las altas paredes de los monasterios de alrededor del año 400 D.C., en algún momento del siglo XII. Los sacerdotes se convirtieron en científicos que vivían enclaustrados para aprender acerca de la flora y la farmacia en el siglo VII. Los manuscritos de muchos de estos claustros y los registros más antiguos fueron traducidos y copiados para las bibliotecas de los monasterios. Los monjes caminaban en la naturaleza para recoger hierbas de los campos y bosques, o simplemente las cultivaban en sus huertos privados. Después de estudiar los registros de la biblioteca, preparaban las hierbas de uso farmacéutico para tratar a los enfermos. Hoy en día, todavía existen algunos de estos huertos en los monasterios antiguos en muchos países europeos.

La Influencia Árabe

Los primeros musulmanes separaron el campo de la ciencia de la medicina de las artes de la botica. Así, el boticario y el médico abrieron boticas privadas en Bagdad, a finales del siglo VIII. Preservaron gran parte del conocimiento farmacológico griego y romano de los que habían conquistado y martirizado y pronto añadieron a su compendio de conocimiento la producción de jarabes, caramelos, destilación de agua, líquidos con base alcohólica y muchas maneras de conservar sus medicamentos. La propagación de la cultura musulmana en Europa trajo el conocimiento de la mezcla de hierbas con mortero, también conocida como botica.

Con frecuencia, el farmacéutico examinaba las mercancías de los comerciantes, como el sándalo, y hacía dulces de tallos de caña de azúcar para los niños. Cuando los musulmanes conquistaron África y Europa, introdujeron un modelo de su farmacia que fue adoptado en todas partes.

Durante la época árabe de la farmacia, ningún estudio habría estado completo sin mencionar al prodigio de su tiempo, un persa, Ibn Sina (980-1037 D.C.), conocido como Avicena en Occidente. Gran boticario, médico, filósofo, poeta y diplomático, un verdadero gigante intelectual, fue favorecido por los gobernantes y príncipes persas. Mientras estuvo recluido con un amigo que también era boticario, escribió su conocimiento farmacéutico que llegó a ser conocido como la autoridad del acervo farmacéutico occidental durante más de 700 años. Estas obras siguen siendo muy influyentes en el Este.

Edad Media en Europa

A las brujas del pasado se les debe dar el crédito de haber usado por primera vez las hierbas para el tratamiento de las enfermedades en la Edad Media. Ellas aprendieron sobre las hierbas y comprendieron sus poderes curativos. Sin embargo, cuando los médicos varones fueron la norma, ellos fueron los que se beneficiaron de las inquisiciones de la iglesia y las quemas de brujas se generalizaron. Los médicos varones entonces asumieron el crédito de este conocimiento y con el tiempo, la mayoría de las hierbas fueron ignoradas y dejaron de usarse.

Debido a las influencias árabes en Europa, las farmacias empezaron a abrir alrededor del siglo XVII. Antes, alrededor 1240 A.D., en Sicilia y el sur de Italia, la farmacia se distanció del campo de la medicina debido a la influencia árabe. El Emperador Frederick II de Hohenstaufen, de Alemania y rey de Sicilia, presentó en su Palacio de Palermo un edicto para que los farmacéuticos separasen su trabajo del campo de la medicina y dictó leyes para las prácticas farmacéuticas.

El concepto de una farmacopea oficialmente sancionada, que debía ser utilizada por los boticarios de todas las Naciones, se originó en Florencia. El Nuovo Receptario, en el original italiano, se convirtió en la norma jurídica en todo el país en 1498. Surgió de una mayor cooperación del gremio de los boticarios y la organización médica local y fue uno de los primeros trabajos de cooperación interprofesional hasta ese momento. Esos grupos recibían asesoría y orientación del monje dominico, Savonarola, que era entonces líder político de Florencia.

A Inglaterra – Edad Media

El comercio de productos estándar de botica, junto con el comercio de especias entre Italia a Inglaterra era un gran negocio en la Edad Media. En Inglaterra, el gremio de almaceneros monopolizaba el control sobre las boticas. Años más tarde, los boticarios se aliaron con los médicos de la corte de rey James Primero, y fueron protegidos por los "Alabarderos" que usaban vestiduras rellenas por temor a ser apaleados en cualquier momento. Sir Francis Bacon, el filósofo, político y poeta, recibió un poder del rey en 1617 para formar una organización separada. Se llamó "La Sociedad de maestros y guardianes del arte y el misterio de las boticas de la ciudad de Londres". A los almaceneros no les gustó. Este fue el primer sindicato de farmacéuticos en Occidente.

Llegando a América del Norte - Canadá

Louis Hébert, un joven farmacéutico de París, viajó al Nuevo Mundo a principios del siglo XVII, y ayudó a Champlain a construir el primer asentamiento, Port Royal en Nueva Escocia. Hébert se encargó del bienestar y salud de los primeros pioneros. Mientras tanto, cultivó plantas nativas para usarlas en drogas y cuidó los huertos de hierbas. Comerció con los indios Micmac; Hébert examinaba las hierbas que éstos ofrecían. El compendio de los Mimac incluía: Hydrastis (sello de oro), Verbasco (gordolobo), Alcatraz, y Eupatorium (consuelda). Como el hábitat había sido destruido por los casacas rojas británicos en 1613, Hébert volvió temporalmente a París y allí trabajó en su botica. Sin embargo, volvió a Canadá en 1617 con su familia. Esta vez estuvo en Quebec, donde sus habilidades de jardinería le hicieron ganar la reputación de primer granjero exitoso de Canadá.

Las Colonias Americanas – Siglo XVII

Las colonias americanas mantuvieron la esperanza de la libertad religiosa para muchas de las familias más ricas de Europa que esencialmente no estaban alineadas con las prácticas religiosas convencionales de la iglesia de Inglaterra. Massachusetts fue su punto de aterrizaje. John Winthrop, de Inglaterra, se convirtió en el primer gobernador de lo que entonces se conocía como la colonia de la Bahía de Massachusetts. Como no pudo convencer a los médicos y boticarios británicos para que se mudaran a las colonias, estudió y buscó el conocimiento en las cartas de los boticarios y médicos británicos. Luego agregó una sección dedicada a estos fármacos importados y los extraídos de las plantas de Nueva Inglaterra a su pequeña tienda de ramos generales. En 1640, en su casa, empezó a dar el "arte y misterio" de los servicios de farmacia a sus mandantes locales.

La Contribución de Marshall

En 1729, un inmigrante irlandés, Christopher Marshall, abrió una botica en Filadelfia. Durante casi 100 años, este pionero de la industria farmacéutica fue la tienda líder y productora de sustancias químicas para uso farmacéutico. Su mayor uso fue como depósito de suministros durante la guerra revolucionaria. La nieta de Marshall, Elizabeth, más tarde se convirtió en la primera mujer farmacéutica americana.

El Primer Hospital Estadounidense

El primer hospital de Norteamérica estaba en Pennsylvania y se estableció 25 años antes de la independencia de Inglaterra, en 1752.

Un año más tarde, Benjamín Franklin proporcionó asistencia financiera para el desarrollo del hospital y de la farmacia. John Morgan, el segundo farmacéutico del hospital, influyó en el desarrollo de la farmacia y la medicina con cambios invaluables en toda América del Norte. Primero como farmacéutico, más tarde como doctor en medicina, promovió las prescripciones y aseguró la independencia de ambos campos, la medicina y la farmacología.

Mientras tanto, en Europa

El químico Carl Wilhelm Scheele fue un importante científico natural con un profundo interés en química y farmacia. Nacido en

1742 en Suecia, Scheele descubrió muchos minerales y sustancias que permitieron vislumbrar un mundo mejor. Este genio increíble descubrió el cloro, ácido tartárico, oxígeno, ácido prúsico, glicerina, tungsteno, nitroglicerina y molibdeno, además de numerosos compuestos orgánicos que todos utilizamos en nuestra vida hoy.

Friedrich Wilhelm Sertürner nos dio el conocimiento del principio narcótico del opio, la morfina y una nueva clasificación orgánica: los alcaloides. Ganó así reconocimiento, y se trasladó a una farmacia en Hameln, Alemania y continuó la investigación química durante toda su vida.

A partir de los experimentos de Sertürner con alcaloides, en 1817 Pierre Joseph Pelletier, junto con Joseph Caventou BieName, farmacéuticos franceses, crearon la emetina de ipecacuanha, estricnina y brucina con nux vomica y más adelante produjeron tratamientos a partir de cortezas peruanas contra la malaria, (cortezas de árboles de quina y quinina, cinconina). Aislaron las sales en su forma más pura, las probaron clínicamente y crearon las instalaciones para la producción. Muchos otros descubrimientos también surgieron de su laboratorio y farmacia.

Las raíces de la industria farmacéutica de hoy están ligadas fuertemente a los boticarios que mezclaban las plantas; su historia se remonta a la Edad Media en Europa. La industria farmacéutica, como se conoce hoy en día, realmente se originó en el siglo XIX.

La compañía Merck de Alemania probablemente fue la primera empresa que inició el rumbo de la industria de hoy. La empresa, originalmente una farmacia, fue fundada en 1668. En 1827

Merck comenzó a centrarse más en temas científicos e industriales, mediante la producción y venta de alcaloides.

Más adelante, Suiza desarrolló una industria similar. Antes, unos de los principales promotores del comercio de textiles, los fabricantes suizos se dieron cuenta de que sus tintes tenían diversas propiedades como antisépticos y empezaron a venderlos en el mercado farmacéutico.

Antes de la Primera Guerra Mundial, el comercio no regulado de medicamentos permitía una división menos estricta de las empresas farmacéuticas y químicas que hoy en día. Las empresas vendían productos de patente como el aceite de hígado de bacalao, pasta dental y productos de gel para el pelo, así como remedios medicinales.

Casi al Mismo Tiempo en los Estados Unidos

Los farmacéuticos de Pensilvania se enfrentaban a dos grandes amenazas. La primera era la disminución de la práctica farmacéutica y la segunda, la discriminación por parte del personal médico docente de la Universidad de Pennsylvania.

Dos reuniones tuvieron lugar en 1821, en las que los farmacéuticos votaron a favor de formar una alianza que fue el origen de la Universidad de Farmacia de Filadelfia. Sesenta y ocho farmacéuticos pusieron su firma en la primera Constitución, y el 9 de noviembre de ese año se fundó la Universidad.

La primera industria estadounidense en producir curaciones medicinales a través de remedios fue la de los Shakers, un grupo religioso que era una rama de los Cuáqueros. Fundada en 1830, su industria tuvo su apogeo a mediados de los años 1860 y cayó a fines del siglo XIX. Los Shakers cultivaban y cosechaban cerca de 200 variedades de plantas; las secaban, cortaban y hacían "ladrillos"; que luego eran envueltos, etiquetados y vendidos a farmacias y médicos en todo el mundo. La etiqueta de los Shakers representó calidad y consistencia durante más de 100 años.

Alrededor de mediados del siglo XIX, la necesidad de una mejor comunicación entre los profesionales farmacéuticos para apoyar la educación y para controlar la calidad de los medicamentos, llevó a la creación de la Asociación Farmacéutica Americana. La Asociación todavía sirve a la industria farmacéutica hoy en día. El Segundo Congreso Internacional de Farmacia, que tuvo lugar en

París, Francia, en 1867, puso de manifiesto una gran división de opiniones sobre las limitaciones a las farmacias. William Procter Junior, que era el líder de la Asociación Farmacéutica Americana, afirmó que "la opinión pública es, en América, un poderoso agente de la reforma". Además, dijo, "no hay el más leve obstáculo para la multiplicación de las farmacias, excepto la falta de éxito." Esas declaraciones llevaron a la vanguardia el camino americano de la farmacia.

Procter se había graduado en 1837 en la Universidad de Farmacia de Filadelfia. Por otra parte, poseía y administraba una farmacia, además de ser profesor en la Universidad. Dirigió la Revista Americana de Farmacia durante 22 años. En 1869 se retiró pero continuó como editor de la revista, viviendo al lado de la Universidad. En 1872, volvió a ser Presidente de la Facultad.

En 1868, el Dr. Albert B. Prescott enseñaba farmacia en Michigan. Sin embargo, fue criticado por abandonar el proceso de aprendizaje requerido antes de la graduación. En 1871, la Asociación Farmacéutica Americana le negó las credenciales.

Sin embargo, su curso y programa farmacéutico de la Universidad fueron los pioneros de la educación. Definieron grandes cambios incluyendo laboratorio, currículo (que incluye un programa de ciencia básica) y una regla de que los alumnos participaran en los estudios a tiempo completo. Los métodos de Prescott, que fueron una vez condenados al ostracismo, fueron adoptados por la mayoría de las facultades farmacéuticas.

En 1820, la profesión médica creó la primera "Farmacopea de Estados Unidos". Como el primer libro de estándares farmacéuticos de una fuente respetada, recibió inmediata aceptación. Sin embargo, en 1877 casi se disolvió porque la profesión médica no tenía ningún interés en lo que consideraba una competencia por sus dólares.

El fabricante farmacéutico y físico, Dr. Edward R. Squibb, fue a la Convención de la Asociación Farmacéutica Americana y en la misma los farmacéuticos crearon el "Comité de Revisión" presidido por el conocido farmacéutico de hospital, Charles Rice. Recibió el apoyo de Joseph Remington, un farmacéutico y educador, y el del Dr. Squibb. La "Farmacopea de los Estados Unidos" adquirió aún mayor importancia.

Mientras tanto, Pfizer se fundó en 1849, originalmente dedicada al comercio de varias sustancias químicas para el cuidado de la salud. Crecieron enormemente durante la guerra civil debido a la mayor necesidad de antisépticos y analgésicos.

La Conciencia de un Problema

Rara vez las preparaciones de productos farmacéuticos herbales tuvieron la misma potencia cuando se producían por segunda, tercera o centésima vez, a pesar que los expertos farmacéuticos del siglo XIX las procesaban de manera idéntica y con integridad excepcional. Esto se debía a que el contenido de alcaloides y glucosidal de las propias plantas variaba mucho. La respuesta al problema provino de Parke Davis, una firma farmacéutica que había estandarizado el "Licor de Ergotae Purificatus" en 1879. Luego produjeron otros métodos de estandarización y análisis de contenido y en 1883 publicaron su lista de veinte productos estandarizados.

Desde 1855 hasta 1940, investigadores científicos como Henry Rusby realizaron expediciones en busca de nuevas plantas medicinales en América del Sur. En 1884, en una expedición al Perú para adquirir hojas de coca a granel, Rusby cruzó los Andes, se aventuró por el río Amazonas y sufrió muchas dificultades. Por suerte, regresó a los Estados Unidos con 45.000 ejemplares de flora. Con esas enormes cantidades de nuevas plantas de drogas, que incluían la corteza cocillana, realizó otros descubrimientos farmacéuticos, algunos de los cuales son muy importantes en la medicina hoy. Eventualmente se convirtió en Decano de la Universidad de Farmacia de Columbia.

Los exploradores occidentales aprendieron de los nativos de América del Sur, que cazaban con flechas previamente sumergidas en curare. El curare mata impidiendo que el tejido muscular tenga contacto con los nervios, ocasionando finalmente insuficiencia respiratoria. En 1942, dos médicos modificaron su potencia para usarla como relajante muscular.

Luego, la conquista de América Central trajo el conocimiento de los remedios herbarios de América del Sur y Central. El médico inglés Nicholas Culpeper compartió el conocimiento de los indígenas.

Aunque algunos de estos pueblos antiguos ya no existen, muchas de sus plantas se siguen usando. Estas son algunas hierbas medicinales del mundo y sus usos:

La belladona (Atropa belladona), también llamada dulcamara mortal, que alguna vez se creyó ayudaba a volar a las brujas. Se usaba para calmar cólicos y úlceras pépticas. Hoy en día se utiliza en exámenes de la vista para dilatar las pupilas y para afectar el sistema nervioso parasimpático.

La sanguinaria (Sanguinaria canadensis) fue utilizada en América para el reumatismo, fiebres y vómitos. Los médicos actuales que usan hierbas medicinales la utilizan para los mismos fines.

Cacao (Theobroma cacao), o chocolate como lo conocemos en la actualidad, es originario de México y América Central. La pulpa de sus semillas se usaba para estimular el sistema nervioso.

La coca (Erythroxylum coca) se conoce como la planta que se convierte en cocaína. Sin embargo, en la medicina popular se usaba como tratamiento para calmar los efectos del frío y para el dolor de muelas.

El curare (Chondrodendron tomentosum) es nativo de la selva amazónica. Les proporcionaba a los cazadores un veneno que usaban para paralizar a sus presas. Este veneno proviene del alcaloide tubocurarina, una forma se utiliza hoy durante operaciones quirúrgicas para paralizar los músculos.

El eucalipto (Eucalyptus globulus) fue utilizado en el tratamiento de las infecciones y fiebres. Hoy sabemos que contiene eucaliptol, que ayuda a dilatar las vías respiratorias pequeñas de los pulmones. Es un ingrediente clave a menudo en Vick VapoRub y bálsamos de hierbas para las articulaciones y músculos doloridos.

La dedalera (Digitalis spp.) es de Europa occidental, donde las curanderas lo usaban como diurético y para otros fines. Hoy se usa en la producción de digoxina y digitoxina, potentes medicamentos para el corazón. Sin embargo, sigue la controversia sobre su uso debido a su toxicidad en el medio silvestre.

El ginkgo (Ginkgo biloba) se usa hoy en los Estados Unidos porque los estudios muestran que mejora la circulación al cerebro y también es eficaz en pacientes con demencia. El árbol es originario de China, donde sus semillas se utilizaban para aliviar sibilancias y para tratar la incontinencia.

El jarabe de Ipecacuana (Cephaelis ipecacuanha) fue descubierto por los sudamericanos para tratar problemas en las vías respiratorias y estómago. Los exploradores europeos utilizan jarabe de Ipecacuana para el tratamiento de la disentería, y este es su uso hoy en día, y para el tratamiento de la bronquitis y la tos ferina.

La papaya (Carica papaya) era utilizada por los mayas en su medicina. El fruto, la papaya, contiene la sustancia química papaína, que es una enzima que disuelve las proteínas. Alivia problemas digestivos y se vende como una enzima en pastillas en tiendas naturistas en todo el mundo.

La quinina (Cinchona) viene de las montañas de América del Sur. Los peruanos la usaban para tratar infecciones y fiebre. Hoy sabemos que la corteza de la Cinchona contiene alcaloides que pueden curar la malaria.

La visnaga (Ammi visnaga) se usaba en Egipto para tratar piedras del riñón y se menciona en el papiro de Ebers. Todavía se utiliza hoy para reducir el dolor de los cálculos renales. También es el ingrediente clave en una droga para el asma.

El tejo cccidental (Taxus brevifolia) crece en la Cordillera de las Cascadas y se usaba para tratar el reumatismo. En la década de 1960, los investigadores del Instituto Nacional del Cáncer lograron aislar el Taxol del extracto de la corteza de tejo. El Taxol detiene el proceso de división celular, que incluye a las células cancerosas. La FDA de Estados Unidos lo aprobó como droga en 1993.

El ñame silvestre (Dioscorea villosa) es originario de Estados Unidos y América Latina. La historia muestra que los mayas y los aztecas lo utilizaron como una droga para aliviar el dolor, y los pioneros de Estados Unidos para tratar el reumatismo. Las raíces del ñame silvestre contienen fitoesteroles, especialmente diosgenina, que, cuando se sintetiza, produce progesterona.

El yohimbe (Pausinystalia yohimbe) se encuentra en África occidental. La corteza se usaba para estimular la sexualidad masculina como un afrodisíaco, y su uso en la medicina moderna es para el mismo efccto.

Al Mismo Tiempo en Europa

A mediados del siglo XIX un genio innovador, en Francia, el farmacéutico Stanislas Limousin introdujo el cuentagotas, que es un sistema exacto para colorear venenos y láminas para la producción en masa de cápsulas de gelatina. Unas de sus mejores invenciones fueron un dispositivo para la inhalación de dosis terapéuticas de oxígeno y las ampollas de vidrio sellables para la esterilización y el almacenamiento de soluciones hipodérmicas.

En 1894, Behring y Roux, descubrieron una antitoxina eficaz de la difteria. Los científicos en Estados Unidos y Europa se apresuraron a producirla. Se usó por primera vez en 1895 para salvar a miles de niños. La vacunación de los caballos con toxina diftérica fue el primer paso de la producción de la antitoxina. Desde entonces, hasta 1955 con el lanzamiento de la vacuna contra la poliomielitis, se produjeron muchos productos biológicos.

Durante 30 años, desde el siglo XIX hasta principios del siglo XX, el farmacéutico francés Ernest Francois Auguste Fourneau fue director de los laboratorios del Instituto Pasteur en Francia. Él creó específicamente compuestos de arsénico y bismuto para el tratamiento de la sífilis. Descubrió tratamientos para la enfermedad del sueño y también otros compuestos de sulfonamida que salvaron muchas vidas. De su investigación también surgieron sustancias químicas con propiedades antihistamínicas. Su trabajo fue el origen de varios descubrimientos quimioterapéuticos.

Antibióticos

Probablemente, Pasteur fue el primero en descubrir los antibióticos en 1877. Sin embargo, desde 1925 hasta 1950, el auge de la era de los antibióticos, se produjeron masivamente medicamentos para combatir la enfermedad. El gran descubrimiento de Fleming de la penicilina, en 1929 no fue muy desarrollado, pero más tarde lo estudiaron Florey y Chain en 1940. Debido a la intensa presión para encontrar un tratamiento para las infecciones durante la Segunda Guerra Mundial, la producción en masa comenzó rápidamente – y los costos se redujeron a una décima parte del 1% del costo de la fórmula original. Desde ese momento se realizaron numerosas investigaciones para descubrir antibióticos destinados a vencer los microbios humanos.

Una Historia Extraña pero Famosa

Así como suena extraña, la historia de un farmacéutico, el Dr. Emil Coue de Francia, tuvo mucho éxito con su mezcla de remedios, compuestos de hierbas y polvos realizados en su farmacia con un mortero. Añadió un tratamiento mental en forma de mantra, que funcionó exitosamente con los pacientes en su ciudad de Nancy,

Francia. Tan exitosa fue su práctica, que un día de 1918, la policía llegó a su casa porque había miles de personas esperando en su jardín delantero y hasta en la calle. Por supuesto, tratar a tal cantidad enfermos era imposible. Entonces, salió a su jardín y les dijo (y estoy parafraseando) que repitieran estas palabras, con los ojos cerrados, cientos de veces al día – en silencio, como un mantra. Esas palabras eran: «cada día, en todos los sentidos, estoy mejor, mejor y mejor.»

Los resultados fueron sorprendentes. Llegaban pacientes de toda Francia para sus tratamientos 'milagrosos'. Pronto, se enteraron los médicos de otros países, especialmente los de Gran Bretaña, que habían llegado a aprender el método.

Los trabajos del Dr. Coue están escrito en francés e incluso figuran en la historia médica británica. Fue invitado a enseñar su método a la Asociación Médica Británica, donde fue recibido con mucho respeto y admiración por los médicos ingleses que apreciaban este nuevo método más seguro.

Entonces, después de que a la Asociación Médica Británica le encantara la simplicidad de su meditación/mantra, fue invitado a la AMA, Asociación Médica Americana, donde dio conferencias sobre Farmacología y el mantra que hasta ese momento había ayudado a decenas de miles de personas en Europa.

La AMA no podía creer que la mente tuviera algo que ver con la enfermedad, y se rieron de él y prácticamente lo empujaron a salir de los Estados Unidos, considerándolo un fraude. Hoy en día el trabajo de Coue es mundialmente conocido como un método de cura autosugestiva muy exitoso, que usa un solo mantra y se enseña en las organizaciones de autohipnosis, incluyendo el mundialmente famoso método Silva.

Luego en los Estados Unidos – los Cambios de la Automatización

Durante el periodo transcurrido entre las dos guerras mundiales, hubo avances en el desarrollo de nuevos productos farmacéuticos. El primero fue la insulina, que inició la nueva industria farmacéutica como su primer producto importante. El segundo se produjo justo en la época de la II Guerra Mundial y fue la producción en masa de la penicilina, un descubrimiento que tal vez no tiene paralelo con ninguna otra medicina farmacéutica jamás descubierta.

Una colaboración internacional entre la industria y los científicos, apoyada por el gobierno, trabajó en la producción en masa de penicilina para el tratamiento de los soldados heridos durante la II Guerra Mundial, que salvó miles de vidas. La manera en que se desarrolló la penicilina comenzó una nueva era en la industria farmacéutica para el desarrollo de sus medicamentos.

Después de la II Guerra Mundial, la atención médica socializada llegó a muchos países, incluyendo el Servicio Nacional de Salud (NHS) del Reino Unido, que aplicó un sistema de salud más estructurado. En 1957, el NHS promovió un mercado no competitivo, fijando el precio de los medicamentos.

De esta manera, permitió un justo retorno de la inversión de los productores farmacéuticos, lo que les dio un incentivo para invertir en la creación de nuevos fármacos.

En 1961, el escándalo de la talidomida provocó un aumento drástico de la legislación y las pruebas de medicamentos y un cambio en las regulaciones de la FDA. En 1964 se decretaron nuevas leyes que exigían pruebas extensivas y evidencia de la eficacia de los medicamentos, además de la descripción de los efectos secundarios.

Los métodos de automatización automotriz de Henry Ford propiciaron la producción en masa y un aumento del conocimiento en la nueva industria farmacéutica. Las investigaciones en biología y química permitieron inventar sistemáticamente nuevos fármacos en lugar de depender de descubrimientos azarosos. Esta "edad de oro" del desarrollo se produjo en el auge de la posguerra.

Una breve lista de los productos farmacéuticos desarrollados durante esa época:

- La píldora de control de la natalidad, introducida en 1960, fue casi tan impresionante en la industria farmacéutica como el lanzamiento de la penicilina, lo que favoreció la igualdad sexual y la capacidad de controlar los ciclos fértiles de las mujeres para no quedar embarazadas.
- El Valium (diazepam), una benzodiazepina, fue desarrollada y luego comercializada por Roche en 1963.
- Los antidepresivos inhibidores de la monoaminooxidasa (IMAO) y los antipsicóticos aparecieron poco después. Estos productos farmacéuticos hicieron surgir una nueva era de la psiquiatría, mediante la adición de la eficacia de los tratamientos biológicos a las drogas utilizadas.
- La década de 1970 trajo los medicamentos contra el cáncer, en la «guerra contra el cáncer» de los Estados Unidos.
- Los inhibidores de la ECA aparecieron en 1975, para mejorar la salud cardíaca.
- El paracetamol y el ibuprofeno se desarrollaron en 1956 y 1969.
- Inicia un cambio en el enfoque de la industria, y en 1977, la droga Tagamet para el tratamiento de la úlcera fue la primera que obtuvo un récord de ventas, que les generó a sus productores ganancias superiores a los mil millones de dólares por año. Sus inventores recibieron el Premio Nobel.

Aunque hubo avances, muchas compañías imitaban a sus competidores en lugar de enfrentar los gastos y riesgos involucrados en la investigación, tratando de conseguir una cuota de mercado en vez de inventar nuevos medicamentos farmacéuticos. Por ejemplo:

- El inhibidor de la bomba de protones de AstraZeneca, Nexium (esomeprazol), que fue lanzado en 2001, es sólo una versión purificada de una droga más antigua que perdió su patente en la época del lanzamiento del Nexium.

Las patentes eran un problema para el nuevo mercado farmacéutico. La ley Hatch-Waxman de 1984 estandarizó la producción de los medicamentos genéricos en Estados Unidos, pero algunos países en desarrollo de todos modos ignoraron las patentes médicas existentes.

La industria empezó a concentrarse en el marketing. Entonces entraron en escena los grupos y comités de acción política, que llenan los bolsillos de los políticos para proteger sus intereses comerciales. Finalmente, se dedicaron a contratar abogados para hacer valer las patentes de su propiedad. Por supuesto, estas acciones han hecho que la industria farmacéutica se ganara la reputación de corrupta ante el público.

Las empresas han intentado evitar los altos costos subcontratando a otras varios procesos y más tarde, comprando pequeñas compañías de investigación farmacéutica.

Sin embargo, las nuevas tecnologías y nuevos inventos farmacéuticos eran realmente lo que prometía un futuro positivo para los propios productores de droga. El advenimiento de las computadoras y la biotecnología en la industria farmacéutica promovió grandes avances en el desarrollo de nuevos medicamentos.

La automatización del proceso de invención y la informatización de la genómica aceleraron aún más los avances. Empezando con la insulina, las modificaciones genéticas han permitido la fabricación de proteínas humanas a través de bacterias. Los medicamentos biológicos, incluidos los anticuerpos monoclonales sugieren un nuevo ámbito de medicamentos cada vez más específicos que pueden afectar a los seres humanos como lo hicieron los fenomenales descubrimientos farmacéuticos del siglo pasado.

Las Hierbas Hoy

Las hierbas de hoy incluyen la milenrama para resfriados, cólicos y dolor de muelas; el aloe, un laxante, también se utiliza en heridas; el cardamomo para las infecciones del tracto digestivo, náuseas y vómitos; y la raíz del diablo, que se usa para tratar la bronquitis crónica.

Resumen Terapias Herbarias

Durante miles de años, las plantas han conservado sus propiedades curativas. Lo que era una hierba o planta curativa hace miles de años sigue siendo una hierba o planta curativa hoy. Por la gran confianza que tenían en su capacidad de curación, las brujas y los médicos del viejo mundo debían conocer sus hierbas. Las plantas les daban poderes curativos a los que las estudiaban, las usaban en su práctica y respetaban su uso para el tratamiento de problemas de salud.

Hoy en día podemos beneficiarnos de la sabiduría herbaria conservada a lo largo de los años. Mirando hacia atrás en la historia, podemos disfrutar de esas hierbas que han conservado sus habilidades curativas a través de los tiempos, aprendiendo sus propiedades.

Muchos de los medicamentos sintéticos de hoy le deben su existencia a las hierbas, plantas y árboles de la naturaleza. El primer medicamento para el dolor es un derivado de la corteza de sauce blanco, la aspirina. Uno de los motivos por los que la industria farmacéutica sintetiza estas drogas se debe a una ley que no permite patentar algo que produce la naturaleza.

Así, las compañías farmacéuticas crearon productos de estructura química similar que reproducen las propiedades curativas de las hierbas, plantas y árboles. Y los comercializan sin mencionar casi nunca el remedio herbario y sus beneficios. Le han robado a la naturaleza su debido crédito.

Actualmente la industria farmacéutica es la industria más rica en los Estados Unidos y gasta más de $ 5 mil millones de dólares al año sólo en publicidad y marketing. Una gran cantidad de este dinero se destina a seducir a los médicos, dándoles beneficios a aquellos que prescriben su marca de pociones mágicas; muchas de las cuales son relativamente inútiles para el tratamiento de problemas de salud y jamás ayudan con la causa de la enfermedad. A menudo, estos medicamentos tienen efectos secundarios graves que resultan en la muerte.

Los productores de drogas finalmente se benefician de los efectos secundarios negativos, porque así pueden inventar nuevos y dudosamente mejores fármacos para contrarrestar los efectos secundarios que causaron en primer lugar.

Pero no vamos a apedrear todavía a la industria farmacéutica moderna, puesto que trató a millones de personas y redujo la sintomatología de las enfermedades desde hace unos 100 años, aunque la marea está cambiando.

La Vuelta Reciente al Antiguo Arte de la Formulación de Medicamentos

La composición de medicamentos personalizados ha evolucionado durante varios siglos, pero debido a la producción en masa de los productos farmacéuticos desde la década de 1950, se estancó durante muchos años y disminuyó drásticamente.

Afortunadamente, la ciencia y el arte de la formulación de medicamentos no se disipó en el tiempo, aunque su uso disminuyó considerablemente durante el siguiente medio siglo. En cambio, las farmacias se convirtieron en traficantes de drogas locales, no en boticas ni productoras de compuestos medicinales.

Los médicos profesionales de la medicina funcional hoy reconocen el gran valor de los medicamentos compuestos personalizados para sus pacientes individuales, y ahora las farmacias que preparan compuestos personalizados están volviendo a surgir en la comunidad médica. El campo de la formulación personalizada requiere considerable entrenamiento, educación y experiencia del médico que prepara medicamentos personalizados para sus pacientes, y les permite volver a lograr una relación médico-paciente que enfatiza la especialización de la atención mediante su conocimiento de farmacología, u ordenar medicinas personalizadas a un servicio de compuestos.

La composición personalizada de medicamentos es necesaria por varias razones. Un medicamento puede no estar disponible debido a la falta de demanda, y la fuerza impulsora de la industria farmacéutica es la ganancia, mucha ganancia.

Cuando los medicamentos personalizados no están disponibles, el practicante de medicina funcional debe hacerlos él mismo, o ponerse en contacto con una farmacia de compuestos personalizados para que se los formule. Las farmacias de compuestos personalizados producen variaciones en las dosificaciones de los productos farmacéuticos disponibles en el mercado; sin embargo, su trabajo sigue siendo principalmente producir medicamentos que no están disponibles en ninguna farmacia.

Con el conocimiento de los efectos secundarios de los medicamentos disponibles en el mercado y la incidencia de las reacciones alérgicas al gluten, rellenos y colorantes artificiales que se usan en los productos farmacéuticos comerciales, preparan compuestos personalizados perfectos, sin químicos ni efectos secundarios que puedan afectar negativamente la salud del paciente. También, los productores de compuestos bien entrenados y educados pueden agregar sabores a las fórmulas. Cuando un medicamento se fabrica desde cero, es ideal para el uso individual del paciente. Puesto que muchos pacientes tienen discapacidades diferentes y no pueden tragar medicamentos farmacéuticos estándar de gran tamaño, los compuestos por encargo pueden entregarse en envases de dosis pequeñas, saborizados a su gusto, o en medios más tolerables o recomendados como cremas para la piel, pastillas o supositorios.

La Demanda de un Producto 'Limpio'

Como se mencionó antes, los compuestos medicinales son necesarios por muchas razones. Los productos farmacéuticos pueden no estar disponibles en el mercado comercial, posiblemente debido a una baja demanda por la escasa rentabilidad de la droga. O quizás por falta de disponibilidad en la potencia necesaria. Además, si bien los farmacéuticos que preparan compuestos alteran las dosis de los productos comerciales, la mayoría de los productos que preparan no está disponible comercialmente.

El punto es que usar compuestos, hierbas y alternativas a los medicamentos farmacéuticos pueden ser mejores opciones porque podemos entender las propiedades curativas de la naturaleza que fluyen más dinámicamente en los protocolos de la medicina funcional.

CAPÍTULO TRES
Los Orígenes de la Medicina Funcional

Si usted escucha con atención al paciente,
él le dirá el diagnóstico.

-Sir William Osler,
Pionero de la Medicina Funcional

Vamos a rastrear los inicios de la medicina funcional hasta sus raíces fundadoras. Rápidamente se dará cuenta que no es una nueva moda y que está arraigada en lo más moderno de la ciencia médica.

"El buen médico trata la enfermedad; el gran médico
trata al paciente que tiene la enfermedad".

Dijo también Sir William Osler. Osler fue uno de los primeros profesores de medicina que enseñó en la facultad de medicina de la Universidad Johns Hopkins. Johns Hopkins es uno de los mejores hospitales escuela y de investigación de los Estados Unidos.

Un buen médico es aquel que escucha al paciente y que diagnostica escuchando al paciente. Un médico que trata al paciente como un todo es un gran doctor.

El modelo de la Medicina Funcional se originó a partir del trabajo vanguardista de seis innovadores en el campo de la medicina molecular. Se conoce a estos siete médicos como los pioneros de este nuevo paradigma reconstituyente de la salud. Son:

Archibald E. Garrod, Gregor Mendel, Linus Pauling, Roger Williams, Abram Hoffer, Hans Selye y Bruce Ames.

Estos siete pioneros cooperaron en el desarrollo de las partes de un sistema de comprensión del ser humano como un solo organismo. Más aún, la síntesis de su trabajo ha mejorado nuestra comprensión del cuerpo humano, los factores que influyen para que tengamos una salud óptima, o lo opuesto, el deterioro que causa las enfermedades crónicas, degenerativas y la muerte.

HISTORIA DE LOS PIONEROS

Archibald E. Garrod (1857-1936)

- Doctor en medicina interesado en Bioquímica y genética del Hospital St. Bartholomew's de Londres.

- Contribución principal: causa genética de las enfermedades hereditarias

- Publicaciones/conferencias:
  - 1908 – Conferencia: "Errores congénitos del metabolismo".
  - 1909 – publicación: "Errores congénitos del metabolismo".
  - 1931 – publicación: "Factores congénitos de la enfermedad".

- Estudió:
  - Alcaptonuria (condición rara - la orina se oscurece al exponerse al aire)
  - No es el resultado de una infección bacteriana como originalmente se pensaba
  - Con frecuencia, en la descendencia de los matrimonios entre primos hermanos (herencia recesiva - Gregor Mendel)

Si no sabe quién es Gregor Mendel, aunque no es uno de los próceres de la Medicina Funcional, aquí hay un poco más de información sobre él.

Gregor Mendel (1822–1884)

Resumen:

- Científico y fraile de Moravia

- Contribución principal: fundador de la genética.

- Estudió:

  - Hibridación de guisantes para obtener diferentes características

Su concepto de las características genéticas dominantes y recesivas sugiere que las mismas se determinan inexorablemente en la concepción.

  - Identificación de la enzima faltante requerida para la descomposición de la proteína (enzima metabólica)
  - Acuñó el término "errores congénitos del metabolismo" para describir lo que vio

- Sus ideas no fueron reconocidas hasta la década de 1950, cuando se lo llamó el "padre de la química genética".

- "Creo que no hay dos individuos exactamente iguales químicamente ni estructuralmente."

Linus C. Pauling (1901-1994)

- Graduado de la Universidad de Oregón y del Instituto de Tecnología de California
- Investigador Nacional
- Contribuciones Principales: los electrones determinan vínculos entre y dentro de las moléculas; estructura helicoidal del ADN
- Publicaciones/conferencias:
  - Conferencista en el Instituto de Tecnología de California
  - La naturaleza del vínculo químico
    - Los electrones como la clave en los vínculos entre átomos (tanto dentro como entre las moléculas)
  - Teoría General de la estructura de la proteína
    - Las proteínas como cadenas polipeptídicas enrolladas
  - 1940 - una teoría de la estructura y el proceso de formación de anticuerpos
  - 1949 - mecanismo de la anemia de células falciformes
    - Las mutaciones genéticas pueden alterar el ambiente molecular y, por lo tanto, la función fisiológica en la enfermedad
  - Para el lector promedio: La vitamina C y el resfriado común, Cáncer y vitamina C: Una discusión sobre la naturaleza, causas, prevención y tratamiento del cáncer con especial referencia al valor de la vitamina C y cómo vivir más y sentirse mejor
- Estudió:
  - Difracción de Rayos X para determinar la estructura tridimensional de cristales y otras moléculas

- Difracción de electrones mediante el estudio de la mecánica cuántica con Albert Einstein (los electrones como 'creadores de vínculos')
- 1930 – La interacción entre la hemoglobina y el hierro (estructura de la proteína)
- Principales eventos:
  - 1925 – graduado con Doctorado en estudios avanzados de química, física y matemáticas del Instituto de Tecnología de California
  - Recibió la Beca Guggenheim para un año y medio de estudio en Europa (Arnold Sommerfield Institute for Theoretical Physics en Munich; Niels Bohr Institute de Copenhague; Zurich)
  - Recibió la Medalla al Mérito Presidencial por su trabajo en un sustituto artificial del suero sanguíneo
  - 1948 – Profesor en Oxford
    - Descubrió la molécula del ADN y su estructura helicoidal (más adelante demostrado por Watson y Crick)
  - 1949 - Estableció que la anemia drepanocítica era una enfermedad molecular causada por una anomalía de un solo aminoácido de las cadenas polipeptídicas de la molécula de hemoglobina
  - 1973 – Fundó el Linus Pauling Institute of Science and Medicine
    - Investigación sobre nutrición
    - Estableció la ciencia ortomolecular con Abram Hoffer
    - Trabajo sobre la vitamina C y compuestos relacionados en combinación con aminoácidos para prevenir/revertir la ateroesclerosis y el daño asociado en ataques al corazón, accidentes cerebrovasculares y enfermedad vascular periférica

- Único beneficiario de dos premios Nobel no compartidos:
  - Química
  - Paz (trabajo sobre el efecto en la población del flujo de neutrones y carbono 14 producido por pruebas atómicas atmosféricas)

Roger Williams, PhD (1893–1988)

- Conceptos principales: Individualidad bioquímica en cuanto al origen molecular de la enfermedad
- Principales estudios:
  - Descripción de las variaciones anatómicas y fisiológicas entre las personas y cómo se relacionan con su respuesta individual al entorno
  - Relación entre la "individualidad bioquímica" y diferentes necesidades nutricionales para la función óptima de diferentes personas (incluso los gemelos idénticos).
- El Proyecto del Genoma Humano (1980) demostró que la estructura genética no era rígida
  - Bishop y Waldholz ("Genoma") / Simon y Schuster, Nueva York, 1990:
    - "Los genes aberrantes no causan, por sí mismos, la enfermedad. En gran medida, su impacto en la salud de una persona es mínimo hasta que la persona se introduce en un ambiente perjudicial. La lista de enfermedades comunes que tienen sus raíces en este suelo genético está creciendo casi a diario. Cuántas enfermedades humanas se agregarán a la lista, no se sabe, si bien algunos sostienen que casi todos los trastornos que ponen en riesgo cuatro elementos de la salud y diez años de vida se pueden rastrear de una manera u otra a esta variabilidad genética."
- El Dr. Williams fue pionero de la revolución en Individualidad Bioquímica.
  - Polimorfismo genético: variación en la función alrededor de un rasgo genético específico

- Transformación del genotipo en fenotipo como consecuencia de factores nutricionales, estilo de vida y medio ambiente
- Reconoció que el estado nutricional puede influir en la expresión de características genéticas
- Publicaciones:
  - 1976 - "Criterios potencialmente útiles para la evaluación de la adecuación nutricional" (con Ronald R. Davis)
    - Observación sobre cómo influye el estado nutricional en la expresión funcional de los genes
    - Características fenotípicas (e.g. consumo voluntario de alimentos, tiempo de sueño después de la anestesia, aumento de peso después de la cirugía, tiempo de aumento de la temperatura después de la cirugía, crecimiento del pelo después del corte, consumo voluntario de azúcar y tiempo de recuperación después del envenenamiento) afectados por la influencia nutricional en la expresión genética
- No hay tal cosa como un perfil bioquímico 'normal' – todos somos únicos
- Desarrollo de CDR (Food and Nutrition Board del National Research Council) asume un perfil bioquímico 'normal'
  - Relevancia cuestionable del concepto de nutrición óptima basada en necesidades individuales
- El trabajo del Dr. Williams allanó el camino para Rucker y Tinker (University of California en Davis, Department of Nutrition)
  - Describió el papel de la nutrición en la expresión génica y su relación con la individualidad bioquímica como "un campo fértil para la aplicación de la biología molecular."
- Ejemplos de estado nutricional que influyen en los patrones de enfermedad, con relación a la individualidad bioquímica

- Capacidad del individuo para desintoxicarse de sustancias exógenas y endógenas
- Control del colesterol en la sangre
- Metabolismo del aminoácido homocisteína, potencialmente perjudicial
- Respuesta de ciertos genes del cáncer a la dieta y el medio ambiente.

- El Dr. Williams acuñó el término "enfermedad genetotrófica."
  - Las enfermedades que se producen por no satisfacer las necesidades nutricionales metabólicas determinadas por los genes se asocian con una expresión desfavorable del gen
  - La variación en la función bioquímica humana fue mucho mayor de lo que la nutrición y la medicina reconocieron antes de sus publicaciones

- Durante una conferencia, respondió a una pregunta sobre por qué las CDRs eran insuficientes para la definición de las necesidades nutricionales de una persona con la simple idea: "la nutrición es para la gente real. Las estadísticas son de poco interés."
- Motulsky
  - Muchas enfermedades degenerativas comunes son el resultado de un desequilibrio entre la ingesta nutricional y las necesidades nutricionales genéticamente determinadas para la buena salud

- Simopoulos
  - "De todos los avances científicos recientes que contribuyeron a nuestra comprensión del papel de la nutrición en la prevención de la enfermedad y la variabilidad en las necesidades humanas de nutrientes, el reconocimiento de la variación genética como factor debe considerarse uno de los principales".

Dr. Abram Hoffer (1917–2009)

- Doctor en medicina
- Nativo de Saskatchewan
- Conceptos principales:
  - Base genética de la esquizofrenia (con Ernst Mayer)
  - Efecto de la nutrición en la esquizofrenia
  - Co-descubrimiento de la vitamina B_3 (niacina)
  - Desarrollo de los primeros ensayos clínicos controlados en psiquiatría
- Principales eventos:
  - 2008 - Beneficiario inaugural del Premio Dr. Rogers a la Excelencia en Medicina Complementaria y Alternativa (CAM) por su trabajo usando nutrición y vitaminas para tratar y prevenir la enfermedad
  - Estableció Esquizofrénicos Anónimos (mediante su relación con Bill W, el fundador de Alcohólicos Anónimos)
  - Colaboró con Linus Pauling en psiquiatría ortomolecular

Estudió:
  - Desafió la perspectiva de la esquizofrenia como consecuencia de una crianza deficiente
  - Desarrolló un tratamiento de la esquizofrenia aguda mediante principios de respeto, abrigo, nutrición, medicamentos apropiados y la administración de grandes dosis de vitaminas hidrosolubles (vitaminas B_3 y C)
  - Cómo se puede restaurar la salud general del cuerpo reconstituyéndolo con vitaminas y minerales esenciales y eliminando los alimentos tóxicos

Hans Selye (1907-1982)

- Húngaro
- Conceptos principales:
  - Estudio del estrés biológico como una "inespecífica respuesta del cuerpo a cualquier demanda".
- Publicaciones:
  - 1936 - Síndrome de Adaptación General (G.A.S.) (publicado en Nature)
    - También conocido como síndrome de estrés
    - Síndrome de tres etapas:
      1. Reacción de alarma (preparación para 'lucha o huida')
      2. Resistencia al estrés
      3. Agotamiento (después de un período prolongado de estrés- envejecimiento debido al desgaste)
- Estudió:
  - Estrés
    - Carencia prolongada de alimentos, la inyección de una sustancia extraña en el cuerpo, a un buen ejercicio muscular
    - Relación causal con enfermedades importantes como la insuficiencia cardíaca y el cáncer
    - Nuevas formas de ayudar al cuerpo a lidiar eficientemente con el desgaste de la vida
- En palabras de Selye, su descubrimiento fue "suficiente para impedir que el concepto se deslice a través de nuestros dedos otra vez [haciéndolo] susceptible de un preciso análisis científico."

Bruce Ames (1928)

- Líder del grupo de investigación en el Children's Hospital Research Institute en Oakland, California

- Conceptos principales:

  ◆ Vínculo entre los procesos de enfermedad y la vitamina K, incluyendo el envejecimiento

- Publicaciones:

  ◆ Octubre 2009 - La vitamina K, un ejemplo de la teoría de la jerarquización: ¿la insuficiencia de micronutrientes está asociada con las enfermedades del envejecimiento? (American Journal of Clinical Nutrition)
    ▪ El cuerpo prioriza el uso de micronutrientes escasos para favorecer la supervivencia a corto plazo a expensas de la salud a largo plazo.
    ▪ La escasa Ingesta de vitamina K se asocia con la enfermedad cardíaca, la osteoporosis y el cáncer puesto que se prioriza al hígado
    ▪ Los pacientes que toman warfarina/Coumadin (diluyentes de la sangre) no reciben suficiente vitamina K para la óptima salud a largo plazo

- Principales eventos:

  ◆ 2006 – Primera presentación de la teoría de jerarquización del envejecimiento

  ◆ Febrero 2010 – entrevistado por la publicación comercial de suplementos nutricionales, NutraIngredients

- Dr. Ames:

  ◆ "Si le falta hierro, lo saca del hígado antes que sacarlo del corazón porque si lo saca del corazón, está muerto. Pero la desventaja es que provoca daños en el ADN a largo plazo y no aparece como cáncer hasta después de 20 años."

♦ "Si usted es deficiente durante años, su cuerpo se debilita, el ADN se daña y usted enferma y eventualmente muere."

♦ "Si quiere una vida prolongada, sus necesidades de micronutrientes tienen que cubrirse durante toda la vida.»

♦ "Una perspectiva de jerarquización refuerza las recomendaciones de algunos expertos de que gran parte de la población, junto con los pacientes que toman warfarina, no están obteniendo suficiente vitamina K para la función óptima de las proteínas dependientes de la vitamina K, que son importantes para conservar la buena salud a largo plazo."

• Las recomendaciones actuales de vitamina K (90 mcg / día para los adultos) de la FDA están basadas en los niveles adecuados de coagulación de la sangre, y distan de cumplir los requisitos óptimos a largo plazo

Con estas notables personas y la investigación dinámica, la historia de la medicina funcional continúa hoy con los médicos que han aportado a la ciencia y la han hecho más conocida.

EXPERTOS EN MEDICINA FUNCIONAL CONTEMPORÁNEOS

Aquí presentamos un resumen de los médicos que han dedicado sus vidas y sus carreras a ayudar a otros con la Medicina Funcional.

Jeffrey S. Bland
PhD, FACN, CNS

- Cofundador del Institute for Functional Medicine (Instituto de Medicina Funcional (1991);

- Miembro del American College of Nutrition (donde es especialista certificado en nutrición) y la Association for Clinical Biochemistry;

- Se desempeñó como Director de Investigación Nutricional en el Linus Pauling Institute of Science and Medicine a principios de la década de 1980, trabajando directamente con el dos veces ganador del Premio Nobel, Dr. Linus Pauling;

- En 2012, fundó el Personalized Lifestyle Medicine Institute (PLMI), una organización sin fines de lucro con sede en Seattle, Washington, donde continúa siendo Presidente;

- Es Presidente y CEO de KinDex Therapeutics, que investigó las moléculas asociadas con los patrones de expresión genética en las enfermedades crónicas;

- Es autor de varios libros sobre Medicina Nutricional tanto para el profesional de la salud como para el público en general; también es el autor principal de más de 120 investigaciones evaluadas por pares en bioquímica nutricional y medicina;

- Ha publicado durante más de 30 años una revista mensual en audio, Functional Medicine Update, que se distribuye a los profesionales de la salud en 36 países;

- Fundador y Director Ejecutivo de HealthComm International, una compañía global que se convirtió en líder en el desarrollo de alimentos médicos;

- Director Científico de Metagenics, Inc.

- Presidente de MetaProteomics.

David Scott Jones, M.D.

- Presidente y Director del Medical Education Institute for Functional Medicine, Gig Harbor, Washington.

- Profesional de medicina familiar con énfasis en medicina funcional e integrativa durante más de 30 años.

- Reconocido experto en Medicina Funcional (nutrición / cambios de estilo de vida)

- Beneficiario del Premio Linus Pauling en Medicina Funcional

- Ex Presidente de PrimeCare, (Asociación Médica del sur de Oregon - IPASO) responsable de proyectos de gestión de enfermedades - diabetes, insuficiencia cardíaca congestiva, asma, problemas de espalda lumbar, depresión, etc.

- Sirvió como Jefe de Personal en el Ashland Community Hospital

- Ex Presidente de la Southern Oregon Society of Preventive Medicine.

- Jefe de Redacción, TEXTBOOK OF FUNCTIONAL MEDICINE, publicado en 2005.

- Autor principal de: 21st CENTURY MEDICINE: A New Model for Medical Education (Medicina del siglo XXI: un nuevo modelo para la educación médica)

- Autor: Healthy Changes, un libro de trabajo para 16 semanas, sobre la reducción de los riesgos para la salud.

- Orador en la 9th Annual Integrative Medicine Distinguished Lectureship: Personalized Medicine: Creating a Healing Partnership, in Portland, Oregon. (Novena Cátedra Anual de Medicina Integrativa: Medicina Personalizada: La creación de una asociación sanadora)

- Presidente de la Southern Oregon Society of Preventive Medicine, Presidente desde 1977.

Dr. Sidney M. Baker

- Graduado de la Universidad de Yale y de la Facultad de Medicina de Yale

- Certificado en Obstetricia y Ginecología, Pediatría y Medicina Ambiental

- Con práctica privada en Weston, CT

- Coautor de Child Behavior, Your Ten-to-Fourteen-Year-Old, Detoxification & Healing, The Circadian Prescription, Yeast Connection Success Stories: A Collection of Stories from People Who Are Winning the Battle Against Devastating Illness, and Folic Acid: The Vital Nutrient That Fights Birth Defects Cancer and Heart Disease

- Voluntario en el Cuerpo de Paz en la década de 1960

- Ex profesor asistente de Informática Médica, Facultad de Medicina de Yale

- Ex director del Gesell Institute of Human Development

- Actualmente trabaja en Medigenesis, Inc. como Director Médico y Presidente.

- Médico - aspectos bioquímicos y ambientales en los problemas crónicos de salud de niños y adultos.

- En mayo de 1999, honrado con el Premio Linus Pauling de Medicina Funcional, en reconocimiento de su labor pionera en el desarrollo de los principios de la medicina funcional.

- Recibió su licenciatura (1960) y su grado de M.D. (1964) de la Universidad de Yale.

- Especialidad en Obstetricia y certificado en Pediatría y Medicina Ambiental.

- Ex profesor asistente de Informática Médica en la Facultad de Medicina de Yale.

- Ex profesor asistente de Pediatría en Yale hasta 1981.

- Ejerció como consultor para personas con enfermedades crónicas complejas durante 45 años.

- Interesado en el desarrollo de aplicaciones informáticas para mantener expedientes médicos precisos, detallados y estructurados para realizar evaluaciones clínicas de los pacientes

- Pionero en sistemas de historia clínica interactiva en línea y mecanismos de entrada por lotes para el manejo de la información médica durante casi 45 años.

- Desarrolló software para su uso en consultorios médicos.

- Creó una base de datos para su propia práctica que recopiló miles de expedientes médicos.

- Es autor de varios libros y artículos sobre los aspectos nutricionales, bioquímicos y ambientales de la enfermedad crónica en adultos y niños.

Leo Galland, MD

- Ha recibido reconocimiento internacional como líder en el campo de la medicina nutricional durante los últimos 20 años;

- Médico internista y miembro de la American College of Physicians y el American College of Nutrition;

- Profesor honorario del International College of Nutrition;

- Autor de más de 30 artículos científicos y capítulos de libros de texto, incluyendo un capítulo sobre los alimentos funcionales en la Encyclopedia of Human Nutrition, 2° ed. (Elsevier 2005);

- Ha escrito dos libros populares, Superimmunity for Kids (Dell 1989) y Power Healing (Random House 1997);

- Creó el Drug-Nutrient Workshop (taller de fármacos-nutrientes);

- Recibió su educación en la Universidad de Harvard, New York University School of Medicine, y el N.Y.U.-Bellevue Medical Center (medicina interna);

- Ha sido titular de cátedras en New York University, Rockefeller University, Albert Einstein College of Medicine, la State University of New York en Stony Brook, y la University of Connecticut;

- En el año 2000, recibió el Premio Linus Pauling del Instituto de Medicina Funcional por la formulación de los conceptos clave de la disciplina de la Medicina Funcional.

David Perlmutter
MD, FACN, BIHM

- Neurólogo y miembro del American College of Nutrition;

- Recibió su título de M.D. de la University of Miami School of Medicine y fue galardonado con el Leonard G. Rowntree Research Award por el mejor trabajo de investigación realizado por un estudiante de medicina;

- Se desempeña como profesor asociado en la University of Miami School of Medicine;

- Un conferenciante frecuente en simposios patrocinados por instituciones médicas como Harvard University, University of Arizona, Scripps Institute, New York University, y Columbia University;

- Ha contribuido ampliamente a la literatura médica mundial con las publicaciones que aparecen en el Journal of Neurosurgery, el Southern Medical Journal, Journal of Applied Nutrition, y Archives of Neurology y es autor de muchos libros;

- Reconocido internacionalmente como líder en el campo de las influencias nutricionales en trastornos neurológicos;

- El Dr. Perlmutter ha sido entrevistado en muchos programas de radio y televisión;

- Es asesor médico del Dr. Oz Show;

- En 2002, fue galardonado con el Premio Linus Pauling por sus enfoques innovadores de las enfermedades neurológicas y el Denham Harman Award por su labor pionera en la ciencia de los radicales libres y su aplicación en medicina clínica;

- En 2006, recibió el premio National Nutritional Foods Association Clinician of the Year,

- En 2010, fue galardonado con el premio Humanitarian of the Year del American College of Nutrition.

William R. Davis, MD

- Un cardiólogo preventivo cuyo exclusiva perspectiva sobre la dieta le permite no sólo prevenir sino revertir las enfermedades cardíacas;

- Se encarga de exponer el error nutricional increíble de los organismos de salud que abogan por una dieta que contenga "cereales integrales saludables."

- Fundador del programa internacional para la salud del corazón, Track Your Plaque (Controle su Placa);

- Defiende un estilo de vida en el cual se eliminan todos los alimentos que contienen trigo;

- Articula este enfoque en su libro Wheat Belly: Lose the wheat, lose the weight and find your path back to health (Adicto al pan: Elimina el trigo, baja de peso y mejora tu salud)

- Practica la Cardiología Preventiva en Milwaukee, Wisconsin.

Eric Braverman, MD

- Director de The Place for Achieving Total Health (PATH Medical) con sucursales en Nueva York, NY, Penndel, PA (metro-Filadelfia) y una red nacional de profesionales médicos afiliados;

- Recibió el American Medical Association's Physician Recognition Award;

- Mantiene la dirección de la Fundación The PATH, una organización de investigación sin fines de lucro creada para recopilar y analizar información sobre el diagnóstico, prevención y tratamiento de todos los aspectos de los trastornos bioquímicos cerebrales, con enfoque específico sobre el impacto de la enfermedad del cerebro sobre la salud en general;

- Ha publicado más de cien trabajos de investigación y ha participado en colaboración con investigadores reconocidos internacionalmente;

- Ha publicado varios libros para los lectores conscientes de la salud.

Mark Hyman, MD

- Médico familiar, autor más vendido del New York Times en cuatro oportunidades y líder en medicina funcional reconocido internacionalmente;

- Es Presidente del Directorio del Instituto de Medicina Funcional y en 2009 recibió el Premio Linus Pauling de Medicina Funcional;

- Fundador y Director Médico del UltraWellness Center en Lenox, Massachusetts;

- Anteriormente se desempeñó como Director Médico en Canyon Ranch Lenox, uno de los principales centros de salud;

- Miembro del Directorio del Center for Mind-Body Medicine y profesor de su programa de capacitación Food As Medicine (el alimento como medicina);

- Miembro de la Junta de asesores de HealthCorps del Dr. Memhet Oz;

- Voluntario de Partners in Health, con quienes trabajó inmediatamente después del terremoto de Haití;

- Ha testificado ante la Comisión de la Casa Blanca sobre medicina complementaria y alternativa y ha sido consultor del Cirujano General en la prevención de la diabetes;

- Ha testificado ante el Grupo de Trabajo del Senado sobre la Reforma Sanitaria en medicina funcional y participó en el Foro de la Casa Blanca sobre Prevención y Bienestar (junio, 2009);

- Con el Dr. Dean Ornish y Michael Roizen, diseñó y ayudó a introducir la ley «Recupera tu Salud» de 2009 en el Senado de Estados Unidos, para financiar el reembolso del tratamiento del estilo de vida en la enfermedad crónica;

- Sigue trabajando en Washington en la reforma sanitaria;

- Recientemente fue galardonado con el Council on Litigation Management's 2010 Professionalism Award;

- Recibió el American College of Nutrition 2009 Communication and Media Award por su contribución a la promoción de una mejor comprensión de la ciencia de la nutrición;

- Ha aparecido en los últimos meses en 60 minutos, Larry King Live, CNN, y MSNBC.

Pamela W. Smith
MD, MPH

- Veinte años de práctica como médico de urgencias en el Detroit Medical Center;

- Embajadora del Board of the American Academy of Anti- Aging Physicians, conferencista reconocida internacionalmente y autora de trabajos sobre Metabolismo, Anti Envejecimiento y Medicina Funcional;

- Tiene una maestría en Salud Pública y un Máster Universitario en Ciencia Nutricional y Metabólica;

- Ha aparecido en CNN, PBS y otros canales de televisión;

- Ha sido entrevistada en numerosas revistas y ha sido anfitriona de su propio programa de radio;

- Actualmente es Directora del Center for Healthy Living and Longevity y Fundadora y Directora de la Beca en Medicina Funcional, Antienvejecimiento y Metabólica;

- Directora de la Maestría en Medicina Nutricional y metabólica en la University of South Florida School of Medicine;

- Autora de éxitos de ventas

Edward Conley, MD

- Uno de los médicos más experimentados del mundo en fibromialgia, síndrome de fatiga crónica, disfunción inmune y enfermedades autoinmunes;

- En 1987, fue reconocido a nivel nacional como médico del deporte, que sirvió como médico del Campamento de Entrenamiento olímpico de los Estados Unidos en Lake Placid;

- Fundó la Clínica para la Fatiga, Fibromialgia y Enfermedades Autoinmunes y ha tratado a miles de personas de Estados Unidos y el mundo;

- Profesor Asistente de Medicina con Certificación del Consejo en la Michigan State University;

- Autor más vendido y recomendado en dos especiales de la TV pública nacional: Secrets to Reducing Fatigue (secretos para reducir la fatiga) (1999) y Secrets to Reducing Your Breast Cancer Risk (2004) (secretos para reducir su riesgo de cáncer mamario);

- Un pionero en el tratamiento integrativo del síndrome de fatiga crónica, fibromialgia y enfermedades autoinmunes, que combina lo mejor de la medicina tradicional con una terapia holística;

- Ha realizado investigación innovadora, como el papel de HHV-6 en el síndrome de fatiga crónica y ha aparecido en más de 500 programas de TV y radio en los Estados Unidos

Stephen T. Sinatra
M.D., F.A.C.C., F.A.C.N., C.N.S., C.B.T.

- Cardiólogo certificado por el Consejo, psicoterapeuta bioenergético certificado y especialista certificado en nutrición y antienvejecimiento;

- Ha dictado conferencias y facilitado talleres en todo el mundo y es autor de varias publicaciones y revistas médicas;

- Ha sido un invitado destacado en muchos programas nacionales de radio y televisión;

- Es reconocido por su integración de la medicina convencional con las terapias nutricionales y psicológicas complementarias que ayudan a sanar el corazón;

- Miembro del American College of Cardiology y el American College of Nutrition, y se desempeñó por dos términos de cuatro años como Jefe de Cardiología en el Manchester Memorial Hospital, donde previamente había sido Director de Educación médica durante 18 años;

- Ha formulado una línea de nutracéuticos diseñados para ayudar a delinear un camino preventivo a la salud y el bienestar, no sólo de sus pacientes sino de la población en general;

- Ha escrito muchos libros como Lower Your Blood Pressure in Eight Weeks (2003), The Sinatra Solution: Metabolic Cardiology (2005, 2008, 2011), y Reverse Heart Disease Now (2007). Sus libros más recientes son, The Healing Kitchen (2010), Earthing: The Most Important Health Discovery Ever?(2010), The Great Cholesterol Myth (2012), y The Great Cholesterol Myth Cookbook (2014);

- Comenzó a escribir un boletín nacional en 1995 titulado HeartSense, que más tarde se convirtió en Heart, Health & Nutrition. La página Web comercial del Dr. Sinatra, DrSinatra.com, llega a una amplia gama de personas y ofrece asesoramiento sobre una gran variedad de temas sobre sanidad y salud;

- Es docente adjunto en la Universidad de Connecticut (Profesor Clínico Asistente de Medicina) y miembro del Consejo del Decano de su alma mater, la Albany Medical School.

Sanford Levy
MD, FACP, ABIHM

- Internista con práctica en Búfalo, Nueva York. Su práctica es de auto-pago, con especialidad en medicina integrativa y holística;

- Ha logrado la prestigiosa beca en el American College of Physicians;

- Fue certificado por el Consejo en Medicina Interna (1989) y Medicina Holística Integrativa (2003);

- Sirvió en la Junta Directiva de la American Holistic Medical Association (A.H.M.A.) y la American Board of Integrative Holistic Medicine (ABIHM);

- Actualmente está en la Junta Directiva de la Academy of Integrative Health & Medicine (AIHM);

- En 1986 se graduó en la University of Buffalo Medical School, es profesor voluntario en la facultad y profesor clínico asociado de medicina.

Bethany Hays
MD, FACOG

- Es obstetra-ginecólogo practicante y un apasionado durante toda su carrera por encontrar las mejores formas de curación e incorporarlas a su práctica;

- Hace diez años ese sueño llegó a un nuevo nivel de realización con la fundación de True North, un centro de salud y sanación en Falmouth, Maine. Esta práctica integradora única fue creada por un grupo de practicantes de modalidades convencionales y complementarias.

CAPÍTULO CUATRO
La Rueda de la MF - Sistema de Soporte

Para mejorar la salud y alcanzar el equilibrio

La Medicina Funcional es un protocolo basado en la ciencia para recuperar la salud – de manera natural. Se centra 100% en el paciente. En vez de realizar pruebas para descubrir la causa de un síntoma y tratar las manifestaciones sintomáticas de los pacientes como enfermedades aisladas, la medicina funcional trabaja mediante un proceso y trata a los pacientes que pueden tener múltiples síntomas crónicos, desequilibrios fisiológicos y disfunciones, de una manera distintiva pero eficiente.

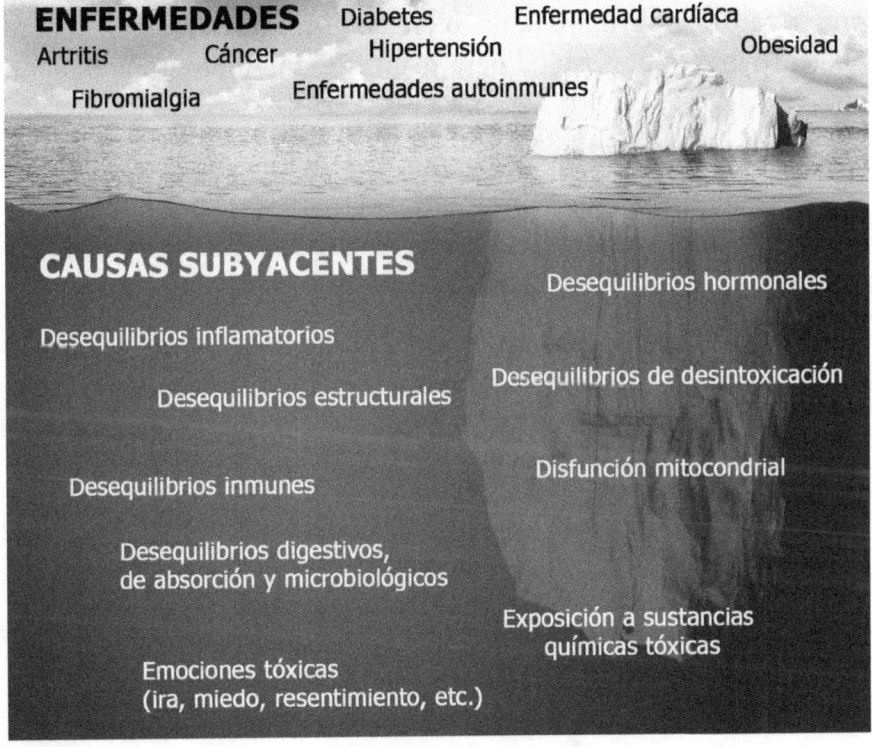

Como se puede imaginar por el gráfico del iceberg, se pueden ver los síntomas por encima de la superficie del agua que indican muchas de estas enfermedades comunes:

- Cáncer
- Diabetes
- Hipertensión
- Enfermedad cardíaca
- Enfermedades auto-inmunes
- Artritis
- Fibromialgia
- Y, por supuesto, la obesidad

Es como llevar a su hijo a un gastroenterólogo pediátrico y que el niño le diga al médico, "tengo un dolor aquí," apuntando a la zona general del abdomen. Esa descripción de un síntoma sólo le da al doctor una idea general e inespecífica sobre cómo puede empezar a ayudarlo. El doctor podría comenzar con un medicamento de prescripción en forma líquida, o enviar al niño al laboratorio para unas pruebas, o al hospital para realizarle una tomografía o algún otro estudio.

Cómo se siente, en cuanto a los síntomas, es una cosa; sin embargo, el síntoma puede estar indicando varios problemas diferentes interconectados y podría incluso representar varias complicaciones que no están relacionadas entre sí.

Además, recibir una receta sin hacer estudios previos no siempre lo beneficia, porque debajo de la superficie están los orígenes o la causa principal del problema que, con frecuencia, permanecen ocultos y no se tratan. Esto se podría comparar con poner una curita en un brazo roto.

Esto ocurre porque el estándar en la mayoría de las prácticas médicas hoy en día es tratar sólo los síntomas. Y las visitas al médico duran unos diez minutos después de estar más de una hora en la sala de espera. Luego, le dan una receta para medicamentos o para un estudio y tiene que volver para otra costosa visita de seguimiento.

Los Beneficios de la Medicina Funcional

En medicina funcional, es obvio que un pilar afecta a los demás. Todos trabajan en conjunto para crear un equilibrio, una homeostasis, si usted está sano. Se considera que hay homeostasis cuando una persona está sana y totalmente funcional. Sin embargo, si algo no está en equilibrio, el sistema no funciona correctamente y el resultado siempre es la enfermedad.

La Medicina Funcional, con su perspectiva del paciente como una entidad completa, toma en consideración toda su historia clínica desde el vientre materno y el nacimiento hasta la niñez y su salud actual. Analiza todos los acontecimientos de la vida del paciente incluyendo el uso previo de medicamentos (antibióticos, antiinflamatorios, antihipertensivos, esteroides, etc.) y el uso de otras drogas y de alcohol. Por otra parte, tiene en cuenta su estilo de vida, dieta y traumas previos (psicológicos, físicos y emocionales), y trabaja a partir de allí.

Luego analiza la ingesta nutricional del paciente para descubrir cualquier deficiencia de nutrientes y vitaminas y la posible presencia de toxinas medioambientales en los órganos. Estos son sólo algunos de los factores más importantes que deben evaluarse.

El médico de medicina funcional también examina los factores genéticos que el paciente heredó de sus padres. No los considera como algo predeterminado sino que necesita ver cómo se expresan esos genes según las elecciones del paciente en la vida. Tal vez usted crea que los factores genéticos son como una ruta predeterminada que debe seguir, como si pidiera un mapa de carreteras para viajar desde el punto A al punto B en su vida.

Por otro lado, hay un campo emergente de la ciencia llamado Epigenética que estudia esto en más detalle.

La ciencia de la epigenética investiga las características de secuenciación del ADN a nivel celular y fisiológico. Explica cómo y por qué nos afectan estos cambios en el potencial de transcripción de la célula.

La transcripción se define como la transferencia de datos del código genético de un tipo de ácido nucleico a otro, en la que intervienen otros factores.

A diferencia de la genética, que se concentra únicamente en los cambios de la secuencia del ADN (genotipo), la expresión genética cambia el fenotipo celular de la epigenética debido a otras causas.

En medicina funcional, primero analizamos toda la historia disponible y otra información de la memoria del paciente. Luego, evaluamos todos estos datos con esta pregunta: ¿Cómo se expresan todos estos síntomas o quejas como indicios o pistas de lo que realmente está sucediendo? Más aún, ¿qué están tratando de decirme estas pistas, como su médico, para que pueda ayudarlo?

Mi trabajo como médico y practicante de medicina funcional es identificar la causa de los síntomas que afectan su salud. Y cómo puedo trabajar con usted para equilibrar todo el sistema afectado para que esas quejas de síntomas desaparezcan naturalmente.

EL ÁRBOL DE LA MEDICINA FUNCIONAL

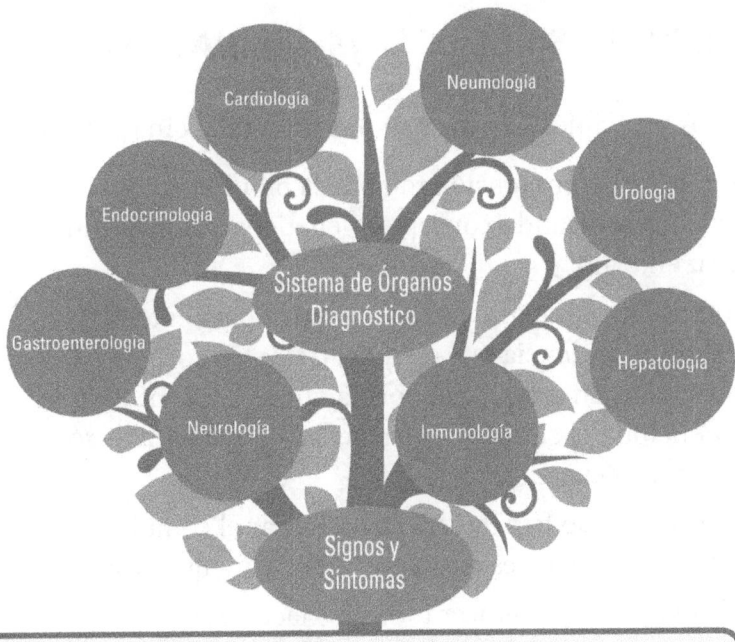

Cardiología

Neumología

Urología

Endocrinología

Sistema de Órganos Diagnóstico

Gastroenterología

Hepatología

Neurología

Inmunología

Signos y Síntomas

Los Sistemas Organizativos Fundamentales y los Desequilibrios Clínicos Básicos

Asimilación
Digestión, absorción, microbiota del TG, respiración
Defensa y Reparación
Sistema inmune, procesos inflamatorios, infecciones y microbiota

Energía
Regulación energética, función mitocondrial, biotransformación y eliminación de toxicidad, desintoxicación
Comunicación
Endocrinos, neurotransmisores, mensajeros inmunológicos, cognición

Transporte
Sistemas cardiovascular, linfático
Integridad Estructural
De las membranas subcelulares al sistema músculo-esquelético

Antecedentes, Factores Desencadenantes y Mediadores

Mental Emocional, Influencias Espirituales ▶ **Predisposición Genética** ◀ **Experiencias, Actitudes, Creencias**

Sueño y Relajación

Contaminantes Ambientales

Ejercicio / Movimiento

Micro-organismos

Nutrición / Hidratación

Trauma

Estrés / Resistencia

Relaciones / Redes

Personalización del Estilo de Vida y Factor Ambiental

Con autorización del Instituto de Medicina Funcional

PRINCIPIOS BÁSICOS DE LA MEDICINA FUNCIONAL

Hay varios principios básicos rectores de la medicina funcional:

1. Lograr una comprensión total de la bioquímica personal del paciente, utilizando conceptos genéticos y la individualidad de su entorno.

2. Obtener los conocimientos necesarios para entender cualquier evidencia que apoye el tratamiento centrado en el paciente, en lugar de la norma que es concentrarse en la atención del síntoma/enfermedad aguda y tratar sólo el síntoma en cuestión.

3. Investigar todo lo necesario para lograr el equilibrio dinámico interno y externo: esto incluye cuerpo, mente y espíritu.

4. Familiarizarse y conocer todos los factores de interconectividad de los elementos fisiológicos principales.

5. Darse cuenta de que la salubridad es un signo de vitalidad, en lugar de creer que simplemente es la ausencia de enfermedad en el cuerpo.

6. Acentuar todos los factores que llevan al desarrollo de una fisiología dinámicamente sana.

7. Apoyar la integridad de los órganos del paciente para aumentar su salud y para que pueda disfrutar de su longevidad, no sólo de su esperanza de vida.

   - Desintoxicación
   - Deficiencias vitamínicas
   - Inflamación
   - Salud intestinal
   - Sensibilidades alimentarias
   - Desequilibrios hormonales
   - Manejo del estrés
   - Actividad física

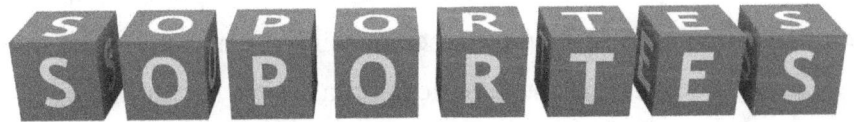

LOS 8 SOPORTES DE LA MF PARA UNA SALUD ÓPTIMA

Hay 8 conceptos de soporte que vamos a discutir a lo largo de este libro, y los vamos a discutir individualmente con gran detalle.

1. Vitaminas y Minerales

Me encantaría creer que la mayoría de la gente se da cuenta de que las vitaminas y minerales son necesarios para vivir una vida saludable. Aunque las vitaminas y minerales son importantes, nuestros cuerpos no están diseñados para producir todos los nutrientes indispensables para el funcionamiento óptimo del cuerpo humano. En cambio, estos nutrientes deben obtenerse de los alimentos que consumimos.

A diferencia de las grasas, carbohidratos y proteínas que son macronutrientes, sabemos que las vitaminas y minerales son indispensables y que el cuerpo los recibe en cantidades diminutas. Puesto que necesitamos pequeñas cantidades, se llaman micronutrientes.

Es fundamental que su dieta e ingesta de alimentos le proporcionen la cantidad adecuada de micronutrientes para la vitalidad de su cuerpo. Si recibe demasiado o demasiado poco, con el tiempo sobreviene la enfermedad.

Las vitaminas y minerales sustentan el crecimiento humano y el desarrollo físico. Además, los micronutrientes le ayudan al cuerpo a producir energía a partir de lo que comemos y a fortalecer el sistema inmunológico, sistema nervioso, sistema reproductivo, etc.

El cuerpo necesita 26 micronutrientes para conservar la salud. El cuerpo puede producir tres y el resto se debe obtener de los alimentos o suplementos:

1. La vitamina D se produce cuando la piel se expone al sol.
2. La vitamina K se produce en el intestino por acción bacteriana.
3. La biotina también se produce por la acción bacteriana en el intestino.

Todos los demás micronutrientes que necesita el cuerpo deben obtenerse de la dieta, y eso requiere bastantes conocimientos sobre los alimentos que los proporcionan.

MICRONUTRIENTES

MICRONUTRIENTE	PROVIENE DE	BENEFICIOS
Ácido acético	Vinagre	Retarda la digestión
Ácido cítrico	Frutas y jugos de fruta	Inhibe la formación de cálculos renales
Ácido láctico	Probióticos	Promueve a la flora natural del cuerpo en el tracto digestivo.
Ácido málico	Frutas y verduras, especialmente las manzanas	Beneficiosas para la fibromialgia y síndrome de fatiga crónica; Puede ayudar con la higiene bucal.
Colina	Huevos, coles de Bruselas, brócoli y camarones	Importante para la salud y el desarrollo del cerebro; Necesaria para eliminar el exceso de colesterol y grasas del hígado; Ayuda a tratar defectos cardíacos congénitos en el feto; Ofrece protección contra la inflamación.

Taurina	Carne, pescado y productos lácteos	Mejora la función cardíaca.
Boro	Frutas como manzanas, naranjas, uvas rojas, peras, ciruelas, kiwis, pasas, dátiles, así como ciertas verduras, aguacate, soja y frutos secos son fuentes ricas en boro. Garbanzos, frijoles Borlotti, avellanas, pasas, mantequilla de cacahuate, habas rojas, tomate, lentejas, aceitunas, cebolla, vino de papa y cerveza.	Mejora la capacidad natural del cuerpo humano de absorber el calcio y el magnesio.
Cobalto		El cobalto ayuda en el proceso corporal de la utilización de vitamina B12, y es uno de sus principales beneficios; Tiene un efecto sobre algunos de las sistemas vasculares relacionados con la función cardíaca; Puede desempeñar un papel en la absorción del hierro.

Cromo	Levadura de cerveza, café, té, cereales, papas, chícharos, ostras, centeno, tomillo, carnes procesadas, cereales integrales y cerveza	Ayuda a metabolizar los carbohidratos; Controla los niveles de azúcar en la sangre; Ayuda a estabilizar el azúcar en la sangre; Ayuda a prevenir la hipertensión o presión arterial elevada, Útil en la prevención de la pérdida de la memoria y en el tratamiento de la enfermedad de Alzheimer; Disminuye el riesgo de enfermedad cardiovascular; Aumenta el ritmo cardíaco y también ayuda a prevenir infecciones y a proteger a las células del daño; Reduce el apetito, por lo que ayuda a bajar de peso.
Calcio	Yogur, sardinas, queso cheddar, leche, jugo de naranja con calcio, semillas de ajonjolí, tofu, espinacas y salmón (incluyendo las espinas).	Fortalece huesos y dientes, ayuda a controlar el peso y evita el SPM.

Cobre		Ayuda a mantener la cantidad de glóbulos blancos sanos y facilita que las células inmunitarias fagociten mejor a los patógenos.
Flúor	Se encuentra naturalmente en el agua, corteza de la tierra y varios productos alimenticios en forma de un ion de fluoruro con carga eléctrica negativa (F-).	Beneficioso para los dientes; Ayuda a prevenir la pérdida ósea; Fortalece el esmalte; Reduce la producción de ácido.
Yodo	Pescados y mariscos, sal de mesa con yodo (cloruro sódico)	Necesario para el funcionamiento adecuado de la tiroides.
Hierro	Carnes rojas, pescado y aves de corral; verduras de hoja verde oscuro, quinoa, legumbres, huevos y legumbres secas.	Ayuda a producir colágeno, el tejido conectivo que une los tejidos del cuerpo; Protege al cuerpo contra las infecciones; Necesario para producir aminoácidos (proteínas).
Magnesio		Ayuda a construir huesos; Ayuda a la función nerviosa; Vital para la producción de energía a partir de los alimentos;

Magnesio (*Continuación...*)		Ayuda a mantener una función muscular y nerviosa normal; Mantiene estable el ritmo cardíaco, y a mantener un sistema inmune saludable; Ayuda a mantener huesos fuertes, Ayuda a regular los niveles de azúcar en la sangre; Ayuda a normalizar la presión arterial; Favorece el metabolismo energético y la síntesis de proteínas; Vinculado a una reducción de condiciones como enfermedades del corazón, hipertensión, diabetes.
Manganeso	Nueces, semillas, cereales integrales, legumbres y piñas	Importante en la formación de los huesos, los tejidos conectivos; Importante para los factores de coagulación de la sangre y las hormonas sexuales; Participa en el metabolismo de las grasas y los carbohidratos, la absorción de calcio y la regulación del azúcar en la sangre;

Manganeso *(Continuación...)*		Importante para la función cerebral y nerviosa; Puede ser útil en el tratamiento de la osteoporosis, la artritis, el síndrome premenstrual, diabetes y epilepsia.
Molibdeno	Leguminosas, como frijoles, guisantes y lentejas, verduras, cereales, frutos secos e hígado; El agua mineral o agua corriente "dura" también puede contener molibdeno.	En estudios con animales, el tetratiomolibdato inhibe drásticamente la fibrosis pulmonar y hepática, ayuda a prevenir daños en el hígado causados por el paracetamol y reduce el daño al corazón causado por la doxorubicina, un antibiótico bacteriano; El tetratiomolibdato ha demostrado un efecto protector parcial contra la diabetes.
Selenio	Se encuentra en una variedad de alimentos, las fuentes más ricas son las nueces de Brasil, mariscos y vísceras.	Importante para la función cognitiva, un sistema inmunológico saludable y fertilidad tanto en hombres como en mujeres; trabaja con la vitamina E como antioxidante para prevenir la formación de radicales libres y puede reducir el riesgo de cáncer de piel y evitar quemaduras de sol.

Zinc	Ostras, germen de trigo tostado, hígado de ternera, carne asada, cangrejo, lomo de cerdo, habas cocidas al horno, langosta, hamburguesa de carne de res, chocolate negro, cordero, cacahuates.	Regula la función inmune, trata la diarrea, promueve el aprendizaje y la memoria, la cicatrización de heridas y previene la degeneración macular relacionada con la edad.
Vitamina A	Frutas y verduras	Mantiene la piel y las células de las mucosas sanas y húmedas, lo que inhibe la infección por bacterias y virus.
Vitamina B1 (tiamina)	Vísceras (riñón de ternera o hígado), yemas de huevo, espinaca, col rizada, acelga, maíz, harina de maíz, cereales fortificados, arroz, germen de trigo, nueces y bayas.	Ayuda a regular el apetito; Beneficiosa para los sistemas nervioso y cardiovascular; Mantiene la salud de las membranas mucosas al proporcionar nutrientes para el desarrollo celular; Proporciona nutrientes para mejorar la salud de las células nerviosas y la estructura y función neuronal; Mejora la función cardiovascular mediante la conservación de los glóbulos rojos y la mejora de la circulación.

Vitamina B2 (riboflavina)		Ayuda a metabolizar las grasas, proteínas, carbohidratos y aminoácidos.
Vitamina B3 (niacina)	Productos lácteos, pescado, verduras, cereales y carne.	Reduce el nivel del perjudicial colesterol de baja densidad y aumenta el beneficioso colesterol de alta densidad; Puede ayudar a evitar la enfermedad de Alzheimer, la diabetes tipo 1 y tipo 2, la aterosclerosis, osteoartritis, arterias endurecidas, cataratas y diarrea colérica
Vitamina B5 (ácido pantoténico)	Cereales, carne, huevos, nueces, levadura, pescado y verduras frescas.	Muy importante para el metabolismo, equilibrar las hormonas y mantener una buena salud; Mejora la salud de la piel y el sistema nervioso; Puede ser beneficioso en el tratamiento de algunos tipos de acné; Ayuda a metabolizar los hidratos de carbono, proteínas y grasas; Ayuda a producir esteroides esenciales y uno de los neurotransmisores del cerebro.

Vitamina B6 (grupo)		Funciona como un componente de los procesos corporales más que cualquier otra vitamina;
		Indispensable para la producción y síntesis de muchas sustancias químicas corporales. Esto incluye las enzimas, insulina, hemoglobina, histamina, dopamina, adrenalina, neurotransmisores y prostaglandinas.
		Ayuda a promover y mantener sana la función inmune;
		Necesaria para el cerebro y la función del sistema nervioso central;
		Indispensable para mantener la salud celular de los nervios y de los músculos;
		Vital para la formación de glóbulos rojos y blancos. Ayuda a proteger el corazón mediante la inhibición de los depósitos de colesterol;
		Necesaria para la adecuada absorción de la vitamina B12.

Vitamina B7 (biotina)	La biotina se encuentra en algunos productos cosméticos como champús, en los multivitamínicos y se vende como suplemento individual.	Ayuda a convertir los alimentos que se consumen en energía; Ayuda a tener ojos, cabello, piel y uñas saludables.
Vitamina B8 (adenosina monofosfato)	Frijoles, nueces, cereales integrales, melón y frutas cítricas	Ayuda al hígado a procesar las grasas y mantiene los músculos y los nervios funcionales; Afecta la cantidad de serotonina para los nervios en el cerebro; Puede ayudar a aumentar la frecuencia de la ovulación y ayuda a bajar de peso, Influye en el desempeño celular
Vitamina B9 (ácido fólico)	Espinacas y col, nabo y mostaza, espárragos, coles de Bruselas, tomates y muchos tipos de leguminosas,	Es esencial durante el embarazo para el correcto desarrollo del feto; Ayuda en la prevención de defectos congénitos de nacimiento como la espina bífida.

Vitamina B9 (ácido fólico) (Continuación...)	Garbanzos, guisantes, lentejas; y legumbres secas, incluyendo frijoles, frijoles alubia y lima, cereales, arroz, hígado de pollo y res, frutas cítricas, nueces, aguacates, levadura de cerveza y leche.	
Vitamina B12 (cianocobalamina)		Mantiene sanas las células nerviosas; Produce glóbulos rojos, ADN y ARN; Ayuda a fijar el hierro; Junto con el folato producen el aminoácido SAMe, para controlar el estado de ánimo. Apoya la función inmune.
Vitamina C	Cítricos, verduras de hoja.	Ayuda a prevenir resfriados y gripe.
Vitamina D	Las fuentes principales son los productos de origen animal, leche fortificada, cereales, y la exposición al sol.	Necesaria para la correcta absorción y utilización de calcio y fósforo en el cuerpo, que son esenciales para la salud del esqueleto.

Vitamina E	Huevos, hígado, nueces y semillas, algunos tipos de aceite vegetal y también en algunas frutas y verduras	Para el crecimiento y diferenciación celular; Para la coagulación de la sangre; Para la función inmune.
Vitamina K		Vital para la adecuada coagulación de la sangre y huesos sanos; Ayuda al hígado a almacenar y convertir la glucosa en glucógeno; Beneficiosa para enfermos de artritis reumatoide porque se piensa que reduce la inflamación del líquido sinovial de las articulaciones.
Carotenoides	El alfa-caroteno se encuentra en verduras como guisantes verdes, brócoli, judías verdes, espinacas, col y nabo, así como en las calabazas y otras variedades de calabaza, zanahorias y camotes.	El betacaroteno es un precursor de la vitamina A; Inhibe la oxidación de otras moléculas; Protege al cuerpo contra los radicales libres.

Tipos de Vitaminas y Minerales

Las vitaminas se clasifican en dos grupos. Solubles en agua (hidrosolubles) y solubles en aceite (liposolubles). Esta clasificación depende de la capacidad del cuerpo de almacenarlas o excretarlas.

Las vitaminas solubles en agua son la biotina, folato, vitamina C y las vitaminas del grupo B). Ninguna de estas se conserva en el cuerpo, por lo que hay que reponerlas con frecuencia.

Por otra parte, las vitaminas liposolubles se conservan durante meses dentro de los tejidos grasos del cuerpo y pueden utilizarse cuando sea necesario.

Las vitaminas liposolubles deben consumirse diariamente, pero el consumo excesivo de demasiados suplementos vitamínicos puede tener un efecto tóxico porque el cuerpo las excreta de manera limitada. ¡Tenga cuidado!

Los minerales también se dividen en dos clasificaciones. Oligoelementos y minerales principales. El cuerpo requiere más minerales principales que oligoelementos.

Sin embargo, ¡puede que necesite más de lo que cree!

La necesidad de nutrientes de su cuerpo variará dependiendo de muchos factores, incluyendo:

- Su edad
- Su nivel de actividad sexual
- Otros niveles de actividad, culturismo, deportes, etc.
- Su estado de salud actual

Cuando usted está embarazada o enferma, sus necesidades de nutrientes aumentan. Cuando esto ocurre, puede complementar su ingesta de alimentos para aumentar sus niveles de micronutrientes comiendo alimentos ricos en micronutrientes, alimentos fortificados o suplementos.

Si usted está planeando quedar embarazada, va a necesitar aumentar la ingesta de ácido fólico y yodo, y la mayoría de las vitaminas prenatales los proporcionan. Si usted ya está embarazada o amamantando al bebé, necesitará aumentar la cantidad de la mayoría de las vitaminas y minerales que normalmente recibe, consulte con su obstetra.

Si usted es vegetariano, necesitará aumentar su vitamina B_{12}, hierro, calcio y zinc. Si es atleta, necesitará aumentar sus vitaminas del grupo B y hierro.

Si está en sus años dorados y no pasa mucho tiempo en el sol, necesitará suplementar vitamina D, y también aumentar la cantidad de vitamina B_6, vitamina E y zinc. Eso le ayudará a fortalecer el sistema inmune. También necesita vitaminas B_{12}, ácido fólico, calcio y hierro porque su nivel de absorción probablemente sea algo reducido.

Factores que Afectan la Absorción

La ingesta de alimentos no es lo único que determina su nivel de micronutrientes. La absorción de micronutrientes es vital para que el cuerpo los pueda usar adecuadamente. A menudo, la enfermedad, los medicamentos, el uso de alcohol o drogas y las interacciones con otros alimentos afectan la absorción.

Si tiene diarrea, SCI (síndrome de colon irritable), enfermedad celíaca o problemas de hígado –la absorción se verá afectada. Los medicamentos recetados y los de venta libre, incluyendo diuréticos, esteroides, laxantes y antiácidos que contienen un compuesto de aluminio también afectan la absorción de micronutrientes.

Si usted bebe, café, té, bebidas con cafeína, puede disminuir su capacidad de absorber el calcio, hierro, cobre y zinc, sobre todo cuando las toma con las comidas.

Por el contrario, si come otros tipos de alimentos, especialmente cítricos, mejorará la absorción de hierro cuando los coma junto con alimentos ricos en hierro.

Las vitaminas son vitales para la vida. He conocido a personas que dicen que obtienen todas las vitaminas de su comida. Y lo que es peor, cuando les pregunto qué comen, a menudo me dicen que comen un muffin de huevo y chorizo en el desayuno, una hamburguesa grande en el almuerzo y pizza en la cena. ¡No estoy bromeando!

Por alguna razón, las personas no entienden que el cuerpo humano es un mecanismo que requiere mantenimiento regular, como nuestros automóviles. Si no se le pone gasolina, aceite y líquido para la transmisión, – el coche no funciona. Si se intenta operar el motor sin aceite, no funcionará; si no tiene líquido para la transmisión, no cambiará de velocidad. Sin los lubricantes y combustibles adecuados, se quema o deja de funcionar y muere.

Lo mismo vale para los seres humanos; Necesitamos nuestras comidas nutritivas con los micronutrientes necesarios para vivir una vida sana.

Si consideramos solamente una enfermedad causada por la falta de una sola vitamina, se puede entender. Deficiencia de vitamina B_{12} quiere decir que hay un bajo nivel de la vitamina B_{12} en la sangre. Algunos síntomas que podrían presentarse son:

1. Problemas para pensar claramente.
2. Se presentan cambios de personalidad, como depresión, irritabilidad y hasta psicosis.
3. Sensaciones corporales anormales: cambios en las reacciones reflejas, función muscular deficiente, y si tiene algún dolor, podría aumentar.
4. Inflamación de la lengua.
5. Disminución de la capacidad de percibir sabores.
6. Reducción de la cantidad de glóbulos rojos.
7. Debilitamiento de la función cardíaca
8. Disminución de la fertilidad.

Sin el tratamiento oportuno, algunos de estos síntomas podrían convertirse en permanentes sin solución posible.

Las causas de las deficiencias podrían relacionarse con problemas de absorción de nutrientes procesados y digeridos en el estómago o intestinos; esto provoca una disminución de la absorción de la vitamina B_{12} y es necesario aumentar o complementar la ingesta de vitamina B_{12}.

El proceso de absorción también puede verse obstaculizado por parásitos internos, anemia perniciosa o inflamación crónica del páncreas. También, la extirpación quirúrgica de parte del estómago, los efectos secundarios de algunos medicamentos, o algunos trastornos genéticos afectan la absorción.

La disminución de la absorción de vitaminas también puede ocurrir en los veganos, o los pacientes desnutridos. Si un paciente tiene VIH o SIDA o una enfermedad que cause la descomposición de los glóbulos rojos, se debe aplicar un régimen de vitamina B_{12} lo más pronto posible.

El Efecto de la Cocción de los Alimentos

Las vitaminas de los alimentos se pueden destruir mediante la exposición al calor, agua, luz y aire. Si quiere que los alimentos sean nutritivos y saludables, deben tener un tiempo mínimo de almacenamiento y cocción. Los métodos utilizados hoy en día para alargar la vida útil de frutas y verduras a menudo hacen que pierdan su valor nutricional. Lo más recomendable es comer productos orgánicos, frutas y verduras de su huerta. Asegúrese de guardarlos correctamente, en un lugar fresco y oscuro, hasta que estén maduros y listos para comer. Cómalos crudos o al vapor y así conservará al máximo su valor nutritivo y sabor delicioso. En todas partes están apareciendo mercados de productos orgánicos con alimentos deliciosos y sanos. Compre allí sus alimentos para obtener el mayor valor nutricional.

Cuando cocina alimentos en agua hirviendo, pierden su valor mineral. Para reducir la pérdida de minerales, use métodos de cocción con un mínimo de agua (p. ej. cuézalos al vapor) o, mejor aún, cómalos crudos.

Alimentos vs. Suplementos

Su cuerpo necesita cantidades diminutas de vitaminas y minerales todos los días y normalmente una dieta balanceada los proporciona.

Sin embargo, algunos tienen mayor riesgo de deficiencia de micronutrientes, como las mujeres que están amamantando o embarazadas, los que están permanentemente a dieta o los veganos, personas con problemas de malabsorción o alergias, incluyendo los ancianos y también los fumadores, alcohólicos y drogadictos.

Las personas con una inadecuada ingesta nutricional pueden beneficiarse con suplementos de vitaminas y minerales; sin embargo, éstos nunca deben sustituir una dieta nutritiva.

2. Inflamación

De las diez causas principales de muerte en los Estados Unidos y países de América del Norte, siete son trastornos causados por la inflamación crónica, como:

1. Enfermedad cardíaca
2. Cáncer
3. Enfermedad pulmonar obstructiva crónica
4. Accidente cerebrovascular
5. Enfermedad de Alzheimer
6. Diabetes
7. Nefritis

Antes se creía que la inflamación sólo era una reacción aguda de corto plazo ante una lesión del tejido blando, que aparecía únicamente como un síntoma específico y casi siempre se resolvía bastante rápido, como un esguince de tobillo, dolor de espalda por hacer demasiados deportes, etc. Sin embargo, en realidad no es así.

Hoy los científicos y los médicos han descubierto que la inflamación crónica tiende a ser uno de los mayores problemas en los procesos de enfermedad degenerativa. Hay muchas causas de inflamación.

Podría estar relacionada con el estrés y la disfunción a nivel celular, o podría estar relacionada con la ingesta calórica excesiva; incluso podría producirse por problemas de niveles elevados de azúcar en sangre.

Recientemente se ha demostrado que la inflamación crónica tiene una capacidad destructiva.

Un bajo nivel de inflamación crónica es extremadamente difícil de diagnosticar y tiene un aspecto destructivo. La inflamación causada por el estrés, con nuestro actual sistema de atención de la salud puede estar presente sin diagnosticar durante años y años; y puede empeorar y convertirse en la principal causa de muerte celular en el cuerpo humano.

Puesto que la inflamación contribuye al deterioro asociado con el envejecimiento, a la inflamación crónica en el anciano se le ha dado el nombre de envejecimiento de origen inflamatorio.

La inflamación crónica de bajo nivel puede ser un peligro para usted en este momento sin siquiera saberlo. Cuando trabaje con un médico especialista en medicina funcional, aprenderá cuáles son los análisis de sangre que pueden determinar el efecto de la inflamación en su cuerpo.

Al mismo tiempo, aprenderá a combatir la inflamación crónica y a evitar el deterioro de la salud que tantas personas experimentan al envejecer.

LA INFLAMACIÓN – Un Proceso

Respuesta Inflamatoria Aguda

La inflamación es la forma en que nuestro sistema inmunitario responde y se adapta a una lesión tisular, infección, etc. La inflamación juega un papel importante en la metabolización de muchos organismos.

La respuesta inflamatoria aguda más básica puede activarse por:

- Lesiones en los tejidos (por varios traumas, exposición a sustancias químicas o calor), o
- Infecciones: producidas por bacterias, parásitos, hongos y virus.

Hay cuatro síntomas que representan la inflamación aguda:

Los dos primeros - enrojecimiento y calor por el aumento del flujo de sangre a la parte donde la lesión afectó al cuerpo.

El tercero - hinchazón en sitio de la lesión por afluencia de líquido

Acumulación y retención. Esto se debe a que aumenta el flujo de sangre porque el cuerpo intenta curarse solo.

Cuarto y último, DOLOR. La hinchazón tiende a irritar o comprimir las terminaciones nerviosas cerca del sitio de la lesión. Esto causa dolor relacionado con la inflamación.

A menudo, el dolor es el síntoma más importante que indica daño en los tejidos.

Además, cualquier inflamación en una articulación da otra señal, deterioro funcional. Esto limita el movimiento y obliga a descansar y permitir que ocurra la curación.

Un episodio inflamatorio agudo controlado protege de varias maneras:

1. Evita que se propague la infección y perjudique los tejidos cercanos al punto de impacto.

2. Ayuda al cuerpo a eliminar los tejidos dañados y agentes patógenos.

3. Ayuda al cuerpo a repararse.

Sin embargo, otro tipo de estímulo es el estrés celular. Eso produce un mal funcionamiento y provoca inflamación crónica que no beneficia su salud y promueve la enfermedad y el deterioro (con el tiempo) a través de varios procesos diferentes.

Estrés de la Estructura Celular e Inflamación Crónica de Bajo Nivel

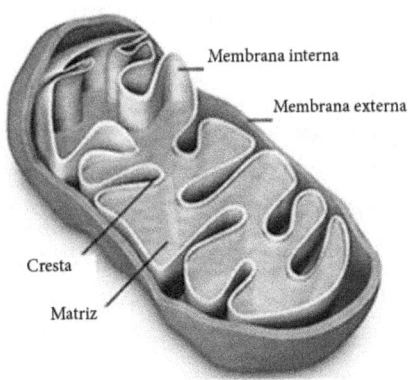

Membrana interna

Membrana externa

Cresta

Matriz

Estructura Interna de la Mitocondria

Aquí se pone un poco más complejo. Las mitocondrias (que son pequeñas estructuras celulares, también llamadas organelos), que se encuentran en el citoplasma de las células eucariotas (células con núcleo) se han ganado el apodo de "centro neurálgico de la célula" porque producen ATP (adenosin trifosfato).

Esquema del adenosín trifosfato

El ATP es un trifosfato nucleósido. Un nucleósido o NTP es una molécula que contiene un nucleótido (los nucleótidos son moléculas orgánicas, los monómeros o subunidades de los ácidos nucleicos como el ADN y ARN) que están adheridos a tres fosfatos. Los derivados de los nucleósidos son necesarios para vivir. Se consideran los bloques de construcción de los ácidos nucleicos y tienen muchas otras funciones relativas al metabolismo de la célula, así como la regulación y las células los usan como coenzimas. A veces se los denomina la "unidad monetaria celular" de la transferencia de energía intracelular.

El ATP mueve la energía química dentro de las células para el metabolismo.

¿Cuál es la Causa de la Disfunción Mitocondrial?

La disfunción mitocondrial es un problema riesgoso. Más aún, sobreviene debido a la acción de varias toxinas ambientales, como el humo del tabaco, incluso en los fumadores pasivos, el aumento de estresores y también es parte del proceso normal de envejecimiento en los ancianos.

Un ejemplo: cuando se crea la energía mitocondrial, un subproducto son las moléculas de los radicales libres. Éstos dañan las estructuras celulares y detonan muchas señales genéticas. Esto empieza a producir una respuesta inflamatoria. Esta respuesta inflamatoria termina matando a las células.

Por otra parte, podría ser la respuesta opuesta; en vez de matar las células, a veces provoca un crecimiento incontrolado de la célula que en la mayoría de los casos promueve el cáncer.

Envejecer con gracia

El envejecimiento se debe a una reducción de la eficacia mitocondrial y también al aumento de los radicales libres (aunque existen otras teorías del envejecimiento). Las investigaciones indican que la anormalidad de la función mitocondrial relacionada con la edad causa inflamación crónica. (Dinarello 2011).

Cuando hay disfunción mitocondrial, el resultado es la inflamación:

1. La acumulación de radicales libres provoca que la membrana mitocondrial se haga porosa. A través de la membrana porosa las moléculas que normalmente estarían en la mitocondria se filtran al líquido intracelular. Allí es donde están suspendidos los organelos celulares, (el citoplasma).

2. Hay un sistema receptor de reconocimiento de patrones en el citoplasma, llamado RRP. Actúa como un sistema de detección y empieza a crear una respuesta en el sistema inmune contra estos patógenos intercelulares, porque detectan la fuga de la mitocondria como un peligro potencial para el cuerpo. Una vez que el sistema detecta la amenaza, el RRP produce inflamasomas que activan otra sustancia química (citocina interleucina 1β) y el sistema inmunitario para destruir las células dañadas o infectadas.

Esta es una descripción simplificada de la manera en que finalmente la mitocondria provoca la muerte celular.

Sin embargo, los radicales libres no son la única causa singular de la muerte celular por la inflamación.

Otras son:

1.   Circulación de azúcares, principalmente glucosa y fructosa, que también son culpables.

2.   La glicación se exacerba cuando hay niveles elevados de azúcar en la sangre. (Witko-Sarsat et al. 1998; Vlassara et al. 2002).

Otros inductores bioquímicos de las respuestas inflamatorias crónicas son:

1.   Se pueden acumular cristales de úrico ácido en las articulaciones en la artritis gotosa. Los niveles elevados de ácido úrico son un factor de riesgo para la enfermedad renal, hipertensión y síndrome metabólico. (Martinon et al. 2006, Alvarez-Lario et al. 2011) Health Concerns

2.   Las lipoproteínas oxidadas (por ejemplo, el LDL), contribuyen significativamente a la formación de las placas ateroscleróticas. (Nguyen Khoa et al. 1999) Health Corners

3.   La homocisteína (un aminoácido), es un marcador y un factor de riesgo para enfermedad cardiovascular y puede estar asociada con un mayor riesgo de fractura ósea. (Au-Yeung et al. 2006)

En conjunto, estos factores pro inflamatorios actúan para crear un estado perpetuo de inflamación crónica de bajo nivel llamado inflamación parcial (Medzhitov 2008).

La inflamación crónica de bajo nivel es la causa de muchas enfermedades como:

•   Osteoporosis

- Cáncer
- Diabetes tipo II,
- Enfermedades cardiovasculares.

Si puede detectar los numerosos problemas fisiológicos que causan una respuesta inflamatoria, podría reducir la inflamación crónica, disminuyendo así el impacto de las enfermedades inflamatorias en su vida.

Marcadores y Mediadores de la Inflamación

Esta es una lista de síntomas reveladores de la inflamación que se han utilizado para la investigación y diagnóstico médico. Varios son detectables mediante análisis de sangre.

Factor de necrosis tumoral alfa (TNF-Δ) es un tipo de proteína de señalización intercelular conocida como citoquina, producida por muchas clases de células inmunes en respuesta a la infección, daño o estrés.

El exceso de TNJF-α puede resultar en una enfermedad inflamatoria crónica. También se asocia con el aumento de coágulos en la sangre (trombosis) y la reducción en la contractilidad del corazón. Puede ser responsable de la formación de tumores y su crecimiento.

Las interleucinas son una familia de citoquinas que pueden ser tanto pro-inflamatorias como antiinflamatorias.

La proteína C reactiva (PCR) es una proteína de fase aguda y es una de las varias proteínas que produce rápidamente el hígado durante una respuesta inflamatoria.

El aumento de la PCR por encima de los niveles normales no constituye un diagnóstico por sí solo porque puede producirse por varios tipos de cáncer. Sin embargo, también influyen otros factores como las condiciones gastrointestinales, cardiovasculares y reumatológicas, e infecciones.

El aumento de los niveles de la PCR (que puede ser determinado mediante un análisis de PCR de alta sensibilidad) está fuertemente vinculado con una alta probabilidad de enfermedad cardiovascular o accidente cerebrovascular.

Los Nutrientes Ayudan a Controlar las Enfermedades Crónicas y la Inflamación

En primer lugar, la inflamación es una reacción curativa a algo que daña su cuerpo, por traumatismos u otras causas. Cuando la inflamación aumenta hasta un punto en el que ya no se puede controlar, provoca muchos problemas de salud. En algunos casos, la inflamación causa dolor y malestar. Sin embargo, la buena nutrición afecta al cuerpo de manera curativa.

Hay muchos factores de riesgo que aumentan la probabilidad de inflamación. Entre otros:

- **Envejecimiento:** Cuanto más envejece un adulto, mayor es su nivel de moléculas inflamatorias.
- **Obesidad:** La grasa produce mayores niveles de moléculas inflamatorias que desencadenan una mayor respuesta inflamatoria.
- **Dieta:** Si su dieta es alta en grasa saturada entonces usted tendrá un mayor nivel de marcadores proinflamatorios. Este es el caso, sobre todo en los diabéticos o los que tienen demasiado sobrepeso.
- **Baja testosterona o estrógenos:** Los niveles bajos de hormonas sexuales inhiben la producción y secreción de los marcadores proinflamatorios.
- **Tabaquismo:** Fumar cualquier tipo de sustancia tiende a aumentar la producción de muchos tipos de citoquinas proinflamatorias. Al mismo tiempo reduce la producción de moléculas antiinflamatorias en la naturaleza.

- **Trastorno del sueño:** La perturbación de su proceso normal de sueño aumenta las moléculas proinflamatorias durante las horas de vigilia.
- Los niveles elevados de glucosa también aumentan las moléculas proinflamatorias.
- La enfermedad periodontal también aumenta las moléculas proinflamatorias.

Los Nutrientes Ayudan en Estados de Inflamación y Enfermedad Crónica

Los nutrientes malos tienen un efecto opuesto. Si su dieta es alta en carbohidratos y baja en proteína, aumentará su respuesta proinflamatoria. Esto ocurre porque el azúcar refinado aumenta el nivel de insulina y ésta, a su vez, aumenta el proceso inflamatorio.

Los alérgenos influyen en el proceso de la inflamación, sobre todo los más comunes como el gluten de trigo y los lácteos – debido al síndrome de intestino permeable y otros problemas de la enfermedad inflamatoria.

La dieta en los Estados Unidos y la mayoría de los países latinoamericanos tiene un alto contenido de grasas de origen animal, así como grasas hidrogenadas y saturadas. Súmele el nivel de azúcar e hidratos de carbono y todo afecta el proceso inflamatorio. Y si sumamos los alimentos altamente procesados y snacks en bolsas plásticas con un alto contenido de sal y conservantes, aditivos para mejorar el sabor y rellenos, también aumentan el proceso inflamatorio.

Este tipo de dieta es bajo en fibra y en alimentos de origen vegetal, que son necesarios para el correcto funcionamiento del sistema digestivo. Estos alimentos tienen más Omega 6 que Omega 3 y tienden a ser altos en alérgenos como los lácteos y el trigo. Estos factores aumentan la inflamación. Sin embargo, cambiarla por una dieta adecuada y nutritiva puede reducir la inflamación.

Disfrute de sus Súper Alimentos

Uno de los retos de la modernidad es conservar el valor nutritivo de los alimentos. Esto es válido sobre todo para los cultivos. Está científicamente comprobado que el contenido de nutrientes de la mayoría de nuestras fuentes de alimento ha disminuido en los últimos años. Ahora más que nunca tenemos que ser conscientes de nuestras elecciones de alimentos porque podríamos terminar comiendo algunos que carecen totalmente de contenido nutritivo.

Sobre todo con la globalización de la industria alimenticia, las frutas, verduras, cereales y otros alimentos se tratan con sustancias químicas para poder preservarlos para viajar largas distancias, incluso a otros continentes y durante largos períodos. Tienen que soportar climas duros y evitar la descomposición.

Otro tema lamentable y perjudicial es que cada vez se consumen menos alimentos integrales. Actualmente, gran parte del plato de comida (y especialmente los aperitivos) consiste de alimentos procesados y envasados con sustancias químicas para mantener (o mejorar) el sabor y la vida útil. La mayoría de las personas ha perdido el significado de lo que es un alimento "real". Las "cenas de TV", esos platos listos para microondas tienen muy pocos alimentos naturales reales.

Un grupo de alimentos que ha mantenido su valor nutritivo (por ahora) son los "súper alimentos". Estos son productos naturales que en su mayoría no son cultivados por el hombre sino sólo recogidos de la naturaleza en un entorno silvestre. Por definición son orgánicos, lo que significa que no contienen fertilizantes químicos, pesticidas ni OGMs (organismos genéticamente modificados).

Otra idea falsa es que cualquier alimento ricos en nutrientes se clasifica como un "súper alimento". Algunas semillas y frutos silvestres se están promoviendo como "esto es todo lo que tiene que comer para sobrevivir". Para ser considerado un súper alimento y sobre todo un alimento integral, no sólo tiene que proveer todos o la mayoría de los micronutrientes necesarios para producir energía y sustentar la vida, sino también tienen que contener enzimas y otras propiedades antioxidantes y antiinflamatorias.

Según Barbara Swanson, una experta en nutrición funcional, los tres alimentos integrales más completos son:

-Microalgas silvestres de agua dulce:

Varias especies de microalgas comestibles existen en estado silvestre o se cultivan. Algunas de las más nutritivas son:

- AFA (Aphanizomenon Flos-aquae (verde)
- Espirulina
- Chlorella

-Hongos tónicos:

Todos los hongos comestibles solían cosecharse en estado silvestre pero en los últimos años también se han cultivado. Los más comunes que usan hoy en día son:

- Shiitake
- Maitake
- Reishi
- Cordyceps
- Melena de león

- Algas marinas silvestres:

- Dulse
- Wakame
- Ecklonia Kava
- Dunaliella Salina
- Nori

Al final del libro encontrará recursos para aprender acerca de estos súper alimentos y dónde obtenerlos.

Hablemos sobre Cómo Evitar la Inflamación:

Esto va a sonar como si lo estuviera sermoneando. Sin embargo, es vital que entienda estos conceptos, quizás más de una vez, para que pueda seguir un programa dietético que reduce considerablemente la inflamación.

1. Si usted tiene alergias o sensibilidades alimentarias, y sabe cuáles son – evítelos. Si no sabe si es alérgico, hágase hacer los análisis para descubrir a qué es alérgico, así que puede planear un programa de alimentación saludable.

2. La Naturaleza creó las plantas por una razón. Por lo tanto, coma una dieta basada en alimentos integrales de origen vegetal, alta en fibra. Que incluya:

    a. Alimentos sin procesar y sin refinar.

    b. Alimentos ricos en fitonutrientes. Estos son sustancias químicas vegetales antiinflamatorias.

    c. Consuma cantidades mínimas de azúcar o grasas trans.

3. Obtenga sus grasas saludables de fuentes como nueces, aceite de oliva o aceitunas, aguacates, etc. Además, obtenga sus ácidos grasos Omega 3 del salmón salvaje, sardinas, arenques, microalgas, etc.

4. Ejercicio. Cubriremos esto en detalle en un capítulo posterior.

5. Sienta el nervio vago. Debe aprender a relajarlo, puesto que es el nervio más importante que le ayuda a relajar todo su cuerpo y disminuye la inflamación.

    La meditación es nuestro método recomendado, y lo vamos a cubrir más adelante. Otros métodos para relajar el nervio vago son los ejercicios de respiración profunda o relajarse en un baño caliente, escuchando música suave.

6. Va a necesitar probióticos, que son bacterias buenas para una digestión sana en su estómago e intestinos. Hay muchas marcas de bifidobacterias y especies de lactobacilos.

Asegúrese de localizar una marca de confianza con 10 billones de CFU de bifidobacterias y lactobacilos.

7. Las vitaminas son indispensables. La mayoría de las personas no vive en una granja ni cosecha sus frutas y verduras diariamente. Tomar un multivitamínico junto con un suplemento mineral le ayudará reducir la inflamación.

8. Use más ciertas hierbas y especias que tienen propiedades antiinflamatorias, como la cúrcuma y el jengibre.

Cuando se aborda la inflamación con un programa integral, como el que acabo de describir, se puede reducir la inflamación y equilibrar el sistema inmunológico. Además, su cuerpo le agradecerá si reduce la inflamación porque se sentirá mejor rápidamente.

Como dije anteriormente, si usted puede reducir la inflamación siguiendo este protocolo, es probable que no necesite gastroenterólogos, neurólogos y cardiólogos en el futuro.

El protocolo de medicina funcional es simplemente un método que promueve el funcionamiento óptimo de nuestro biomecanismo humano. Si desarrollamos una especialidad médica en «inflamología» – no serán necesarias muchas otras especialidades.

3. Salud Intestinal

En general, se subestima el papel que desempeñan los intestinos en la salud general. La medicina convencional considera a los intestinos el lugar donde se absorben los alimentos y se eliminan los desechos, que puede verse afectado por úlceras, pólipos o divertículos y en algunos casos enfermedades inflamatorias como la de Crohn o la colitis ulcerosa.

Cada vez más, las observaciones clínicas (como las de los cientos de pacientes a los que otros médicos de MF y yo hemos ayudado), y las investigaciones de años más recientes están señalando a los intestinos como la causa de muchas enfermedades sistémicas, desde la migraña a las enfermedades autoinmunes y neurológicas.

Síndrome del Intestino Permeable – el destructor de la salud

El síndrome del intestino permeable (también conocido como LGS, por sus siglas en inglés) es uno de los mayores problemas que enfrentamos hoy. Es una causa de enfermedad y disfunción corporal y es responsable de tal vez más de la mitad de todos los problemas crónicos de salud. Esto ha sido confirmado por pruebas de laboratorio.

En el síndrome del intestino permeable, el epitelio de las vellosidades del intestino delgado se irrita e inflama y las toxinas metabólicas y microbianas que residen en el sistema digestivo entran en el torrente sanguíneo. Esto pone en peligro al sistema linfático, al hígado, y lo que es peor, al sistema inmune, incluyendo el sistema endocrino.

Esto causa una multitud de enfermedades incurables, en las que el cuerpo se ataca a sí mismo. Se denomina trastorno autoinmune.

La inflamación puede causar los siguientes problemas de salud:

- Asma
- Sinusitis crónica
- Eccema
- Alergias alimentarias
- Fibromialgia
- Enfermedades micóticas
- Trastornos inflamatorios de la articulación
- Síndrome de intestino irritable
- Dolores de cabeza migrañosos
- Artritis reumatoide
- Urticaria (ronchas)

Sólo enumeré algunas de las enfermedades más comunes que empiezan a causa del síndrome del intestino permeable, pero hay más. También se sabe que el síndrome del intestino permeable puede ser la causa del crecimiento de tumores fibroides en el útero y mamas y del SPM.

Síndrome del Intestino permeable

Detonadores que provocan daño intestinal	Proteínas dietéticas	Bajo HCL y enzimas	Antibióticos	Infecciones	Problemas de azúcar en la sangre	Anticuerpos

Embarazo   Estrés   Menopausia   Toxinas   Alergias alimentarias

Células de la mucosa intestinal

Unión normal estrecha

Permeable e inflamado

Flujo sanguíneo

Complejo inmune en circulación

Sangre en el cerebro Ruptura de la barrera   Inflamación   Autoinmunidad   Malabsorción y deficiencias de nutrientes

Con autorización de: www.kitchenstewardship.com

Con frecuencia causa fatiga crónica y deficiencias inmunes en los bebés. El síndrome del intestino permeable prevalece hoy más que nunca en las poblaciones en todo el mundo. Antes, la única manera en que el material del intestino entrara en el torrente sanguíneo era cuando el intestino sufría una herida cortante durante la antigua guerra, o cuando lo alcanzaba una bala en la guerra moderna.

La penetración del intestino durante la guerra casi siempre producía septicemia, que podría haber sido tratable si en ese momento hubiera habido una medicina de emergencia adecuada. Como no la había, la septicemia era una causa de muerte prematura.

Si la causa no era el trauma, nuestros cuerpos tenían generalmente una barrera bastante eficaz en el intestino delgado, que permitía el ingreso de los nutrientes pero impedía el de los residuos tóxicos microbianos. Esta barrera filtraba las toxinas metabólicas y microbianas que estaban presentes en los intestinos.

Ahora es otra historia, debido al excesivo uso de antibióticos y AINEs (antiinflamatorios no esteroideos). Principalmente, debido al excesivo uso de antibióticos y en segundo lugar, al uso de AINEs.

La siguiente es una lista de algunos de los AINEs con los que hay que ser cauteloso:

- Aspirina (Anacin, Ascriptin, Bayer, Bufferin, Ecotrin, Excedrin)
- Salicilatos de colina y magnesio (CMT, Tricosal, Trilisate)
- Salicilato de colina (Arthropan)
- Celecoxib (Celebrex)
- Diclofenaco potásico (Cataflam)
- Diclofenaco sódico (Voltaren Voltaren XR)
- Diclofenano sódico con misoprostol (Arthrotec)
- Diflunisal (Dolobid)
- Píldoras de Doan, Magan, Mobidin, Mobogesic)
- Etodolaco (Lodine, Lodine XL)
- Fenoprofeno cálcico (Nalfon)
- Flurbiprofeno (Ansaid)
- Ibuprofeno (Advil, Motrin, Motrin IB, Nuprin)
- Indometacina (Indocin, Indocin SR)
- Ketoprofeno (Actron, Orudis, Orudis KT, Oruvail)
- Salicilato de magnesio (Arthritab, Bayer Select)
- Meclofenamato sódico (Meclomen)
- Ácido mefenámico (Ponstel)
- Meloxicam (Mobic)
- Nabumetone (Relafen)
- Naproxeno (Naprosyn, Naprelan *)
- Naproxeno sódico (Aleve, Anaprox)
- Oxaprozin (Daypro)
- Piroxicam (Feldene)
- Rofecoxib (Vioxx)

- Salsalato (Amigesic, Anaflex 750, Disalcid, Marthritic)
- Mono-Gesic, Salflex, Salsitab
- Salicilato de sodio (varios genéricos)
- Sulindac (Clinoril)
- Tolmetina sódica (Tolectin)
- Valdecoxib (Bextra)

Los AINEs producen inflamación de la mucosa intestinal, lo que permite una apertura del espacio entre las células y a veces causa hemorragia.

Hay otros culpables que causan inflamación y síndrome del intestino permeable, como el consumo de alcohol, inhalación de formaldehído (de alfombras nuevas), efectos secundarios de la quimioterapia, estrés debido a las emociones ("yo no puedo tragar eso"), alergia al gluten/gliadina, deficiencia de lactasa y flora intestinal anormal (bacterias, parásitos, candidiasis, etc.).

El Primer Antibiótico

Como se mencionó en el Capítulo Dos, el primer antibiótico descubierto por Fleming fue la penicilina en 1929. No fue ampliamente utilizado hasta 1939, en la época de la II Guerra Mundial, para salvar las vidas de soldados heridos de bala u operados. Desde finales de la década de 1950, los médicos han recetado varios tipos de antibióticos para prácticamente todo tipo de infección e inflamación, sobre todo para el tratamiento de las infecciones del oído de los niños, dolor de garganta, bronquitis, etc.

Lamentablemente, la mayoría de las infecciones es viral y los antibióticos no hacen nada para solucionar los problemas y en cambio, dañan la flora intestinal del cuerpo. Su uso, en la mayoría de los casos, no es necesario.

En mi experiencia, el uso de antibióticos debe limitarse a los hospitales o cuando las bacterias han entrado en la sangre, huesos o los órganos.

Efecto de los Antibióticos en las Bacterias Beneficiosas

Los antibióticos matan a las formas de vida dentro del cuerpo, como las bacterias. Sin embargo, no son inteligentes y pueden causar daño. Los antibióticos matan indiscriminadamente a las bacterias malas y las buenas.

Hay casi más de 2,500 tipos diferentes de bacterias en los intestinos grueso y delgado. Algunas de estas bacterias son perjudiciales y otras son muy beneficiosas. Las bacterias intestinales ayudan al cuerpo a realizar algunas funciones metabólicas y algunas funciones inmunes. El proceso del metabolismo se realiza mediante una enzima que secretan las bacterias beneficiosas. El proceso del metabolismo consiste en la eliminación de residuos microbianos y algunas hormonas y toxinas.

Funciones de la Bilis:

El hígado produce y libera la bilis, que se almacena en la vesícula biliar. Ayuda a la digestión y a las enzimas a descomponer las grasas en ácidos grasos, que ingresan al cuerpo por el tracto digestivo.

Una de las funciones de la bilis es eliminar las toxinas del hígado. La bilis entra en el intestino delgado a través de un conducto biliar, después de estar almacenada en la vesícula biliar. En el intestino delgado, las bacterias beneficiosas descomponen la sal presente en la bilis y aseguran la entrada de esta bilis a los intestinos.

Sin embargo, cuando usted toma antibióticos las bacterias beneficiosas del intestino están dañadas o muertas junto con las bacterias dañinas. Debido a la ausencia de estas bacterias beneficiosas en el intestino delgado, la bilis con su contenido de sales nocivas entra en el intestino grueso.

Una hormona como el estrógeno, metabolizada por el hígado, se descompone porque no hay bacterias beneficiosas en el intestino delgado. Si no se descompone el estrógeno, el cuerpo lo reabsorbe y puede causar cáncer de seno, útero u ovario.

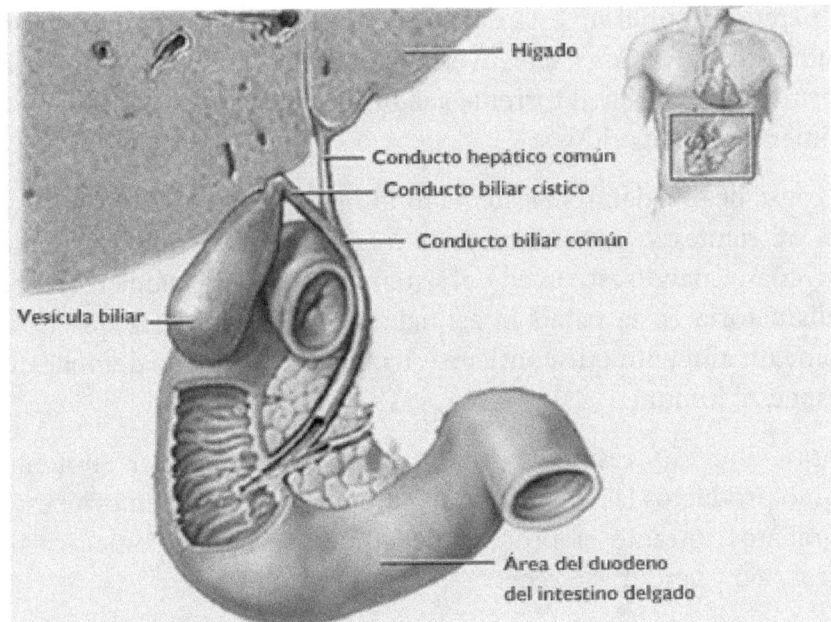

Hígado

Conducto hepático común

Conducto biliar cístico

Conducto biliar común

Vesícula biliar

Área del duodeno
del intestino delgado

Efectos del Antibiótico en el Crecimiento de los Hongos:

En segundo lugar, cuando toma antibióticos, puede promover el crecimiento de ciertas bacterias, levaduras y hongos. La mayoría de las infecciones son debido a un hongo llamado Candida Albicans. Cuando la mucosa está dañada, un moco secretado por la pared epitelial del intestino delgado proporciona más protección. La cantidad excesiva de Candida Albicans produce el síndrome del intestino permeable.

Las células del intestino delgado se reducen en tamaño debido al aldehído secretado por la Cándida y por lo tanto, permiten la entrada de toxinas intestinales en el torrente sanguíneo. Estas toxinas pueden dañar todos los órganos incluyendo el cerebro.

Influencia de las Alergias Alimentarias:

En el síndrome del intestino permeable no sólo entran los agentes patógenos sino también algunos nutrientes de los alimentos. Cuando la pared intestinal no está dañada, sólo permite que entren ciertos nutrientes digeridos y selectivos. Sin embargo, cuando está dañada, permite que entren al torrente sanguíneo toxinas con partículas de alimentos no digeridos.

A causa de este daño, su sistema inmune no puede diferenciar entre los nutrientes y las toxinas y los marca a todos como partículas extrañas. Cuando eso sucede, el sistema inmune inicia una respuesta inflamatoria en la pared intestinal. Entonces, cada vez que usted come un alimento que contiene esos nutrientes, puede detonar una respuesta inmune.

Para evitar esta respuesta inflamatoria, deje de comer alimentos como productos lácteos, huevos, gluten y soya. También evite estos alimentos durante el proceso de curación. Puede comer carne, arroz, ajo y verduras a veces.

Es importante diferenciar qué tipo de alergia puede estar presente. Puede tener una reacción inflamatoria histamínica debido al bajo nivel de ácido en el estómago o por una mala digestión de los alimentos.

Participación del Hígado y del Sistema Linfático:

Generalmente, el hígado trabaja intensamente durante el proceso metabólico para eliminar los residuos metabólicos del cuerpo. Cuando alguien tiene síndrome del intestino permeable, los residuos metabólicos y las toxinas microbianas entran en el torrente sanguíneo. Por eso, el hígado tiene que trabajar más para limpiar la sangre. Con el paso del tiempo, si persisten las mismas condiciones, el hígado se vuelve lento y ya no elimina esas toxinas. Nuevamente, estas toxinas perjudiciales entran en el torrente sanguíneo.

La sangre humana tiene su propio mecanismo para lidiar con este tipo de toxinas. Siempre que sea posible, la sangre diluye estas toxinas en los fluidos intestinales. Sin embargo, no siempre es así. Puede suceder que el sistema linfático recoja esas toxinas y las envíe al hígado, haciéndolo trabajar mucho más. Si el hígado se vuelve tóxico, dejará de eliminar estos venenos. Finalmente, las toxinas se empiezan a acumular en el sistema linfático y producen inflamación crónica de los ganglios linfáticos.

Después de algún tiempo, estas toxinas comienzan a filtrarse a los tejidos conectivos de los músculos y articulaciones, lejos de los ganglios linfáticos y causan fibromialgia. Si consiguen entrar en las células normales, ciertas mutaciones genéticas pueden promover la formación de células cancerosas en el cuerpo.

Respuestas de los Sistemas Inmune y Endocrino al Estrés:

Las siguientes son las tres etapas de estrés del sistema inmunológico:

1. Cuando usted toma antibióticos, éstos destruyen las bacterias beneficiosas presentes en el intestino. Entonces, cuando algunas toxinas y antígenos alimentarios entran en contacto con la membrana del intestino, se activa el sistema inmunológico. Automáticamente libera un anticuerpo llamado IgA. Este anticuerpo las marca como toxinas que viven en la mucosa intestinal. Así que, en última instancia, los glóbulos blancos y macrófagos detectan estas toxinas marcadas para su eliminación.

2. Como el hígado y el sistema linfático ya han sido invadidos por las toxinas, se desencadena una respuesta del sistema inmunitario.

3. En consecuencia, su inmunidad no funcionará correctamente. Esto permite el crecimiento de algunos virus, bacterias y hongos.

Puesto que el intestino es permeable, las glándulas suprarrenales no funcionan correctamente y aumentan la secreción de cortisol. Este aumento de la secreción de cortisol inicia el estrés adrenal.

Participación del Tracto Digestivo:

A veces, la condición del intestino es favorable para la supervivencia de la Cándida. Los intentos de eliminarla fracasarán si la condición del intestino sigue igual. Los lactobacilos son vitales porque segregan ácido láctico, que es muy importante para el cuerpo.

Cuando usted toma antibióticos, el ácido láctico se daña y finalmente aumenta la alcalinidad de su mucosa intestinal. Si se toman antibióticos para una enfermedad crónica, disminuye la producción del ácido en el estómago y por lo tanto aumenta la alcalinidad, aumentando a su vez la tasa de supervivencia de la Cándida. Los pacientes con síndrome de intestino permeable a menudo están desnutridos y débiles.

LA FIBRA, UN COMPONENTE VITAL PARA TENER MOVIMIENTOS INTESTINALES NORMALES

La fibra dietética no es nutritiva, pero es esencial en nuestra dieta. La razón es que pasa desde la boca hasta el ano, sin que el cuerpo la absorba. Proporciona un vehículo excelente para empujar hacia fuera el exceso de desecho intestinal.

¿Qué es la Fibra?

Es simplemente lo que se llama "forraje", que son las partes de plantas comestibles que el cuerpo no absorbe ni digiere. Pasa por el intestino delgado, entra al intestino grueso y sale con nuestras deposiciones. Algunos tipos de fibra son la celulosa, gomas, pectinas, no polisacáridos, oligosacáridos (como la inulina) y otros elementos de las plantas como las ceras y la suberina.

La fibra dietética incluye una categoría de almidón resistente, presente en legumbres y semillas que han sido parcialmente molidas. Se llama resistente ya que es resistente al proceso digestivo en el intestino delgado y pasa totalmente intacta al intestino grueso.

En Resumen

- La inflamación del intestino detiene la digestión saludable de lo que comemos y, por lo tanto, la absorción de los nutrientes de nuestros alimentos es deficiente. Esto provoca también un ciclo de dolor abdominal, indigestión y distensión abdominal, que son síntomas del síndrome de colon irritable (SCI).
- Si se absorben grandes piezas de alimentos previamente digeridas, se pueden producir alergias y sensibilidades alimentarias, SCI, artritis, fibromialgia y enfermedad de la vesícula biliar.
- La inflamación de los intestinos produce mala absorción de nutrientes que, a su vez, causa deficiencia nutricional. Cuando esto sucede, se impide la curación natural y puede dar lugar a otros síntomas, incluyendo espasmos abdominales, ataques de angina, antojos de azúcar e incluso inflamación o infección de la próstata.
- Cuando está dañado el sistema de desintoxicación de los intestinos, se producen alergias y sensibilidad química, incluyendo sensibilidad a los medicamentos. Esto ejerce presión sobre el hígado y le dificulta realizar sus funciones diarias.
- Cuando se comen aditivos y otros ingredientes artificiales, el cuerpo lucha para procesar estos ingredientes, y el intestino produce nuevos compuestos químicos.
- Hay una capa protectora de moco en el intestino, y la inflamación la deteriora. Cuando esto sucede, aumenta la vulnerabilidad a la infección por virus, bacterias, hongos y levaduras. Con el tiempo, estas infecciones se hacen resistentes al tratamiento, cuando se debilitan los sistemas de defensa naturales del cuerpo.
- Con demasiada frecuencia, este proceso infeccioso se trata erróneamente con más antibióticos. Esto sólo empeora la situación porque la inflamación y el daño adicional del

revestimiento mucoso intestinal permiten que las bacterias y las infecciones de levaduras pasen de los intestinos al torrente sanguíneo y propaguen la infección por todo el cuerpo.

- Cuando los nutrientes predigeridos que entran en el torrente sanguíneo activan los antígenos alimentarios, atraen anticuerpos. Esos anticuerpos neutralizan el valor de los nutrientes y en el proceso dañan el tejido adyacente.

¿Dónde se Puede Encontrar la Fibra Dietética?

Para dar una lista sencilla, puede encontrar fibra dietética en la fruta (naranjas, pomelos, limones, limas, frambuesas, fresas, moras, peras, manzanas, etc.) en las verduras (brócoli, judías verdes, ajo, guisantes, maíz, cebollas, coles de Bruselas, alcachofas, etc.) y en las legumbres (lentejas, habas, garbanzos, etc.) y también en algunos otros alimentos.

Diferentes Tipos de Fibra Dietética

La fibra dietética se clasifica por su contenido, soluble o no. Ambos tipos de fibra están en diferentes porcentajes en las sustancias que contienen fibra. Las fuentes de fibra soluble son las frutas, verduras y legumbres. Hay otros tipos pero no son tan saludables para el cuerpo porque provienen de los cereales.

La Fibra Dietética y la Salud

Cuando usted ingiere fibra dietética, ésta pasa al intestino grueso. Allí, las bacterias fermentan la fibra total o parcialmente. Esta fermentación produce varios subproductos, como ácidos grasos y gases. Ese proceso de fermentación y sus subproductos son muy beneficiosos para la salud.

Los principales efectos fisiológicos del consumo de fibra dietética son:

- **Funcionamiento intestinal**

La fibra dietética, sobre todo la insoluble, ayuda a prevenir el estreñimiento. Lo hace aumentando el peso de las heces y la velocidad con que viaja a través de los intestinos. El efecto es mayor cuando se consume la fibra junto con agua. Los ácidos grasos de cadena corta, que se producen cuando se fermenta la fibra al contacto con las bacterias intestinales, son una fuente de energía vital para el colon y pueden reducir el crecimiento y propagación de los tumores intestinales.

El consumo de fibra dietética para mejorar los movimientos intestinales reduce el riesgo de enfermedad y de trastornos como la diverticulitis y las hemorroides, y también puede proteger contra el cáncer de colon.

- **Mejora del nivel de glucosa en sangre**

Comer fibra soluble ralentiza la digestión y la absorción de hidratos de carbono, reduciendo el aumento de glucosa en la sangre después de comer y mejora la respuesta de la insulina.

Es beneficioso para las personas con diabetes y les ayuda a bajar sus niveles de glucosa en sangre.

- **Reducción del colesterol en la sangre**

Las investigaciones han identificado que la fibra dietética es muy beneficiosa para la prevención de problemas cardíacos (ECC - enfermedad cardíaca coronaria). La fibra dietética mejora los perfiles de lípidos sanguíneos. Las fibras viscosas aisladas, como la pectina, disminuyen el colesterol sérico y las lipoproteínas de baja densidad (LDL). Las dietas altas en una mezcla de fibra dietética lo protegerán contra la enfermedad cardíaca coronaria.

Los beneficios son claros: la fibra evita el estreñimiento (es un método de desintoxicación natural), mejora el nivel de glucosa y los perfiles de lípidos de la sangre y mucho más. Comer fibra es conveniente porque añade el volumen necesario sin calorías adicionales, satisface el apetito y ayuda a controlar el peso.

Le conviene obtener todos los beneficios que la fibra tiene para ofrecer y variar sus fuentes de fibra. Las frutas, verduras, lentejas y frijoles proporcionan fibra, así como muchos otros nutrientes que son muy buenos para su salud.

Más buenas noticias: los estudios indican que cuando se aumenta el consumo de fibra, se reduce el riesgo de contraer cáncer colorrectal. Probablemente, esto se debe a que la fibra aumenta el volumen de lo ingerido en el sistema digestivo y así reduce la cantidad de tiempo que les lleva a los desechos pasar al intestino y salir del colon.

Los desechos corporales humanos a menudo contienen cancerígenos, por lo tanto, es conveniente eliminarlos cuanto antes. Al aumentar el consumo de fibra, se disminuye la posibilidad de que las bacterias afecten los intestinos eliminándolas lo más rápido posible. Además, si las bacterias del intestino grueso descomponen la fibra, como se mencionó anteriormente, se produce butirato, que aumenta el riesgo de desarrollo de tumores en el colon y ano.

Los descubrimientos más recientes indican que la fibra también puede ayudar a proteger a las mujeres contra el cáncer de mama. Las dietas altas en fibra en su mayoría son bajas en grasa, y eso podría explicar los buenos efectos del consumo de alimentos ricos en fibra, cereales, frutas y verduras, ya que se cree que la grasa aumenta el riesgo de contraer cáncer de mama. Los estudios indican que la fibra reduce o elimina el cáncer de mama porque se une al estrógeno. Los niveles elevados de estrógeno son potencialmente cancerígenos. El hígado es el órgano que filtra los estrógenos de la sangre y los envía a los intestinos, donde la fibra los empuja hacia fuera. El aumento de consumo de fibra dietética ayuda a acelerar la eliminación de estrógenos excesivos, potencialmente dañinos. Se ha señalado que la fibra puede proteger contra cánceres de esófago, garganta y boca.

4. Sensibilidades Alimentarias y Opciones Alimenticias

En general hay ciertos grupos de alimentos que deben consumirse muy raramente (o nunca, si es posible), y son los azúcares y carbohidratos altamente refinados, especialmente cereales y trigo (grano integral o blanco).

Sin embargo, algunas personas tienen reacciones a alimentos específicos. Éstos pueden causar muchos síntomas, que al principio pueden ser sutiles como hinchazón o dolor de cabeza, pero si el efecto perjudicial persiste durante muchos años puede afectar órganos sistémicos o partes del cuerpo y convertirse en enfermedades.

Estas reacciones pueden agruparse en tres tipos:

1- **Alergias Alimentarias.** Estos generalmente ocurren dentro de minutos después de comer el alimento ofensivo y pueden manifestarse como una erupción, inflamación o problemas respiratorios. Se relacionan con el sistema inmune y se producen por la IgE (inmuno-globulina E). Se detecta mediante la historia (por ejemplo, hinchazón cada vez que se come camarón), y análisis de piel o sangre. Se trata mediante la eliminación de alimentos, vacunas o medicamentos antialérgicos.

2- **Sensibilidades Alimentarias.** Este es un tipo de reacción menos reconocida por los médicos convencionales, pero la vemos todo el tiempo en las prácticas de MF. La reacción se presenta horas o días después de la ingestión, por lo que la persona no considera el efecto causal y sigue comiendo el alimento durante años. Puede provocar muchos síntomas, desde hinchazón local en los intestinos hasta migrañas, dolor en las articulaciones e inflamación que predispone a la diabetes o el cáncer.

El mediador es la IgG. Se detecta por análisis de sangre y el tratamiento consiste en eliminar temporalmente el alimento hasta que desaparezcan los anticuerpos IgG. Este tipo de alergias alimentarias probablemente está más conectado con el síndrome de intestino permeable que los demás.

3- **Intolerancias Alimentarias.** Estas generalmente se relacionan con la carencia genética de una enzima para procesar un alimento específico. La más común es la intolerancia a la lactosa: las personas no toleran los productos lácteos debido a una deficiencia genética de lactasa. Hay cuatro tipos, por cierto, que se pueden ver en las referencias al final del libro.

Intolerancias y Alergias Alimentarias

La mayoría de la gente disfruta de gran variedad en su dieta sin problemas. Sin embargo, un pequeño porcentaje tiene problemas con determinados alimentos o ingredientes que causan reacciones adversas, desde simples erupciones cutáneas a reacciones anafilácticas.

Las alergias o intolerancias alimentarias tienden a provocar reacciones adversas. Se rumorea que una de cada tres personas cree que es alérgica a varios ingredientes de alimentos. La verdad es que las alergias alimentarias afectan sólo a alrededor de uno de cada 50 adultos. En lactantes y niños, la incidencia de alergias es mayor, entre tres y siete por ciento. La mayoría de los niños supera sus alergias alimentarias antes de llegar al jardín de infantes.

Intolerancias Alimentarias vs Alergias Alimentarias

Las personas pueden tener reacciones adversas a los alimentos, que con frecuencia confunden con una alergia alimentaria. A menudo, no es una alergia. Sin embargo, en realidad la causa es otra. Tal vez el alimento tiene botulismo, o tal vez es una persona con una aversión psicológica a un alimento específico, o incluso una posible intolerancia a algún ingrediente que contiene el alimento.

Una alergia a un alimento determinado implica una incapacidad específica de tolerar un alimento en particular o uno de sus componentes, y provoca reacciones en el sistema inmune.

Un alérgeno es una proteína dentro de los alimentos a la que usted podría estar reaccionando, aunque la mayoría de los que lo coman no tenga una reacción.

El alérgeno provoca una reacción en cadena en el sistema inmunológico, que libera anticuerpos. Estos anticuerpos hacen que el cuerpo libere sustancias químicos, como las histaminas, que pueden provocar una erupción, secreción nasal, obstrucción, inflamación, tos y otras reacciones adversas.

Las alergias alimentarias a menudo son hereditarias, y los médicos y los padres generalmente las pueden detectar temprano en la vida.

Aquí cabe una anécdota, la historia de un joven que, según él, era alérgico a dos cosas: los huevos y el salmón. Un amigo psicólogo se enteró de eso y le dijo que quería hacer un experimento. Esto ocurrió en Salem, Oregón en 1990. El psicólogo lo invitó a cenar y antes de la cena, le enseñó algunos ejercicios de manejo del estrés.   Luego siguió poniendo al joven en un ligero estado hipnótico-meditativo, en el cual desafió a la alergia.

"Cuando eras más joven, creías que tenías alergia a los huevos y al salmón y tuviste reacciones. Ahora que eres mayor, las superaste. Te has preguntado cómo sería comer huevos y salmón y no tener una reacción. Por lo tanto, a partir de hoy no tendrás ninguna reacción al comer huevos y salmón y tu deseo de hacerlo crece día a día y, a partir de este día empezarás a comer huevos y salmón cómodamente sin reacción alguna. En un momento, vas a abrir los ojos y comerás una cena de salmón y huevos."

Una terapia sencilla, realmente - no tuvo ninguna reacción con la cena de huevos y salmón. Puesto que eran amigos desde hacía tiempo, el psicólogo monitoreó la situación – y el joven nunca más tuvo una reacción.

La enseñanza fue que no era alergia a un alimento, sino una reacción del sistema inmune, y fue superada fácilmente por el manejo del estrés y meditación-como la sugestión hipnótica.

¿Qué Ocurre Cuando se Tiene una Reacción Alérgica a los Alimentos?

Nuestro sistema inmunológico nos protege de daños por alérgenos exteriores y genera una respuesta para eliminarlos del cuerpo. Si recuerda la película "Hitch", había una escena donde Will Smith, desempeñando el papel de Alex Hitchens, tuvo una respuesta a los moluscos cuando comía Coquille St. Jacques. Empezó a asfixiarse, resoplando, y se le hincharon la cara y la oreja. Muy gracioso en la película, pero no es divertido en la vida real. Esa es una reacción anafiláctica.

Una alergia significa que su sistema inmunológico no puede lidiar con lo que usted comió, y una comida de otra manera inofensiva se convierte en peligrosa para la vida.

El cuerpo fabrica anticuerpos, proteínas que se unen a otras proteínas, llamadas antígenos o alérgenos, para tratar de neutralizar su efecto y expulsarlos del cuerpo.

Esta parte es un poco compleja. El tipo de anticuerpos llamados inmunoglobulina E (IgE) responden a los alérgenos y provocan una reacción con los mastocitos (tejido) y también con los basófilos (una clase específica de célula sanguínea). Los mastocitos residen justo debajo de la superficie de la piel, y también en los revestimientos (membranas) de nuestras narices, sistema respiratorio, ojos e intestinos.

Las histaminas, u otros elementos como los leucotrienos o prostaglandinas, luego se liberan de los mastocitos, causando reacciones alérgicas. Estas reacciones adversas llegan rápida y furiosamente, pero generalmente se producen en una parte del cuerpo. A menudo, las reacciones demoran en aparecer algunas horas o incluso más tiempo después de la exposición. Estos se conocen como "reacciones retardadas de hipersensibilidad".

Afortunadamente, la mayoría de las alergias a un ingrediente causan reacciones mínimas pero un minúsculo porcentaje provoca fuertes reacciones que a menudo ponen en peligro a la persona alérgica. Antes mencionamos las reacciones anafilácticas, también llamadas shock anafiláctico. Los cacahuates son famosos por provocar esta reacción en las personas alérgicas a ellos. Lo mismo pasa con los mariscos. Si esto sucede, hay que ir a urgencias o una sala de emergencias para obtener tratamiento rápidamente. Si se produce shock anafiláctico, las reacciones son potencialmente mortales, como la rápida caída de la presión arterial y posible paro cardíaco, a menos que un médico administre adrenalina rápidamente para abrir las vías respiratorias.

SÍNTOMAS DE REACCIONES ALÉRGICAS A LOS ALIMENTOS

Vías respiratorias	Asma (dificultad respiratoria), problemas para respirar, tos, rinorrea o congestión nasal, estornudos
	Sibilancias
Piel	Eccema
	Picazón (prurito),
	Ronchas o enrojecimiento
	Hinchazón de los labios, boca, lengua, cara o garganta (angioedema)
	Urticaria (ronchas)

Gastrointestinales	Calambres abdominales
	Distensión abdominal
	Cólico
	Diarrea
	Náuseas
	Vómitos
Sistémicos	Shock anafiláctico (shock generalizado grave)

¿Quién Corre el Riesgo de Tener Alergia Alimentaria?

Si un padre es alérgico a un alimento específico, su bebé podría tener el doble de probabilidad de tener la misma alergia. Sin embargo, si ambos padres tienen la misma alergia, la probabilidad es mayor, de cuatro a seis veces. La lactancia materna durante seis meses generalmente reduce el riesgo de la alergia alimentaria, comparados con los bebés alimentados con fórmula.

¿Cuánta Prevalencia tienen las Alergias Alimentarias?

Si bien una de cada tres personas 'piensan' que tienen una alergia alimentaria, en realidad las cifras son mucho, mucho más bajas. Se han realizado estudios doble ciego controlados, en los que algunos participantes toman placebos. En estos estudios se ha probado que sólo uno o dos por ciento de los adultos en nuestra población tienen alergias.

En los niños la prevalencia es mayor. La mayoría de los niños supera sus alergias alrededor de los tres años. Cuando se comparan las alergias de larga duración con las que desaparecen con el tiempo, las alergias infantiles al huevo y a la leche de vaca generalmente desaparecen a los tres años. Sin embargo, las reacciones alérgicas al pescado, nueces, mariscos y legumbres generalmente duran toda la edad adulta.

La Alergia Alimentaria más Común es...

A la leche de vaca, seguida de cerca por los huevos, trigo (gluten), soya, mariscos, frutas, cacahuates y nueces. Las reacciones alérgicas pueden proceder de prácticamente cualquier alimento.

La Alergia Infantil a la Leche de Vaca

Los bebés y los niños son los más propensos a tener una alergia a la leche de vaca, especialmente cuando hay antecedentes de este tipo de alergia en uno o ambos padres. Las estadísticas muestran que entre medio por ciento a cuatro por ciento de los recién nacidos tienen alergia a la leche de vaca. Sin embargo, la alergia generalmente disminuye a medida que crecen.

Los síntomas comunes de la alergia a leche de vaca incluyen diarrea y vómitos, pero hay otros que varían de un niño a otro. Por suerte, el niño normalmente supera las reacciones a la proteína de leche de vaca a temprana edad. La prevalencia en los mayores de tres años y en adultos es muy baja.

El efecto alergénico se puede reducir haciendo hervir la leche antes de beberla, o mejor aún, usando leche evaporada, pero nunca leche pasteurizada. El yogur, el queso y otros productos como el suero de leche contienen proteína de leche, así que si usted es alérgico, evítelos.

Una vez que se ha diagnosticado alergia a la proteína de leche, asegúrese de que su hijo tenga un programa nutricional saludable/equilibrado, sobre todo en los primeros años de crecimiento. El asesoramiento dietético apropiado es imprescindible para que el niño cubra sus requerimientos de nutrientes como las vitaminas A, D y B_2 y B_{12}, calcio y magnesio.

Cacahuates y Nueces de Árbol

Diagnosticar y confirmar una alergia a los frutos secos es vital porque comienza en la infancia, es un problema de toda la vida y puede ser fatal. Los cacahuates y frutos secos, como los piñones, almendras, nueces de Brasil, avellanas y nueces pueden causar reacciones sintomáticas aunque no se consuman.

Incluso el contacto con la piel o la inhalación pueden causar una reacción. La reacción puede ser una erupción cutánea, dolor de cabeza o hinchazón de la lengua, pero en su peor manifestación puede ser un shock anafiláctico.

Existe un potencial de síntomas graves con cualquier contacto con las nueces, y si es alérgico, el paciente debe llevar adrenalina inyectable (y saber cómo usarla). Recuerde que las nueces se utilizan en recetas de galletas, pasteles, salsa, relleno, etc. en los restaurantes — y rara vez figuran en el menú. *¡Tenga cuidado!*

Otros Alérgenos Alimentarios

Otros alimentos comúnmente asociados con las reacciones alérgicas son algunas verduras, frutas, semillas de girasol, semillas de amapola, semilla de algodón, semillas de ajonjolí y semillas de mostaza, productos de soya, huevos, langosta, cangrejo, pescado y camarón. La cocción y los nuevos métodos de procesamiento de alimentos tienden a desnaturalizar las proteínas de estos alérgenos, como la cocción a alta presión o el tratamiento enzimático.

Intolerancia Alimentaria

La intolerancia a ciertos alimentos puede causar síntomas similares a una alergia alimentaria (incluyendo calambres de estómago, náuseas y diarrea). La intolerancia alimentaria ocurre cuando su cuerpo no puede digerir correctamente un alimento en particular.

Las personas alérgicas a algún alimento deben eliminarlo de su dieta, mientras que a menudo los que son intolerantes a ciertos alimentos pueden comer cantidades muy pequeñas sin reacción. Hay excepciones, como las personas sensibles a alimentos con gluten y otros que contienen sulfitos..

Las Intolerancias a Alimentos más Comunes son: Gluten y Lactosa

Intolerancia a la Lactosa:

La lactosa o el azúcar de la leche, normalmente es digerida por la lactasa mientras reside en el intestino delgado. Normalmente, la lactasa es suficiente para digerir la lactosa y descomponerla en azúcares simples como la glucosa y la galactosa antes de que se absorba en el torrente sanguíneo. Sin embargo, cuando la actividad enzimática no está funcionando correctamente, no se digiere la lactosa, y pasa al intestino grueso, donde las bacterias la fermentan. Las respuestas son dolor, gases y diarrea.

Alrededor del 70% de los adultos en el mundo tienen una deficiencia de lactasa, aunque la mayoría son descendientes de países europeos del norte donde no tienen ese problema.

La cantidad de productos lácteos ingeridos que producen síntomas de intolerancia es variable. Algunas personas con baja actividad de lactasa en los intestinos generalmente pueden beber un vaso pequeño de leche sin problemas. Más aún, normalmente pueden comer quesos envejecidos o duros, que tienen bajo contenido de lactosa y productos como el yogur sin mucha preocupación. Probablemente es la razón por la que los productos como el yogur se consumen mucho en todo el mundo, donde la deficiencia de lactasa es un gran problema. De hecho, consumir pequeñas cantidades de alimentos que contienen lactosa, como el yogur, con una comida generalmente puede ayudar a mejorar la tolerancia en las personas que tienen intolerancia.

Intolerancia al Gluten

Como hemos descrito anteriormente, algunas intolerancias alimentarias no necesariamente provocan una respuesta inmune, aunque otras sí lo hacen. La intolerancia al gluten solía considerarse una mera "intolerancia", pero los últimos años de investigación y experiencia clínica han demostrado que es una enfermedad autoinmune. Hay muchos grados de sensibilidad al gluten, desde una hinchazón a síntomas más molestos como dolor en las articulaciones y cambios de humor hasta los casos graves de la enfermedad celíaca (diarrea, mala absorción, crecimiento y retraso mental).

Tengo una política estricta de eliminar el gluten para todos mis pacientes con enfermedades autoinmunes y los que quieren bajar de peso. Eso, combinado con la eliminación de la dieta de los alimentos a los que las personas han desarrollado IgG, y solucionar su carencia de vitaminas y nutrientes. Se sorprendería al ver cuántos pacientes he ayudado (y tal vez incluso curado) de artritis autoinmune y enfermedades de la piel.

La conocida intolerancia al gluten ocurre en los intestinos cuando su cuerpo no lo tolera. Esta sustancia es una proteína presente en el trigo, cebada, avena y centeno. La incidencia de la intolerancia al gluten o celiaquía se ha subestimado enormemente. Los análisis de sangre han demostrado que probablemente sea el uno por ciento de la población de los países europeos. Más aún, hay estadísticas regionales con la misma información en otras partes del mundo.

La enfermedad celíaca, también llamada celiaquía, es para toda la vida. Puede diagnosticarse fácilmente mediante análisis. Si alguien con la enfermedad celíaca come comida hecha con un producto a base de gluten, se daña la pared del intestino delgado y causa problemas con la digestión de las grasas, carbohidratos, proteínas, vitaminas y minerales. Los síntomas son:

- Flatulencia
- Diarrea
- Pérdida de peso

- Debilidad
- Irritabilidad
- Calambres abdominales

En los niños, los problemas con la enfermedad celíaca pueden ser muy significativos. La desnutrición es el principal problema porque inhibe el desarrollo y crecimiento del niño. El único tratamiento conocido para la enfermedad celíaca es una dieta libre de gluten, aunque se están investigando otros. Se incluye una lista de alimentos libres de gluten en el apéndice de este libro. Cuando se elimina el gluten de la dieta, el intestino comienza a curarse y los resultados se ven bastante rápido.

Aunque hay investigaciones en curso para identificar la causa específica y determinar cuál de los aminoácidos del gluten puede ser el causante de la enfermedad celíaca, va a pasar un tiempo antes de que se conozcan los resultados. Mientras tanto, la quinoa es un buen reemplazo del trigo.

Aditivos Alimentarios: ¿Vivir Mejor con Ayuda de la Química?

Por ley, todos los aditivos a los alimentos o productos alimenticios deben figurar en la etiqueta para que puedan evitarlos las personas con sensibilidades alimentarias. Para la mayoría de las personas no presentan un problema, aunque las sustancias químicas no pertenezcan al cuerpo humano. Los sulfitos, colores y sabores artificiales son grandes problemas para las personas altamente sensibles.

Diagnóstico de una Alergia Alimentaria o Intolerancia Alimentaria

El diagnóstico de una intolerancia o alergia alimentaria se puede realizar mediante métodos científicos de prueba. Si usted piensa que podría estar teniendo una reacción alérgica a un alimento en particular, hable con su médico, que podrá checar si hay otra causa posible. Luego se pueden realizar los análisis o derivarlo a un nutricionista o médico especialista en alergias alimentarias si fuera necesario. Las pruebas podrían incluir:

Exámenes de la piel

De su historial médico, cualquier alimento que pueda ser sospechado de causar reacciones alérgicas se incluirían en el panel para la prueba de la piel. Aunque es un recurso valioso, los resultados no son 100 por ciento precisos. Las pruebas implican poner cantidades pequeñas de determinados alimentos que se cree son alérgenos, en la piel y luego raspar o perforar la piel para comprobar visualmente las reacciones de inflamación o picazón.

Dietas de Eliminación de Alimentos

El proceso de prueba de las dietas de eliminación de alimentos consiste en eliminar uno o más alimentos sospechosos de la dieta del paciente durante aproximadamente 14 días antes de la prueba para ver si el o los alimentos son la causa. Si los síntomas han desaparecido durante ese período de prueba, se vuelve a incorporar los alérgenos sospechosos a la dieta, poco a poco, en pequeñas cantidades. Cuando se determina si estas mayores cantidades provocan una reacción alérgica, se puede establecer un régimen alimenticio. Hace más de 35 años, una clínica de San Antonio sometió a personas con muchas alergias alimentarias a un régimen muy estricto que empezaba con una limpieza, seguía con un ayuno y luego incorporaba arroz integral con un caldo ligero de verduras y tés herbales. Luego se iban agregando otros alimentos, uno por uno, hasta que aparecía una reacción. En ese momento, el alimento se eliminaba de la dieta y se agregaban otros hasta identificar todos los alérgenos, para establecer un protocolo de alimentación.

Esto puede ser un poco difícil para algunos pacientes, y la clínica ya no existe. Sin embargo, en teoría, es la mejor manera de determinar

CAPÍTULO CUATRO | 177

qué alimentos causan una reacción alérgica. La teoría era que una vez que se probaran todos los alimentos sospechosos, se podrían evitar los que provocaban reacciones.

Prueba RAST (Radioalergosorbente)

Si usted tiene preocupaciones acerca de las alergias alimentarias, el médico puede indicar pruebas RAST. Éstas implican mezclar cantidades ínfimas de sangre con extractos de los alimentos sospechosos en tubos de ensayo. Si realmente se trata de una alergia, el cuerpo va a producir anticuerpos a esa proteína específica, que se detecta fácilmente. La prueba RAST sólo se usa para indicar alergias y no el grado de sensibilidad a dichos alimentos.

Ensayo Controlado a Doble Ciego Contra Placebo (DBPCF)

En este ensayo, se encapsula o enmascara un alérgeno sospechoso como pescados, mariscos, soya o leche, dentro de un alimento preparado que come el paciente bajo observación clínica, comprobando una reacción. Esto les permite a los médicos entrenados en alergias e intolerancias determinar qué alimentos y componentes causan la reacción.

Sensibilidades Alimentarias

El nuevo término para describir las reacciones adversas a los alimentos que se usa en la práctica clínica es "sensibilidad alimentaria". El cuerpo produce anticuerpos no-IgE contra ciertos alimentos y estas partículas se depositan en diferentes partes del cuerpo y provocan síntomas como dolor en las articulaciones, aumento de peso, migrañas, erupciones no alérgicas y muchos otros. Se pueden identificar las sensibilidades alimentarias mediante los niveles de IgG específicos contra aquellos alimentos o midiendo el cambio de tamaño o "hinchazón" de los glóbulos blancos cuando se exponen a los alimentos en el laboratorio. Algunos fabricantes de estas pruebas denominan "intolerancia" a dicha reacción.

Cómo Prevenir Reacciones Alérgicas

El único método comprobado es eliminar el alérgeno de la dieta. Con las intolerancias alimentarias, a diferencia de las alergias, limitar el consumo a porciones muy pequeñas puede funcionar para evitar las reacciones. La mejor manera de evitar problemas, si sabe cuáles son los alimentos que provocan reacciones alérgicas o intolerancias, es leer los ingredientes de las etiquetas de los alimentos y evitarlos.

Cuando coma afuera en restaurantes o con familiares y amigos, pregúntele al chef o al cocinero sobre los ingredientes y los métodos de cocción. Eso le ahorrará mucho sufrimiento. Si el chef se ofende, explíquele su situación.

Si usted es sensible a los frutos secos o los mariscos, podrá evitar de esta manera el shock anafiláctico.

Ante la duda, coma carne a la plancha y verduras y siempre lleve algunos alimentos seguros con usted. Esté preparado para cualquier emergencia y si tiene una reacción, llame al 911 y pida ayuda.

5. Desequilibrios Hormonales

Tal vez la endocrinología (después de los antibióticos) sea el área a la que más ha contribuido la farmacología moderna. El descubrimiento y la producción masiva de hormonas vitales como la insulina para tratar la diabetes y la hormona de crecimiento humano para el enanismo han cambiado el curso de la medicina.

La terapia de reemplazo hormonal para niños sigue en el campo de los endocrinólogos pediátricos, pero los pediatras cada vez más están incorporando conceptos de medicina funcional en su práctica para que estas anomalías endocrinas puedan tratarse con un enfoque más amplio.

En el caso de los adultos, aparte de la diabetes y las enfermedades de tiroides que tratan los endocrinólogos, los profesionales de la medicina funcional y antienvejecimiento tratan la disminución de producción de hormonas relacionada con la edad. Aunque todavía es un tema muy delicado dentro de la comunidad de la medicina convencional, en los últimos años ha habido una mayor aceptación de esta práctica puesto que se han acumulado más investigación y experiencia clínica.

Nuestros cuerpos tienen un asombroso sistema de comunicación entre células, órganos, glándulas y todo lo demás. Cuando todo funciona en armonía, nuestros cuerpos conservan un estado de homeostasis y bienestar físico.

El sistema envía las señales del cerebro al sistema nervioso y a cada célula, órgano y glándula del cuerpo. No se trata de un sistema de comunicación unidireccional; nuestro cuerpo se comunica con cada célula. Recibe mensajes de estímulos externos para transmitirlos mediante el sistema nervioso, a cada célula, músculo, órgano y glándula. Los mensajes se transmiten del cerebro al cuerpo y de cada célula de vuelta al cerebro, y mediante las sensaciones externas a través de nuestros cinco sentidos.

Se denomina sistema neuro-endocrino-inmunológico. Las sensaciones internas y externas se transmiten mediante un sistema de mensajeros químico, que buscan receptores celulares para transmitir sus mensajes. Si las señales se pierden, se malinterpretan o no se reciben, las células del cuerpo se confunden.

Una analogía: abrir su computadora portátil y escribirle a su mejor amigo en Skype para invitarlo a almorzar a su restaurante favorito, pero si su amigo no está en línea para contestar, no habrá almuerzo. Por lo tanto, su amigo no recibirá el mensaje con su invitación a almorzar.

Las hormonas son el sistema de mensajeros químicos de su cuerpo. Envían mensajes a y desde todos los sistemas en el cuerpo. Al hacerlo, inician y sincronizan todas las funciones. Si ocurre un desequilibrio hormonal, todos los sistemas corporales se ven afectados. Esto indica que la causa de la enfermedad es un desequilibrio hormonal.

Nuestro sistema endocrino es el primer nivel de envío de mensajes y de control y gestión de las funciones de nuestro cuerpo. Trabaja en armonía con nuestro sistema nervioso, inmune y reproductivo, así como con el hígado, riñones, estómago y los intestinos, páncreas y los tejidos grasos del cuerpo para coordinar el mantenimiento y funcionamiento de:

- La reproducción
- Crecimiento y desarrollo
- Niveles de energía
- Homeostasis, el equilibrio interno de los sistemas del cuerpo
- Nuestra respuesta al entorno, al estrés y a las lesiones (respuesta de lucha/huida)

La palabra hormona proviene del griego, y significa poner en movimiento, excitar o estimular. El cerebro es el punto de partida de un estímulo hormonal. El sistema endocrino administra las hormonas del cuerpo. Y se controla mediante un delicado equilibrio, cuya base son los ritmos circadianos. La famosa expresión 'reloj biológico' es real.

Se basa en los ritmos circadianos que influyen en nuestras fluctuaciones mentales, físicas y emocionales, durante un ciclo de aproximadamente 24 horas. La mayoría de las personas no tiene idea de que el sistema endocrino es el motor de su reloj biológico. Técnicamente hablando, los impulsos externos del ritmo circadiano entran en el cuerpo mediante la glándula pineal. Luego, recorren todos los otros órganos del sistema endocrino mediante las hormonas. La ciencia médica es consciente de que el desequilibrio o alteración de los ritmos circadianos a menudo puede provocar infertilidad.

Los desequilibrios en nuestro cuerpo debido a las hormonas son comunes. Esto sucede por muchas razones incluyendo el medio ambiente, las circunstancias en la vida y las emociones. Y ocurre en adultos y niños. No es sólo un problema de la mediana edad.

Los niños se ven afectados ahora más que nunca antes por los cambios ambientales. Estas son algunos de los orígenes ocultos de los desequilibrios hormonales, aunque hay muchos más.

Varias cosas que pueden provocar desequilibrios hormonales:

- Sustancias químicas que se encuentran en el maquillaje
- Sustancias químicas que inhalamos con el aire que respiramos
- Productos químicos o plásticos utilizados en el envasado y la producción de alimentos
- Drogas, Farmacéuticas y sustancias controladas
- Emociones
- Alimentos procesados con azúcar y aditivos
- Errores genéticos del metabolismo
- Toxicidad de metales pesados
- Hormonas y sustancias químicas en el agua que bebemos
- Las hormonas en la producción y procesamiento de carne, aves de corral y pollo.
- Estrés

Recuerde que una hormona afecta a otras. Los nutrientes pueden afectar la producción de hormonas y uno se puede beneficiar usando hormonas. Como ejemplo, el yodo es beneficioso, y el fluoruro de agua del grifo fluorada puede substituir al yodo de la molécula de la tiroides. Por lo tanto, el agua fluorada que consume podría crear un desequilibrio en las glándulas tiroides debido a la variación en la molécula que puede afectar la forma en que se une a otras moléculas. La ciencia sigue evolucionando y nos muestra que deben realizarse varias sub pruebas de exámenes de tiroides para saber exactamente qué desequilibrio está presente.

Una vez que se realizan las correcciones para equilibrar las glándulas tiroides, es probable que no se necesite controlar o redirigir cualquier otra hormona. En realidad, es mucho más complejo que esto, pero cuando se evalúa la historia individual de cada paciente y sus circunstancias ambientales, es más fácil identificar los cambios que hay que hacer y explicar cómo le puede ayudar la medicina funcional a alcanzar sus metas específicas. Dos de las hormonas que deben evaluarse en las primeras etapas del tratamiento son el cortisol (producido por la glándula suprarrenal) y la insulina (de producción pancreática). El cortisol se evalúa mediante un test de saliva, mientras que la insulina requiere un examen de sangre para comprobar la producción de la tiroides.

Con medicina funcional, las recomendaciones son específicas para cada paciente, y normalmente comprenden orientación nutricional y un programa de ejercicios adecuado para el paciente.

Mire la siguiente lista — podría tener problemas de equilibrio hormonal que debe abordar. Algunos síntomas son:

- Alergias
- Asma
- Enfermedades autoinmunes
- Cáncer de mama o sensibilidad a la palpación
- Displasia cervical (crecimiento anormal de células)
- Sensación de frío en las extremidades, síntomas de disfunción tiroidea
- Exceso de cobre
- Depresión o ansiedad
- Sequedad de los ojos
- Inicio temprano de la menstruación
- Síntomas de fatiga

- Senos fibroquísticos
- Pensamiento nebuloso (niebla cerebral)
- Trastornos de la vesícula biliar
- Pérdida de cabello
- Dolores de cabeza
- Hipoglucemia
- Coagulación de la sangre aumentada (con coágulos de sangre)
- Infertilidad
- Períodos menstruales irregulares
- Irritabilidad y enojo
- Pérdida de deseo sexual (pérdida de libido)
- Pérdida de la memoria (olvido)
- Estado de ánimo fluctuante
- Osteoporosis (escasa densidad ósea)
- Ovarios poliquísticos
- Envejecimiento prematuro
- Reacciones de la piel: urticaria, erupciones cutáneas, etc..
- Congestión nasal
- Problemas para dormir
- Cáncer de útero
- Pérdida o ganancia de peso

La Micro-Nutrición es la Respuesta

La restauración del equilibrio hormonal se logra mediante el uso de un amplio espectro de micronutrientes, que incluye vitaminas y minerales. También se podría incluir aminoácidos y enzimas para la función óptima del cuerpo, así se normaliza la comunicación en el lóbulo frontal. Una vez que se envían mensajes saludables a las hormonas, que a su vez se comunican con el sistema endocrino, inmunitario y otros sistemas del cuerpo, empieza la homeostasis y la función cerebral óptima vuelve naturalmente. Y ya no se necesitan más los farmacéuticos que enmascaran los síntomas.

La nutrición es el método principal de tratamiento y si es necesario, se indica medicación o suplementos temporalmente.

El cerebro es donde se producen las hormonas y se considera como la glándula endocrina más grande del cuerpo. Los micronutrientes le ayudan al cuerpo a mejorar la comunicación a través de las hormonas, al transmitir señales químicas vía las neuro-hormonas a través del sistema nervioso central. Es un intrincado camino que transporta vitaminas y minerales, así como los aminoácidos y ácidos grasos esenciales para nuestro bienestar. Las señales entonces dejan el cerebro y viajan a todas las glándulas endocrinas del cuerpo (tiroides, suprarrenales, testículos, ovarios, páncreas) donde se producen las hormonas finales. Estas hormonas viajan entonces a los órganos donde realizan sus funciones específicas.

Tomar vitaminas a "los niveles diarios recomendados" en realidad significa tomar las cantidades mínimas de micronutrientes que el cuerpo necesita. Sin embargo, si hay condiciones emocionales, mentales o físicas que han perdurado durante mucho tiempo, aumentar los niveles de micronutrientes es obligatorio, y los niveles varían de paciente a paciente.

El suelo en el que crecen nuestras frutas y verduras está prácticamente desprovisto de minerales y otros nutrientes, lo que significa que nuestra fuente de nutrición de las plantas también es deficiente. Por lo tanto, no podemos obtener suficientes micronutrientes de nuestros alimentos y estamos empezando a necesitar mayor suplementación para fortalecer nuestro cuerpo y sistema inmunológico.

Esto se aplica especialmente a las mujeres con síndrome premenstrual, o DPP (depresión posparto). Esto ocurre porque el bebé recién nacido literalmente ha consumido la reserva de micronutrientes de la madre durante nueve meses.

Los doctores especialistas en medicina funcional han descubierto que esos trastornos del ánimo se producen, en parte, por las deficiencias nutricionales, y eso sucede porque nuestros alimentos ya no tienen niveles sostenibles de micronutrientes vitales, o la persona tiene una anormalidad congénita para procesar ciertos nutrientes y estos se acumulan o en otros casos se agotan... Esto también afecta la capacidad del cerebro de funcionar correctamente.

Las mujeres pre-menopáusicas y menopáusicas están especialmente en riesgo. Cuando llegan a los 40 - 50 años, las reservas nutricionales generalmente están disminuyendo seriamente, y las glándulas endocrinas no están sincronizadas con el sistema de comunicación hormonal, por lo tanto, afectan negativamente todos los sistemas corporales.

Desequilibrio del sistema hormonal masculino

Los síntomas del envejecimiento en los hombres suelen ser debido a la declinación de la hormona del crecimiento y la testosterona. Cuando un hombre llega a los 20 años de edad, la hormona de crecimiento ha disminuido y sigue disminuyendo a un promedio de 1.4 por ciento cada año. A los 40, los hombres pierden cerca de la mitad sus hormonas de crecimiento. Más aún, a la edad de 80 años, tienen sólo el cinco por ciento de sus hormonas de crecimiento originales. Los desequilibrios pueden ocurrir a cualquier edad. Sin embargo, hay opciones de tratamiento.

Señales de Desequilibrio Hormonal en los Hombres

Los problemas hormonales masculinos son graduales; los síntomas pueden no parecer importantes hasta que de repente ya no funcionan. Puede parecer un día malo y bueno al siguiente, pero a medida que envejecemos, esto llega a ser evidente hasta que desaparece, o ya no hay erecciones. Estos son algunos síntomas a tener en cuenta con la disfunción eréctil:

- Ansiedad
- Pérdida ósea (Osteopenia u Osteoporosis)
- Depresión
- Cansancio/falta de energía
- Ginecomastia (crecimiento de las mamas)
- Pérdida de cabello o calvicie
- Palpitaciones del corazón
- Aumento de la grasa corporal
- Irritabilidad
- Disminución de la libido
- Pérdida de la memoria (niebla cerebral)
- Estado de ánimo fluctuante
- Pérdida de masa muscular o debilidad
- Sudoración nocturna o bochornos
- Apnea del sueño o insomnio

Los hombres a veces piensan, "Sólo me estoy poniendo viejo". Sin embargo, en realidad, los hombres han engendrado hijos hasta los 80 y 90 años. Envejecer no es el problema; es un desequilibrio hormonal con señales de envejecimiento.

La falta de hormonas y el desequilibrio hormonal se resuelven fácilmente. Con el cuidado adecuado, los síntomas desaparecen, regresa la virilidad y todo vuelve a la normalidad. Incluso creerá que es más joven y más sano, porque sin duda se sentirá joven otra vez.

Mitos sobre las Hormonas Masculinas:

Hay varios mitos con respecto a las hormonas masculinas y el envejecimiento. El más común es la idea de que la terapia de reemplazo de testosterona es una de las causas del cáncer de próstata. Eso fue refutado científicamente en los últimos años. No sólo es seguro usar testosterona en hombres maduros, sino que hasta podría proteger contra el cáncer de próstata. Incluso los pacientes con cáncer de próstata (no invasivo) anterior y actual pueden recibir testosterona sin peligro.

Otro mito es que las hormonas femeninas no desempeñan ningún papel en la salud de los hombres. Los estrógenos y la progesterona son muy importantes en los hombres, definitivamente no tan importantes como en las mujeres, pero sí son necesarias y un equilibrio adecuado (ni demasiado ni demasiado poco) también es importante para sentirse bien.

Problemas Hormonales Femeninos

Aunque son raros en la infancia y adolescencia, los desequilibrios hormonales femeninos empiezan a ser más frecuentes en la edad adulta joven y definitivamente después de los 40. Las quejas más comunes que veo en esos años son las irregularidades menstruales, migraña y SPM (Síndrome Premenstrual). La mayoría de estas quejas desaparece, por cierto, con medidas generales como las descritas en este libro que tienen que ver con la dieta, estilo de vida, ejercicios, suplementación de vitaminas/nutrientes y terapia de reemplazo hormonal bio-idéntica (idéntica a la hormona que falta).

La Epidemia de Desequilibrios Hormonales:

En los últimos 10 años, he visto en mi práctica cada vez más pacientes de 30 y 40 años quejándose de problemas hormonales. El más común es la falta de testosterona. La mayoría de la gente levanta las cejas cuando menciono esto ya que la testosterona es una hormona "masculina". Realmente no es el caso; la testosterona es muy importante para la anatomía y fisiología femenina.

Quejas relacionadas con bajos niveles de testosterona en las mujeres:

- Escasa energía,
- Confusión mental,

- Dificultad para tomar decisiones
- Falta de impulso para encarar nuevos proyectos
- Pérdida de definición y tono muscular
- Aumento de grasa corporal y
- Disminución de la libido y orgasmos más débiles

Así que si tiene alguno de estos problemas, pídale a su médico que le haga hacer análisis de niveles de testosterona, tiroides, DHEA, cortisol, estrógenos, progesterona y otras hormonas importantes para las mujeres.

Comentarios sobre la Pre-Menopausia y Menopausia:

Considerada como un proceso fisiológico normal en la vida de una mujer, la disminución de la producción de hormonas femeninas y la cesación de los períodos se llama menopausia. Sin embargo, muchos años antes de eso (tanto como 15 años según algunos estudios) las hormonas comienzan a cambiar, y empiezan a aparecer señales de ese declive. Ya mencionamos los signos de deficiencia de testosterona, pero las otras hormonas juegan un papel importante en otras funciones.

Síntomas de la premenopausia:

- Irregularidades menstruales
- Empeoramiento (o mejora) del SPM
- Cambios de humor, especialmente ansiedad y ataques de pánico
- Sequedad vaginal y de la piel
- Baja libido
- Pérdida y adelgazamiento del cabello.

Mitos sobre las Hormonas Femeninas

Es una idea falsa común que la terapia de reemplazo hormonal aumenta la posibilidad de cáncer de mama y otros cánceres en las mujeres. Esto surgió de los resultados de la Iniciativa para la Salud de la Mujer en la década de 1990 y del 2000. Las hormonas utilizadas en ese estudio no eran «bio-idénticas» sino químicas, similares pero no idénticas a las hormonas femeninas. Incluso hay estudios que demuestran que la probabilidad de cáncer de mama en mujeres posmenopáusicas puede reducirse si se usa el tipo de estrógeno adecuado como parte de la terapia.

6. Toxicidades

Toxicidad
Buena Salud Implica Desintoxicación

En el Punto de Partida de la Carrera Hacia la Buena Salud a través de la Medicina Funcional

Para la mayoría de la población, desintoxicación significa tomar algunos laxantes farmacéuticos o algo natural en forma líquida o pastillas, y luego acampar al lado del inodoro todo el día.

Eso es un verdadero error, y no es desintoxicación. Simplemente es una limpieza del colon con sustancias que pueden no ser buenas para la salud. Ni siquiera se acerca a una solución para limpiar al cuerpo de toxinas. Si hace eso, no obtiene ningún beneficio a largo plazo.

La Medicina Funcional cree que la verdadera desintoxicación significa darle a su cuerpo el apoyo que necesita para limpiar naturalmente las toxinas y las impurezas. La desintoxicación ayuda al cuerpo a funcionar como tiene que funcionar.

Las toxinas se producen por dos tipos de causas:

1. Internal causes, and
2. The external environment you are in.

If you do not cleanse toxins from your body, it will suffer.

Volver a lo Básico

Hasta ahora hemos hablado de lo que no es la desintoxicación; ahora hablemos de lo que es desde el punto de vista de la medicina funcional.

El punto de vista de la MF es que necesitamos apoyar las funciones de nuestro cuerpo utilizando el proceso de desintoxicación como si se tratara de una receta. Piense en la desintoxicación desde ese punto de vista, y vamos a considerarla desde lo más básico. No cabe esperar que su cuerpo funcione bien cuando está lleno de toxinas.

¿Qué son las Toxinas?

Las toxinas provienen de múltiples fuentes. Con frecuencia, la gente piensa que las toxinas se encuentran sólo en el agua y el aire. Sin embargo, hay otras fuentes, incluyendo los alimentos. No sólo por los aditivos químicos sino por los alimentos en sí mismos, debido a las modificaciones genéticas. Otras fuentes ocultas son las pinturas, alfombras, productos de limpieza domésticos y más. Las toxinas están por todas partes en nuestro entorno.

Houston no sólo es una de las grandes ciudades de Texas, sino el centro de la industria de refinamiento del petróleo estadounidense. Hay toxinas en cada esquina. Están en el aire que inhala. No se puede escapar de ellas. Pero aun si uno está en un entorno ideal libre de toxinas, tiene que tener un método para desintoxicar el cuerpo. La desintoxicación adecuada es un factor necesario para mantener la salud.

¿Qué es la Desintoxicación?

La desintoxicación natural no es una garantía porque puede llegar a ser muy lenta. Aquí es donde resulta útil la medicina funcional.

Teóricamente, la desintoxicación implica un proceso corporal natural durante un período específico de tiempo para eliminar la acumulación interna de desechos tóxicos. Se asume que cuando el proceso haya finalizado, el cuerpo estará limpio de todas las toxinas acumuladas.

Siendo realistas, así no ocurre la desintoxicación.

Así no funciona la desintoxicación. La desintoxicación implica convertir una sustancia liposoluble en una hidrosoluble, para una egestión más fácil. Egestión quiere decir deshacerse de los residuos no digeridos o tóxicos dentro de una célula u órgano. Sucede todos los días y depende de tener suficientes nutrientes disponibles y específicamente del grupo de vitaminas B, aminoácidos y antioxidantes.

La disfunción de la tiroides, problemas hormonales y los hábitos de sueño deficientes, entre otros, dificultan la desintoxicación.

La Desintoxicación es un Estilo de Vida, No un Evento

Si la desintoxicación no se realiza bien, normalmente aparecen síntomas. Dolores de cabeza, problemas sexuales, desequilibrios hormonales, son algunos. La medicina funcional es el mejor camino a seguir para realinear las funciones del sistema corporal y reparar los daños causados por toxicidad.

El problema surge por varias razones. Como soy un médico de medicina funcional, observo el panorama completo, todo el ser humano como un conjunto de sistemas que funcionan en conjunto para asegurarme de que se realice una desintoxicación total. Si se considera solamente un sistema, desde el punto de vista de la reducción de la intoxicación, no se aborda la desintoxicación total del sistema en su conjunto- que es de vital importancia en el proceso. El enfoque de la MF puede guiarlo para realizar la desintoxicación completa y ayudarlo a mejorar su vida y su salud.

La desintoxicación afecta su vida más allá de la dieta. Cuando se usa un enfoque basado en la ciencia, se puede abordar todo lo que obstaculiza la desintoxicación. Esto significa que usted puede apoyar la desintoxicación todos los días, no sólo en un corto proceso periódico. Es un estilo de vida, no algo que se hace de vez en cuando.

Más aún, lo maravilloso es que no se dejará engañar por los productos o planes que prometen desintoxicar. Va a cuidar mejor su cuerpo y su salud cada día, y llegará al punto en el que ya no volverá a sentir la necesidad de desintoxicarse. Va a cuidar de su cuerpo como se debe cuidar.

¿Qué es la Toxicidad?

La toxicidad representa la medida en que la negatividad (veneno o toxina) de una sustancia afecta a las personas y animales. Hay efectos dañinos de la exposición a corto plazo a una o más toxinas. La toxicidad subcrónica es cuando el material tóxico causa un efecto negativo durante más de un año, pero más breve que la vida de la persona o el animal afectado. Cuando un paciente sufre de toxicidad crónica, la toxina o la combinación de sustancias que crea el efecto tóxico provocan daño por un período muy largo. Esto sucede cuando la exposición es prolongada, generalmente continua o repetida o a veces una exposición durante toda la vida.

¿Es Usted Un Vertedero De Residuos Tóxico?

Es posible, si está en constante exposición a toxinas, si trabaja en una planta química, en una planta procesadora de residuos, en una planta de impresión que aún utiliza un sistema de procesamiento con amoníaco, o cualquiera de otros miles de lugares de trabajo tóxicos. Debería preocuparse si es así.

Todo el mundo está expuesto a más de 1 millón de libras de mercurio, además de miles de millones de libras de otros residuos tóxicos al año si vivimos vidas normales. Piense cuando maneja inhalando los gases del escape de los camiones y autobuses a diésel. Huele mal, pero el efecto en el cuerpo es peor.

Hay miles de toxinas químicas que se liberan a diario en nuestro entorno desde que se convirtió en una nación industrializada hace más de 100 años, pero la mayoría de las toxinas se están liberando ahora. Seguro, hay soluciones con la Agencia de Protección Ambiental, pero también hay constantes batallas políticas en el Congreso que mantienen a los Estados Unidos como un vertedero de residuos tóxicos. Para limpiar el ambiente, simplemente deben empezar a agregar depuradores para sistemas en las industrias de extracción, a limpiar sus aguas residuales y algunas otras cosas. Las mejoras serían increíbles. El gran problema es la rentabilidad de las empresas contaminantes. No quieren gastar un centavo de las ganancias para tener un aire limpio para que respiren los niños y agua limpia para nadar como lo hacíamos cuando éramos niños.

Desde el inicio de la Revolución Industrial, las corporaciones están emitiendo desechos tóxicos donde pueden y donde piensan que pueden salirse con la suya. Muy pocas pruebas del medio ambiente tienen análisis a largo plazo, y lo que ha sido analizado muestra algunas situaciones bastante insalubres y peligrosas. Quizás es por eso que muchas empresas están considerando invertir en la vida en otros planetas para empezar nuevas vidas limpias después de que todos destruyamos el paraíso que alguna vez fue la madre tierra.

Vamos a emprender un viaje mental a Pekín, por un momento. Sus habitantes sufren un aire irrespirable y no pueden caminar sin máscaras sobre la nariz y la boca porque no es conveniente para los seres humanos inhalar ese veneno en el aire. Los que tienen problemas respiratorios o del corazón están sufriendo. Y no sólo allí

– en la ciudad de México, ciudad de Nueva York, Dallas y Houston y prácticamente todo el mundo, estamos afectados por la inhalación de venenos.

Se ha sabido que los bebés recién nacidos tienen hasta 287 toxinas reconocidas en la sangre del cordón umbilical. ¿Qué le dice esto? Los bebés nacen para vivir en futuros tóxicos.

(Estadísticas, cortesía: Grupo de Trabajo Ambiental).

Si un feto está expuesto a tantas toxinas en el vientre, ¿a cuántas cree que estará expuesto durante toda su vida?

Si usted fuera a nadar en el mar, que debería estar bastante limpio, se encontraría basura, vertidos químicos, filtraciones de petróleo de los pozos offshore, plástico de envases de bebidas, coches, placas, desechos corporales humanos y toda clase de cosas. ¿Puede concebir lo que le hacen estos venenos al cuerpo?

En verdad, estamos viviendo en un mar de desechos tóxicos que destruye nuestro cerebro y cuerpo, nos dificulta sobrevivir y nos impide prosperar. ¿Es esta una de las causas de las enfermedades y dolencias? ¿Produce grasa y obesidad? Estoy seguro de que vamos a descubrir las verdaderas causas con el tiempo.

Hay dos conceptos importantes que debemos entender: tenemos que aprender a curar las enfermedades relacionadas con la toxicidad, eliminar las enfermedades, crear una homeostasis saludable, perder peso y fortalecer nuestro sistema inmunológico.

Esto requiere dedicación a la nutrición y limpiar la toxicidad del cuerpo.

La verdad es que no podría aprender mucho acerca de las toxinas y la desintoxicación de su médico. La mayoría de los médicos no están capacitados en estas áreas. Puesto que la nutrición y la desintoxicación son los factores más importantes en el tratamiento, se podría pensar que las escuelas de medicina las tendrían que enseñar. Este no es el caso; la atención aguda es la norma para el tratamiento. Debido a esto, las toxinas y la desintoxicación han sido ignoradas por el campo de la medicina alopática.

Puesto que los científicos y los médicos de medicina funcional son conscientes de la importancia de reconocer este problema, se realizan nuevos estudios para ayudar a los médicos a aprender más acerca de estos temas.

Sin embargo, hay una multitud de cosas que usted puede hacer para reducir la exposición a tóxicos en su vida. Esto incluye mejorar su proceso de desintoxicación.

La falta de desintoxicación es una causa de enfermedad. Por lo tanto, permítame explicarle un método paso a paso que puede utilizar para mejorar la desintoxicación y su salud.

En primer lugar, la mayoría de la gente no sabe si tiene síntomas que indican toxicidad crónica, así que le voy a ayudar a aprender acerca de ellos:

Si usted sufre de cualquiera de los síntomas comunes de la siguiente lista, es esencial que se desintoxique para curarse y volver a sentirse bien:

- Acné
- Mal aliento
- Distensión abdominal
- Úlceras bucales
- Estreñimiento
- Diarrea
- Dificultad para concentrarse
- Eccema
- Excesiva secreción nasal
- Fatiga
- Antojos de alimentos
- Heces malolientes
- Dolores de cabeza
- Ardor de estómago

- Gases
- Dolor en las articulaciones
- Dolores musculares
- Trastornos del ciclo menstrual
- Goteo posnasal
- Síndrome premenstrual
- Psoriasis
- Hinchazón y círculos oscuros bajo los ojos
- Erupciones cutáneas
- Congestión nasal
- Problemas de la piel
- Problemas de sueño
- Problemas para perder peso
- Retención de agua

Cuando hablamos de desintoxicación, uno podría imaginar un centro de desintoxicación de alcohol o estupefacientes, o si se inclina más por lo natural y holístico, tal vez enemas o irrigaciones de colon. La desintoxicación no se trata de eso.

La desintoxicación es una ciencia que trata sobre cómo nuestro cuerpo elimina los desechos. Cuando los productos de desecho se acumulan en nuestros cuerpos, nos enfermamos. La solución es fortalecer la capacidad del cuerpo de deshacerse de las toxinas, eliminar los productos de desecho y eliminar la ingesta de los venenos causantes de enfermedad. Este conocimiento es vital ya que la mayoría de las enfermedades que contraemos hoy en día se relacionan con la exposición a la toxicidad. No necesita vivir cerca de un vertedero de residuos tóxicos para enfermar. Puede ocurrir por algo tan sencillo como instalar una alfombra nueva en su departamento o casa. Esta es una lista de enfermedades relacionadas con la exposición tóxica:

- Enfermedad de Alzheimer
- Artritis
- Trastorno por déficit de atención

- Autismo
- Enfermedades autoinmunes
- Demencia
- Enfermedades digestivas como la enfermedad de Crohn, úlceras y colitis
- Cáncer
- Síndrome de fatiga crónica
- Depresión y otros trastornos del ánimo
- Fibromialgia
- Alergias alimentarias
- Enfermedad cardíaca
- Insomnio
- Problemas menstruales como sangrados copiosos, calambres, síndrome premenstrual, síntomas de la menopausia, cambios de humor y sofocos
- Enfermedad de Parkinson

Con esta larga lista, se podría pensar que todo el mundo tiene trastornos relacionados con las toxinas. Esto podría ser realmente cierto, en alguna medida. Sin embargo, por otra parte, eliminar las toxinas de su cuerpo y reducir o eliminar los síntomas es un problema relativamente fácil de resolver.

En los términos más simples: "Si se siente realmente mal, probablemente esté tóxico".

Los problemas de toxicidad son la causa de la enfermedad, y si investiga, probablemente descubrirá que uno de los sistemas del cuerpo necesita ayuda para que usted pueda sentirse y ser saludable.

Entender por qué estamos tóxicos y cómo nos podemos desintoxicar es vital para hacerlo y volver a sentirnos bien.

Permítame hablar de algo llamado "sobrecarga tóxica". Es más, para eso primero tiene que entender que significa "carga total". Se refiere a la cantidad de todos los factores de estrés en el cuerpo, en un momento dado. Imagínese que tiene un vaso y lo está llenando con agua. Si lo llena hasta cierto punto, llega a la carga máxima.

Sin embargo, cuando agrega más, el agua se desborda y el vaso se sobrecarga.

Cuando se estresan nuestras capacidades de desintoxicación, se abruman y se sobrecargan. En ese punto los síntomas se hacen evidentes y nos enfermamos. Sí, podrían pasar semanas, meses o años antes de enfermar, pero todo depende de su salud y nivel de estrés o las toxinas que tenga en el cuerpo. Estos son algunos factores que pueden aumentar la carga tóxica:

- Consumir una dieta normal estadounidense
- Exposición a metales pesados como mercurio y plomo
- Exposición a fertilizantes, pesticidas, productos petroquímicos, residuos, etc.
- Alergias alimentarias y ambientales, moho y toxinas de los mohos.
- Toxinas internas, bacterias, hongos, levadura creciendo dentro de nuestro intestino y toxinas hormonales o metabólicas que debemos eliminar.
- Toxinas mentales, emocionales y espirituales — como la soledad, ira, celos, envidia, avaricia y hostilidad, todo se traduce en toxinas en nuestro cuerpo.
- Medicamentos farmacéuticos, sustancias controladas ilegales y consumo excesivo de alcohol pueden producir toxinas.

Sin duda podríamos necesitar medicamentos, pero siendo realistas somos una sociedad demasiado medicada y la medicación, aunque generalmente es excelente para el tratamiento sintomático, tiene efectos secundarios tóxicos. Hay mejores formas de resolver el problema, como el cambio de dieta y estilo de vida.

Es una carga de toxinas demasiado pesada para que nuestro sistema las elimine. Por lo tanto, usted podría preguntar: ¿por qué no estamos todos enfermos con esta sobrecarga de toxicidad?

Eso es fácil. Cada ser humano es un individuo único bioquímica y genéticamente. Muchos de nosotros tenemos gran capacidad de expulsar las toxinas de nuestros cuerpos, mientras que otros no.

Incluso algunas enfermedades hereditarias o genéticas no significan que heredó el gen que causa directamente la enfermedad, sino el gen que codifica una vía de desintoxicación para una toxina específica. Entonces, la desintoxicación de esa sustancia tóxica se deteriora, se acumula y causa los síntomas de una determinada enfermedad.

¿Qué es lo Que Provoca la Carga Tóxica en Nuestros Cuerpos?

Las sustancias químicas son tóxicas por naturaleza, sean naturales o artificiales, y a menudo entran en el cuerpo humano: por inhalación, a través de agua o alimentos contaminados o, en raras ocasiones, por exposición de la piel.

Una mujer embarazada puede pasar esta carga tóxica a su hijo nonato a través de la placenta. Carga corporal significa que la cantidad total de esta sustancia química está presente en su cuerpo en un momento dado. Tomemos, por ejemplo, la exposición al plomo o mercurio debido a la pintura o un entorno de trabajo inseguro. Algunas de estas sustancias químicas o sus subproductos permanecen dentro de nosotros un breve periodo antes de expulsarlos, pero si la exposición es a largo plazo, crea una carga persistente.

Digamos que tiene una exposición menor al arsénico o las dioxinas, y el cuerpo excreta las sustancias químicas en un corto período. Sin embargo, si usted está en un entorno donde estas sustancias químicas están siempre presentes, entonces se acumula y puede ocasionar la muerte.

Muchas sustancias químicas no se excretan y se almacenan en la sangre, tejido graso, semen, huesos, músculos, órganos del cuerpo, incluso el cerebro.

Los productos clorados y pesticidas como el DDT pueden almacenarse hasta 50 años y afectar su salud.

Ya sea que estas sustancias químicas sólo estén haciendo un viaje rápido de 72 horas a través de su cuerpo, o se almacenen por largos períodos, se puede determinar su carga química mediante un estudio y mostrar cuál es su exposición diaria.

Hay casi 100,000 sustancias químicas diferentes en uso hoy en día en los Estados Unidos y no tenemos ninguna pista acerca de cómo muchos de ellos forman parte de nuestra carga química. Sin duda, sabemos que muchos ya se han descubierto en los seres humanos a nivel mundial.

Los científicos dicen que el ser humano promedio ahora lleva varios cientos de contaminantes en sus cuerpos — y la mayoría no ha sido estudiada.

Ya sea que vivamos en una isla paradisíaca, o dentro de una ciudad grande cerca de una fábrica de productos químicos con tóxicos en el aire, polvo en el aire, las partículas de las sustancias químicas se unen y viajan hasta largas distancias desde donde se producen y usted está expuesto a ellas. Así, en una simple frase — la gran canica azul está contaminada y es como bañarse en una sopa química.

Vivimos en este ambiente contaminado y no podemos evitar absorber estas toxinas, y a veces las conservamos durante años y años. No importa donde estemos en el planeta tierra, todos recibimos sustancias químicas industriales y otras toxinas. Ya hemos hablado del refrán "vivir mejor mediante la química".

Ahora vamos a hablar de pesticidas. Hace unos 45 unos años, un amigo mío llevaba una semana viajando desde Texas a Honduras. Debido a la legislación agraria en México, Guatemala, y Honduras, varias veces en el viaje, al entrar a diferentes estados, rociaban su coche con energía con sus pesticidas más nuevos, para asegurarse de que las bacterias no pasaran de estado a estado o país. Esencialmente, recibieron grandes dosis de DDT.

El efecto fue fuerte, y tuvieron que hacer paradas frecuentes en hoteles para descansar y beber agua purificada y todavía lo sentían cuando regresaron a los Estados Unidos unos cuatro meses después. Mi amigo siente que su salud quedó afectada durante mucho más tiempo.

Varios productos de consumo se ven afectados por los pesticidas utilizados en el cultivo de las frutas y verduras, que luego se procesan y se transforman en alimentos. Las dioxinas y furanos se producen sin el conocimiento de lo que le hacen al producto final en el proceso industrial de refinación y producción de alimentos. Estos procesos incluyen cloro en la fabricación y el sellado de plásticos usados para empaquetar la comida chatarra.

Los científicos actualmente creen que otros subproductos se crean sin querer y que aún no se han descubierto porque no hay pruebas disponibles para identificar sus subproductos.

¿Qué? ¿Yo Estuve tan Expuesto?

Todos hemos estado expuestos a diferentes toxinas y sustancias químicas en lo que consumimos, el agua y otros líquidos que bebemos o con los que nos bañamos, en el aire que respiramos y más. Hay sustancias químicas en las partículas de polvo que solemos inhalar y tocar inadvertidamente. El polvo casi siempre está contaminado, y es una manera en la que los niños se exponen porque siempre se están metiendo los dedos en la boca cuando son muy pequeños.

Piense en lo que sucede en las bombas de gasolina de autoservicio cuando todos esos gases petroquímicos salen de la manguera que alimenta nuestros tanques de gasolina. Más aún ¿y el efecto del pegamento, pinturas, limpieza a seco de la ropa con sustancias químicas tóxicas, y lo que hay en los cosméticos, bolsas o cajas de plástico, insecticidas para el hogar y el jardín? ¿Vivir mejor mediante la química? Lo dudo mucho.

La vida que vivimos incluye productos químicos de limpieza para la casa, desodorantes de baño, cosméticos químicos, productos químicos en nuestra crema de afeitar, incluso en nuestra crema batida. Todo ha sido afectado, excepto los orgánicos que son realmente difíciles de encontrar. Todas las sustancias químicas de nuestro entorno entran tarde o temprano a nuestro cuerpo a través de la inhalación, el consumo o la piel. Es un mundo amenazador, no como el mundo en que vivieron nuestros abuelos. Por otra parte, sin duda no es fácil averiguar la exposición, porque hay tantas sustancias químicas. Cuando pone lustramuebles en sus muebles y rocía el aire con un desodorizante, crea un nuevo compuesto químico del que se desconocen los efectos.

Nosotros no tenemos una etiqueta como los alimentos que nos muestre los químicos que tenemos en el cuerpo. Tal vez, en nuestro mundo de alta tecnología, Apple o Samsung desarrollarán un reloj de pulsera que, a través del sudor, pueda analizar lo que está sucediendo dentro de nosotros. Pero no existe hoy.

¿Sabía que hay dioxina en el cuerpo humano? Su presencia se debe a los alimentos, no los orgánicos ciertamente, pero pudo haber venido de prácticamente cualquier parte.

Hace unos 75 años, los grandes productores agrícolas utilizaban DDT, que rociaban sobre los cultivos para controlar el crecimiento de varios insectos agrícolas y mosquitos. Sin embargo, fue prohibida por el gobierno a mediados de los años 1960 porque se acumula en la grasa de los animales y les causa esterilidad. Desde entonces, la dioxina ha sido el rey de los insecticidas. La dioxina no es ningún regalo para la humanidad. Entra en varias formas: herbicidas rociados en las plantas, y se utiliza en la preparación de papel blanqueado. Cualquier papel que toque transfiere cantidades mínimas de sulfito a su cuerpo.

Sin embargo llegó allí; entra en la cadena alimentaria y se mete en lo que come.

Si en la escuela o la iglesia a la que asiste fumigan, esa es otra fuente. Viva en los Estados Unidos o en cualquier otra parte, su suministro de alimentos está afectado. La dioxina afecta a las hormonas, el sistema reproductivo y causa cánceres, según un informe de la Organización Mundial de la Salud.

Las madres embarazadas tienen otra preocupación. La exposición a estos químicos es una pesada carga para las madres. Pueden absorber estas toxinas a través de los alimentos, el aire, el agua y el tacto. Más aún, cuando están embarazadas, sus bebés reciben también una dosis. Las sustancias químicas del cuerpo de la madre pasan al feto a través de la placenta, lo que puede dañar al bebé.

Esas sustancias químicas del cuerpo de la madre también viajan a los senos y pasan al bebé cuando lo amamantan. Los químicos pasan de la leche materna a los bebés. Si bien la leche materna siempre es la mejor fuente de nutrición para los bebés, para fortalecer su sistema inmunitario, hay que hacer todo lo posible para no exponerse a químicos tóxicos durante el embarazo. La leche materna sigue siendo la mejor fuente de nutrición debido a sus beneficios nutricionales, inmunológicos y psicológicos. Sin embargo, los productos químicos industriales pueden entrar al bebé – a través de la contaminación de la leche materna y pueden causar problemas en su desarrollo. Esto es algo que ninguna madre desea.

La ciencia y agricultura han sabido desde hace más de 100 años que las sustancias químicas pueden entrar en nuestro cuerpo y afectar la salud. Desde hace unos 60 años saben que causan problemas de salud. Han medido y analizado el efecto en los seres humanos y la fauna silvestre, y se sabe que estas sustancias provocan problemas de salud.

Estas metodologías de análisis han mejorado considerablemente con el trascurso de los años. Ahora también se han encontrado sustancias químicas en los tejidos de los seres humanos y fauna silvestre. Desde hace muchos años, el Gobierno sabe que se encuentran algunos productos químicos en los alimentos que comemos, el maquillaje que se aplica la gente en la cara, en el aire y en nuestro suministro de agua.

Estos estudios analizaron el tejido graso, la leche materna, el semen, sangre y orina y encontraron todo tipo de sustancias químicas.

Los Efectos de las Sustancias Químicas en Toda la Vida

Las sustancias químicas afectan a las personas y a la fauna de manera diferente por muchas razones:

- cantidad
- el tiempo de exposición
- modo de exposición
- propiedades químicas

A veces las sustancias químicas destruyen o dañan las estructuras celulares. Algunas dañan el material genético del núcleo de la célula, afectan directamente nuestro ADN y provocan efectos genéticos que se transmiten a nuestros hijos. Las mutaciones genéticas en los alimentos consumidos pueden provocar cáncer, trastornos de la reproducción o defectos de nacimiento.

Las sustancias químicas que causan cáncer, o carcinógenos, comienzan a actuar y a aparecer en las pruebas de laboratorio en cuestión de meses. Los teratógenos son sustancias químicas que causan defectos congénitos en los niños.

Las sustancias químicas pueden afectar negativamente a los niños, fetos y la capacidad reproductiva. Estas son toxinas reproductivas. Las sustancias químicas que pueden dañar la función hormonal son disruptoras endocrinas.

Los químicos tóxicos son responsables de muchas enfermedades y a menudo pueden dañar a los órganos y sistemas, o causar la muerte:

- Sangre
- Huesos
- Cerebro

- Riñón
- Hígado
- Pulmones
- Sistema nervioso
- Sistema reproductivo

Si tiene la edad suficiente como para recordar la película Erin Brokovich, se acordará de las enfermedades que causa el agua contaminada químicamente.

Cientos de enfermedades pueden provenir de las sustancias químicas o la exposición a metales pesados. Entre otras:

- Asma
- Trastorno por déficit de atención
- Cáncer
- Agotamiento de la leche materna
- Disminución del CI
- Endometriosis
- Hipertensión
- Disfunción del sistema inmune
- Infertilidad
- Problemas de aprendizaje
- Malformaciones genitales
- Pérdida de la memoria
- Enfermedad de Parkinson
- Daño a los nervios periféricos

La dioxina afecta negativamente el desarrollo de los fetos expuestos a ella. La exposición fetal a PCB causa problemas conductuales y cognitivos. El DDT hace que las mujeres no puedan generar suficiente leche. En algunas partes del mundo, los niños tienen deficiencias inmunológicas que les impiden producir suficientes anticuerpos para que las vacunas sean efectivas.

Los fetos expuestos al mercurio pueden desarrollar problemas de aprendizaje y TDD. Los fetos y recién nacidos expuestos al plomo sufren deficiencia de desarrollo del cerebro.

De los casi 100,000 productos químicos utilizados en las industrias, sólo se ha estudiado una pequeña cantidad para averiguar el potencial impacto en la salud de los fetos, bebés, niños o adultos.

Los costos de estudios y pruebas se comen las ganancias de las corporaciones; por lo tanto, sólo se realizan cuando se presentan casos graves, o cuando se busca la aprobación del FDA para el uso de la sustancia química en la industria farmacéutica. Aun cuando se realicen estudios, no hay ninguna prueba del efecto de una combinación de sustancias químicos en las personas.

En realidad, ningún ser humano está expuesto a una sola sustancia química. Es más bien un guiso con muchos ingredientes. Esos ingredientes interactúan, provocando problemas de salud que, en este momento, nadie puede predecir.

Hay algunas buenas noticias (no muchas) y algunas malas acerca de las pruebas químicas. Las buenas noticias indican que cuando se encuentran pruebas de daños, con frecuencia las intervenciones públicas obtienen resultados en la prevención y la reducción de la exposición para reducir la carga del cuerpo. Un ejemplo es que el plomo se ha eliminado de la gasolina y la pintura, y consecuentemente, hubo una disminución de la carga de plomo en el cuerpo humano en los Estados Unidos. Puesto que el plomo causa problemas de aprendizaje y en la inteligencia en niños que han sido expuestos, la reducción es una señal muy positiva.

Aquí le damos la mala noticia: los niños todavía están en riesgo de deterioro de la función cerebral debido al plomo. Las viviendas antiguas y las instalaciones industriales todavía tienen plomo en la pintura en algunas ciudades, e incluso la tierra de sus jardines sigue estando contaminada. Los bifenilos policlorados y la dioxina siguen siendo un problema para el público.

La epidemiología estudia las tasas, causas y patrones de enfermedad entre los grupos de seres humanos. No nos indica las causas químicas específicas de enfermedad ni cómo afectan la salud. Los estudios epidemiológicos prácticamente nunca pueden tener éxito en la prevención primaria, que es la reducción de la exposición a sustancias químicas en nuestro medio ambiente. Esto se debe a que la epidemiología realmente no puede identificar ninguna sustancia química específica causante de enfermedad.

Por lo tanto, no puede haber ninguna prueba definitiva de una conexión entre cualquier sustancia química tóxica y alguna enfermedad. Por supuesto, se puede usar información de laboratorio y de la vida silvestre para predecir el impacto en los seres humanos. Más aún se han verificado predicciones en casos de infertilidad, defectos de nacimiento en seres humanos y estadísticas de problemas de desarrollo y ciertas tasas de crecimiento del cáncer.

¿Qué Pasa Conmigo y con Mi Carga Tóxica?

No hay ninguna manera fácil de saber cuál es el efecto en usted. Aunque pudiera descubrir los detalles de su carga personal, los datos podrían no ser útiles. Su médico no puede recetar medicamentos para disminuir los niveles de químicos en su cuerpo. Si se descubrieran las influencias químicas en su comunidad, eso les podría ayudar a los residentes a reducir su exposición a sustancias químicas tóxicas.

Los centros de salud, laboratorios y organismos gubernamentales de Estados Unidos no proporcionan estudios ni evaluaciones de carga tóxica. La información que tenemos proviene de muy pocas pruebas de áreas altamente contaminadas como en Pensilvania, donde la fracturación hidráulica ha arruinado sus suministros de agua, y no se hacen otros exámenes.

Lo que sí sabemos proviene de agencias del gobierno estadounidenses muy limitadas, como la EPA (Agencia de Protección del Medio Ambiente). Esto viene de estudios limitados y sólo cuando se presione a los organismos con la amenaza de demandas legales, descubriremos por qué las personas están enfermando de cáncer u otras enfermedades en altos porcentajes. Los estudios suelen analizar por edad, raza y género y proporcionan información limitada.

Los estudios que se realizaron sólo estudiaron algunos contaminantes a los que la gente se expone prácticamente a diario.

En realidad, se puede encontrar más información sobre las sustancias químicas que hay en la carne, pollo, camarón, langosta, pescado, pavo y pulpo que la que se puede encontrar sobre las sustancias tóxicas en el cuerpo.

Un país que se preocupa por las cargas químicas tóxicas en el cuerpo es Suecia. Las analizan y ayudan a las personas a reducirlas.

Tenemos derecho a saber lo que se libera en nuestra agua, nuestro aire, nuestro alimento, nuestro suelo, y en todas las cosas que consumimos o tocamos. Por nuestra propia salud y seguridad, tenemos que desarrollar métodos para presionar al gobierno para que las empresas que producen nuestros alimentos y ensucian nuestro aire realicen esas pruebas. Imagínese lo maravilloso que sería el mundo si los que tienen el poder tomaran todo el dinero mal utilizado y lo usaran para ayudar a las personas, la salud y la educación.

Pruebas de Carga del Cuerpo

Si cada uno de nosotros pudiéramos realizar pruebas de carga del cuerpo, podríamos conocernos mejor y descubrir cuáles son las sustancias químicas a las que hemos estado expuestos. Entonces, podríamos encontrar un camino para salir de la pesadilla química que nos ha afectado a la mayoría de nosotros. Pero hasta la fecha, no existe tal cosa — y debería ser prioritaria para encontrar una manera de mejorar nuestra salud.

Sin embargo, las pruebas basadas en la comunidad nos ayudan a entender el mundo en que vivimos y qué podemos hacer para mejorar nuestras condiciones de vida.

Sustancias Químicas en Nuestros Cuerpos

Deshágase de Ellas, Elimínelas, Expúlselas

La prevención es la herramienta más efectiva, y para ello debemos eliminar las sustancias químicas peligrosas de los alimentos, cosméticos, agua y otros que causan acumulación de tóxicos en el cuerpo. Puesto que las toxinas se almacenan principalmente en las células de grasa del cuerpo, va a tomar algún tiempo deshacerse de ellas. Si ya dañaron los órganos, va a tomar más tiempo, y puede que no funcione.

Estados como California, Oregón y Washington han sido los precursores en el establecimiento de estándares para los alimentos orgánicos. Las personas que están comiendo una dieta libre de sustancias químicas generalmente tienen cargas corporales mucho más bajas. Sin embargo, con las grandes agroindustrias y sus poderosos grupos de presión en Washington DC, sabemos que el problema es político. Y hasta que eso cambie, sabemos que los problemas ni siquiera empezarán a desaparecer.

Una dieta depurativa, ejercicio, beber suficiente agua, bañeras de hidromasaje, saunas y el uso de ciertas hierbas que ayudan a las vías de desintoxicación son formas eficaces de reducir nuestra carga tóxica. Aunque la quelación de metales pesados, como el mercurio, aluminio y plomo usando productos orales e intravenosos es efectiva, estos tratamientos todavía son controvertidos.

7. Estrés

¿Qué es el Estrés?

Para los científicos, el término "estrés" no se puede definir porque es subjetivo por naturaleza. Si no es definible, ¿cómo se puede determinar qué es, cuáles son sus efectos y qué hacer al respecto? Aunque los científicos no pueden encontrar una descripción del estrés, sin duda los diccionarios del mundo pueden, y este es un resumen de lo que dicen.

La mejor definición del estrés es la respuesta total a las demandas o presiones ambientales. No sólo los seres humanos exhiben estrés;

las personas que tienen animales de compañía pueden decir que es evidente cuando sus amados animales están estresados. Si lo vemos en nuestras mascotas, ¿por qué no podemos verlo en nosotros mismos y en otros?

El primero en investigar el estrés en la década de 1950 fue el médico canadiense Hans Selye; la palabra fue utilizada para indicar la causa y los efectos de las presiones de la vida. "No me presiones" y "No me molestes, estoy estresado."

El gran desacuerdo entre los científicos se refiere a definir el estrés en los seres humanos. No pueden determinar si es una reacción externa que debería ser mensurable por las secreciones glandulares o la sensibilidad de la piel o sólo una sensación subjetiva de estrés, o una reacción al estrés o alguna combinación.

El estrés humano se presenta durante la acción y la reacción de la influencia ambiental que incluye a las personas en ese ambiente. ¿Debemos ser capaces de vivir en cualquier ambiente que percibimos como lleno de presión, ansiedad, tensión, molestia o preocupación? Por supuesto, se espera que nos desempeñemos en forma óptima independientemente de la condición, o de lo que nos pone en esa condición.

En realidad, el estrés puede percibirse como algo que está amenazando a nuestro sentido del equilibrio y armonía. Perdemos nuestro equilibrio, nuestra homeostasis, y se espera que nos desempeñemos al tope de nuestra capacidad con lo que podría imaginarse como un arma apuntada a nuestro cerebro. Más aún, debemos comportarnos (como buenos niños) independientemente de la situación.

Y los que aplican la tensión y provocan estados de estrés suelen ser los jefes, las parejas, los amantes, nuestros propios padres e hijos, nuestros seres queridos, los que odiamos, los políticos, la policía, los guardias de cárceles, los maestros y hasta los médicos que trabajan para compañías de seguros. Todos provocamos estrés, y todos recibimos estrés.

El estrés es peligroso para el bienestar de cada ser humano en la tierra; los pobres y hambrientos del mundo están bajo estrés, y gran parte de la humanidad ni siquiera lo percibe. El estrés está por todas partes y en todo el mundo, y no va a desaparecer pronto.

Existe la creencia de que las personas con diferentes personalidades experimentan estrés de distinta manera. Digamos que un paciente con un trastorno de ansiedad tiene que trabajar en un trabajo corporativo estresante, tomar el metro desde el trabajo a su casa, caminar por un barrio que tiene alta criminalidad, y lo único que los médicos hacen por él es darle Valium o Xanax. Mientras que un jugador de fútbol en la misma situación no sentiría estrés porque probablemente sería capaz de derribar a quien lo estresa. ¿Ve la diferencia?

La personalidad, el estrés físico, la salud general y bienestar mental son factores que influyen.

El estrés es la causa más importante de enfermedad en los Estados Unidos y probablemente en otros lugares. Una persona estresada lleva una vida angustiante y la angustia lleva a la enfermedad o a la falta de tranquilidad en la vida. El sufrimiento es una causa de enfermedad. El estrés es la causa de muchas enfermedades conocidas por el hombre.

Acerca de Hans Selye

El término "estrés", acuñado por el Dr. Hans Selye en 1936, que lo definió como "la respuesta no específica del organismo a cualquier demanda de cambio", realmente carecía de un significado claro.

Él se dio cuenta mediante pruebas en animales de laboratorio enfrentados a estimulación física y emocional (ruidos fuertes, luces brillantes, demasiado calor o frío y frustración) que exhibían enfermedades como úlceras estomacales, contracción de tejido linfoide e inflamación de la glándula suprarrenal.

No le tomó mucho tiempo demostrar que esos factores estresantes persistentes causantes de "cambio", carecían de significado claro. Los agentes patógenos eran la causa de esas enfermedades. Por supuesto, el bacilo de Koch es la causa de la tuberculosis, el bacilo del ántrax es la causa del ántrax y la espiroqueta la de la sífilis, etc.

Selye propuso lo contrario, que diferentes tipos de tensiones podían causar las mismas enfermedades, no sólo en animales sino también en los seres humanos.

LA CURVA DE LA FUNCIÓN HUMANA

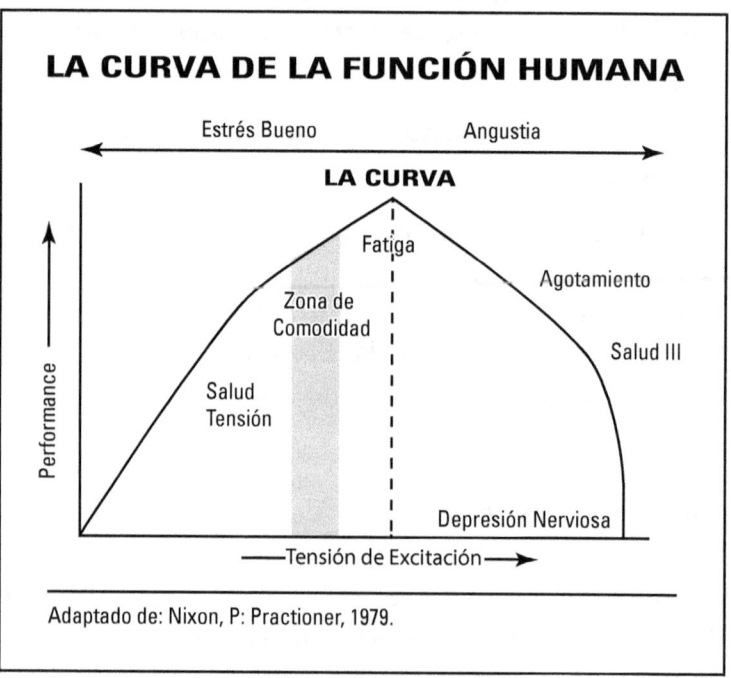

Cualquier definición de estrés debe tomar en consideración una forma positiva de la tensión, o lo que Hans Selye llamó "eustress". Otros ejemplos más simples son: ganar un premio en un concurso o ganar una elección. Por lo tanto, puede ser estresante perder, pero el progreso hacia el logro es eustress. El miedo y la emoción de un primer beso pueden ser estresante y eustresante al mismo tiempo.

Sin embargo, una vez logrado, definitivamente es eustress. Por otra parte, ir al dentista para el implante de un diente o una operación de urgencia de apendicitis definitivamente es una situación estresante.

Selye tuvo dificultades con la definición durante la mayor parte de su vida. Al usar sus estudios con animales para intentar redefinir el estrés para que se pudiera entender lo que estaba diciendo, se le ocurrió este concepto del estrés: "la tasa de desgaste del cuerpo".

Esto describe el envejecimiento biológico, y por lo tanto no es de extrañar que vivir una vida de estrés creciente acelera gran parte de los factores de envejecimiento. Un ejemplo podrían ser las canas prematuras. En sus últimos años cuando se le pedía una definición de estrés, les respondía a los reporteros, "todo el mundo sabe que es el estrés, pero nadie lo sabe realmente".

Sí, el estrés es difícil de definir porque es diferente para cada ser humano. Un ejemplo sería ir en una montaña rusa con un montón de curvas y subidas y bajadas. Cuando se observa a los que están en la montaña rusa, algunos están echados para atrás en sus asientos, con los ojos cerrados bien apretados, las mandíbulas cerradas, las manos en la barra de seguridad, los nudillos blancos y gritando. Eso es ESTRÉS. Estas personas estresadas no ven la hora de bajarse. Luego están los que van en los asientos delanteros, con los ojos bien abiertos, emocionados, disfrutando de cada segundo. En este ejemplo, se ve que algunos están estresados y otros con eustress y disfrutando, en la misma actividad.

Esto significa que el estrés es también un factor psicológico que varía de persona a persona. Entonces, si la vida es una montaña rusa, ¿su experiencia es de estrés o de eustress?

El uso de la analogía de la montaña rusa nos ayuda a entender por qué el mismo estresor difiere en el efecto que produce en cada uno de nosotros. Los que iban en los asientos traseros de la montaña rusa, que estaban 'asustados y tensionados' eran tan diferentes de los del frente, que sabían que tenían el control total. Ni los que iban atrás gritando ni los de adelante tenían más o menos control sobre la situación, pero sus percepciones y temores eran muy diferentes.

Con mucha frecuencia «diseñamos» nuestro estrés porque tenemos una percepción imperfecta de la vida. Por otra parte, como en el caso del Dr. Milton Erickson, usted puede aprender a corregir las percepciones o las percepciones con las que lo etiquetan los demás.

Sin duda, si su vida está en la parte de atrás de la montaña rusa, usted puede aprender a moverse hacia delante, hasta llegar a la parte delantera, asiento por asiento.

Eleanor Roosevelt dijo una vez: "Nadie puede hacerte sentir inferior sin tu propio consentimiento consciente."

Aunque los expertos no pueden llegar a un consenso sobre la definición del estrés, y la idea de que la experiencia clínica, experimental y personal nos confirma que no tenemos casi ningún control siempre es angustiante, no es tan difícil aprender a controlarlo, y esa es otra cara de la moneda.

Efectos del Estrés No Controlado

Con demasiada frecuencia, los trastornos físicos y emocionales tienen su origen en el estrés: ansiedad, depresión, ataques cardíacos, hipertensión, trastornos del sistema inmune, accidente cerebrovascular y el debilitamiento del sistema inmunológico que, por desgracia, producen susceptibilidad a las infecciones, enfermedades virales como el resfriado común, hasta herpes y SIDA y susceptibilidad a ciertas formas de cáncer, así como otras enfermedades autoinmunes como esclerosis múltiple y artritis reumatoide.

El estrés puede tienen un efecto directo sobre enfermedades de la piel (urticaria, erupciones cutáneas, dermatitis atópica) y también afectar el sistema gastrointestinal (colitis ulcerosa, ERGE, síndrome de intestino irritable, úlcera péptica). También produce trastornos del sueño y la degeneración del sistema nervioso con enfermedades graves como la de Parkinson.

De hecho, volviendo a ese adolescente en la Downstate Medical school a los 14 años, y lo que oyó, es realmente difícil nombrar cualquier enfermedad donde el estrés no sólo empeora la situación, sino más bien es un factor importante en el proceso de la enfermedad, cuando no se transforma psicológicamente en eustress (ver efectos del estrés en el diagrama de la página 207). La lista crece, sin duda, a medida que se determinan las consecuencias del estrés, y siempre se está ampliando la lista de síntomas y enfermedades.

50 Señales Comunes y Síntomas de Estrés

1. Dolor en el pecho, palpitaciones, pulso rápido
2. Manos y pies fríos o sudorosos
3. Cansancio constante, debilidad, fatiga
4. Estreñimiento, diarrea, pérdida de control
5. Depresión, cambios de ánimo frecuentes o intensos
6. Dificultad para respirar, suspiros frecuentes
7. Dificultad para concentrarse, pensamientos acelerados
8. Dificultad en la toma de decisiones
9. Deseo sexual o rendimiento disminuido
10. Boca seca, problemas para tragar alimentos o agua
11. Exceso de ansiedad, preocupación, culpa, nerviosismo
12. Exceso de flatulencias o eructos,
13. Actitud defensiva o sospechas excesivas
14. Juego o compras impulsivas excesivos
15. Sentimientos de soledad o inutilidad
16. Sentirse abrumado o sobrecargado
17. Olvidos, desorganización, confusión
18. Ataques frecuentes de "alergia"
19. Rubor, sudoración frecuentes

20. Frecuentes catarros, infecciones, herpes labial
21. Frecuentes ataques de llanto o pensamientos suicidas
22. Ganas frecuentes de orinar
23. Uso frecuente de medicamentos de venta libre
24. Rechinar dientes
25. Ardor de estómago, dolor de estómago, náuseas
26. Mayor uso de tabaco, alcohol o drogas
27. Mayor enojo, frustración, hostilidad
28. Aumento o disminución del apetito
29. Aumento de la frustración, irritabilidad, nerviosismo
30. Aumento de accidentes de menor importancia
31. Insomnio, pesadillas, sueños inquietantes
32. Mentiras o excusas para encubrir el trabajo deficiente
33. Mareo, desmayos
34. Poco interés en la apariencia, impuntualidad
35. Dolor de cuello, dolor de espalda, espasmos musculares (no provocado por lesión)
36. Hábitos nerviosos, inquietud, pies inquietos
37. Comportamiento obsesivo o compulsivo
38. Reacción exagerada a pequeñas molestias
39. Problemas en la comunicación, compartir
40. Discurso rápido o farfullado
41. Erupciones, prurito, urticaria, "piel de gallina".
42. Dolores de cabeza recurrentes, apretar la mandíbula o dolor de mandíbula
43. Eficiencia o productividad reducidas en el trabajo
44. Sonidos o zumbidos en los oídos
45. Aislamiento y retraimiento social
46. Tartamudeo

47. Ataques súbitos de pánico mortal
48. Temblores, temblores de los labios, las manos
49. Dificultad para aprender información nueva
50. Aumento o pérdida de peso sin hacer dieta

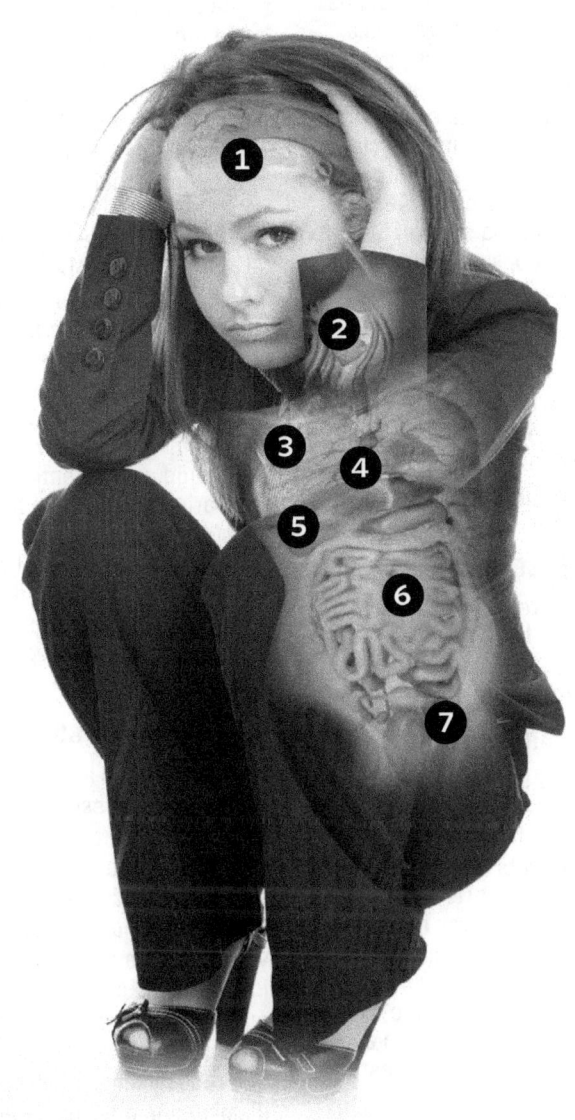

❶ SISTEMA NERVIOSO

Cuando usted está estresado, ya sea físicamente o psicológicamente - su cuerpo rápidamente cambia sus fuentes de energía para luchar contra la amenaza que percibe.
Esto es lo que se conoce como el síndrome de lucha/huida. Su sistema nervioso simpático envía señales a sus glándulas suprarrenales para que produzca adrenalina y cortisol. Estas dos hormonas hacen que su corazón palpite rápidamente y aumentan la presión arterial, ralentizan el proceso digestivo y aumentan los niveles de azúcar (glucosa) en la sangre. Cuando la crisis ha pasado, su cuerpo vuelve a la normalidad.

❷ SISTEMA MÚSCULO-ESQUELÉTICO

Cuando se experimenta estrés, todos los músculos se tensan. La contracción muscular durante periodos prolongados Provocan tensión, dolores de cabeza, migrañas y otros problemas del aparato locomotor.

❸ SISTEMA RESPIRATORIO

Puede provocar respiración rápida o hiperventilación, lo que a su vez causa provocar ansiedad y ataques de pánico en algunas personas.

❹ SISTEMA CARDIOVASCULAR

Cuando el estrés es agudo y por un breve período - como quedarse atascado en el tráfico escuchando bocinazos - aumenta la frecuencia cardíaca y provoca fuertes contracciones musculares en el corazón. La dilatación comienza en los vasos sanguíneos, lo que aumenta el flujo sanguíneo a las áreas que están experimentando estrés. Cuando esto sucede varias veces debido al estrés agudo, puede producir inflamación de las arterias coronarias y ataque cardíaco.

❺ SISTEMA ENDOCRINO

Glándulas suprarrenales - una vez que su cuerpo experimenta estrés, su cerebro envía señales al hipotálamo, y la corteza suprarrenal aumenta la producción de cortisol. La médula adrenal comienza a producir epinefrina - que a menudo se la llama "la hormona de la tensión." Cuando se liberan el cortisol y la epinefrina, el hígado comienza a aumentar la producción de glucosa, que energiza la respuesta de lucha o huida porque el sistema siente que es un estado de emergencia.

❻ SISTEMA GASTROINTESTINAL

El estrés en el esófago puede provocar comer en exceso o no comer lo suficiente. Si usted come demasiado o come alimentos que normalmente no come, o si aumenta el consumo de tabaco o alcohol, puede tener ardor de estómago o hasta reflujo ácido. El estómago puede sentir la sensación de mariposas, o puede tener náuseas o dolor de estómago. Si el estrés es grave, podría vomitar. El estrés en el colon puede afectar la digestión y la absorción de alimentos en los intestinos. El estrés grave también causa diarrea o estreñimiento.

❼ SISTEMA REPRODUCTOR

La respuesta en los hombres es la producción excesiva de cortisol bajo condiciones de estrés, que afecta el funcionamiento sexual normal y todo el sistema reproductivo. El estrés crónico afecta la producción de testosterona y esperma y a menudo provoca impotencia. En las mujeres, el estrés puede causar irregularidad o ausencia total de los ciclos menstruales, períodos dolorosos y más. Puede producir disminución o ausencia de deseo sexual.

Estrés Laboral

Estudio tras estudio demuestran que el estrés laboral es la causa N° 1 de estrés en los adultos estadounidenses, y el aumento en las últimas décadas indica que esto no va a desaparecer pronto.

Un ejemplo es el trabajo en las corporaciones, donde el mayor miedo de cualquier empleado es una sola palabra: "reducción". A la que hay que sumar el reciente fenómeno denominado «tercerización». Estos dos factores causados por la codicia egoísta de los directivos y los accionistas han aumentado las posibilidades de tener estrés, enfermarse o morirse por incidentes relacionados con el trabajo. Es como tener un matón a sus espaldas todo el tiempo con un arma apuntándole a la cabeza. Y, al mismo tiempo, creer que nunca será recompensado por el buen trabajo que ha realizado para la empresa.

Sin embargo, el gatillo puede ser accionado en cualquier momento sin ninguna causa ni justificación.

Muchos estadounidenses perdieron su empleo durante la recesión de 2007-2010 y nunca lo recuperaron. Los más inteligentes comenzaron su propio negocio de consultoría o de producción desde sus casas. Descubrieron algunas cosas:

1. Ya no tenían que vestirse para impresionar, así que la ropa nueva para impresionar a los demás en la oficina dejó de ser importante. Ahorro: miles de dólares al año.

2. Ya no tenían que conducir para ir a trabajar ni necesitan que los vean con la ropa más moderna ni coches nuevos y rara vez tenían que reunirse con sus clientes, sí que no tienen que pagar seguros más costosos ni cuotas del auto, ni perder tiempo en el tráfico. Ahorro: miles de dólares al año.

3. No tienen el costo de un café caro en la mañana, un almuerzo de $20 ni snacks en la tarde cuando llega el carrito del café. Ahorro: miles de dólares.

4. Consiguieron seis meses a un año de compensación por desempleo y, a veces, un paquete de indemnización que, si se utiliza correctamente, podía servir para poner en marcha su empresa y reducir su deuda. Ahorro: miles de dólares.

Al trabajar en casa, su salud mejoró, disminuyeron los niveles de estrés y algunos se trasladaron a otros países donde pudieron seguir trabajando con la empresa, viviendo en entornos menos costosos, aprendiendo a vivir en una nación del tercer mundo, y les encantó la experiencia y pudieron conservar sus puestos de trabajo y beneficios.

Los que mantuvieron sus puestos de trabajo conservan su estrés, mientras América corporativa les hizo un favor, como se dieron cuenta con el tiempo. Después de un tiempo el estrés se redujo, dejaron de necesitar una pastilla para esto o aquello y tuvieron menos ataques al corazón después del período de adaptación.

El Estrés Debido a la Inseguridad Laboral se Ha Disparado

- Washington Mutual Bank
- Enron
- Polaroid
- Bethlehem Steel
- DeLorean Motor Company
- World Com
- Tyco International
- Pan Am

Estas son algunas de las empresas que han sucumbido, provocando también la caída de los empleados y las ganancias.

Esto ha seguido sucediendo en los Estados Unidos, y las encuestas indican que el 50% de la población está preocupada por los despidos y por perder su maravilloso y bien pagado empleo. Sí, con razón, por supuesto. La reducción masiva y la tercerización aumentan las ganancias de los inversionistas y las ganancias corporativas y a estos peces gordos sólo les importa el dinero. Tienen vidas de multimillonarios en enormes mansiones intocables y pagan pocos impuestos, mientras los que están por encima del nivel de pobreza están pagando el doble de porcentaje de impuestos.

Perder un trabajo podría dejarlo en la calle, a medida que aumenta la cantidad de personas sin hogar, transformando en mendigos a los corredores de bolsa. Los despidos masivos tampoco les dan esperanza a los universitarios de encontrar un trabajo cuando se gradúen.

Manejo del Estrés

"El estrés, además de ser lo que es, también es su propia causa y resultado."

-Hans Selye

El estrés varía en cada persona. No hay un método de solución único que reduzca el estrés para todos. A algunas personas les gusta correr, a otras les gustan los ejercicios aeróbicos, como la natación o la danza, a otras la oración, meditación, autohipnosis, canto, tai chi y karate. A mí me encanta la meditación.

Hay muchas opciones, incluyendo la relajación progresiva (ejercicios de tensión y liberación), diversas técnicas de respiración, terapia de masaje, visualización creativa y otros. Luego hay acupresión y acupuntura, masaje, técnicas de Alexander, Feldenkrais, posicionamiento postural, Reiki, biofeedback y voluntariado en asilos. Otros cierran los ojos y escuchan música clásica o de la Nueva Era, o sonidos de la naturaleza.

Más recientemente apareció la terapia de humor, llevar un diario y por supuesto jugar con el perro o el gato, que reduce el estrés tanto en el humano como en el animal.

Hay otras cosas como la aromaterapia, beber té de manzanilla o menta, beber kava kava, tomar Hierba de San Juan y dormir debajo de una pirámide (muy interesante, pero creo que no se han hecho investigaciones sobre su efectividad).

También está la solución farmacéutica: las benzodiazepinas son las más vendidas. Luego vienen los antidepresivos, medicación hipnótica e incluso los betabloqueantes utilizados para cuestiones específicas. Además, hay herramientas de estimulación cranioelectromagnéticas que se son seguras y eficaces para el tratamiento de la ansiedad, así como las máquinas mentales para el insomnio y la depresión resistente a fármacos.

La terapia de grupo, la terapia familiar y hablar de los problemas con amigos y familiares a menudo también ayudan.

Todos fueron diseñados para trabajar sobre el cuerpo y la mente y disminuir los efectos del estrés. Sí, realmente no se ha hecho nada para eliminar el estrés. Hay que darse cuenta de que, a veces, el estrés en situaciones empresariales es la forma de controlar al trabajador para que haga lo que el jefe quiere que haga. En el campo de las agencias de bolsa, los empleados a veces se han visto obligados por la administración a realizar actividades ilegales y han sido encarcelados por hacer el trabajo que la ley dice que es ilegal. Estoy seguro de que es así en otras industrias también.

Ahora tenemos que concentrarnos en la prevención de estrés, debido a las pérdidas multimillonarias que causa. Las corporaciones han diseñado cursos que se enseñan en la naturaleza para aliviar el estrés y desarrollar la cooperación entre la gerencia y los trabajadores. Pero inevitablemente, cuando regresan a trabajar, a los pocos días o semanas, vuelven a los viejos hábitos.

Las empresas tratan de identificar las fuentes de estrés y es posible que realmente quieran ayudar a reducir el estrés en la vida de los trabajadores. Sin embargo, rara vez escuchan a quienes están estresados para saber lo que sienten y ven en su trabajo diario. Ya conocen todas las respuestas y les imponen soluciones a los trabajadores para reducir el efecto del estrés.

Por supuesto que lo saben todo, y son el agente causativo del estrés, y generalmente se olvidan de escuchar y desarrollar una buena relación con los trabajadores.

En lugar de desarrollar un equipo con un líder sensible y compasivo, el jefe toma la iniciativa y les dice a todos qué hacer y cuándo hacerlo. Es más, si hay alguna resistencia, destruyen el equipo y vuelven al viejo método de esclavitud.

Somos Responsables de Nuestro Propio Estrés

Muchas veces creamos nuestras situaciones estresantes debido a hábitos que hemos adquirido, o por nuestra personalidad que ha sido pre-entrenada desde la infancia al ver el estrés parental. Este hábito de crear estrés también puede tener efectos muy dañinos. Por ejemplo: "mi padre y mi abuelo murieron de problemas cardíacos a los 51 años." Lo he escuchado una y otra vez, y a los 51 años, el paciente empieza a sentirse mal y tiene dolor en el pecho. Si lo analizamos, es algo fácilmente subsanable; pero en sus mentes está grabado que es una falla genética, cuando no lo es.

Y luego está el diagnóstico: tiene cáncer y le quedan sólo seis meses de vida. Algunas personas han vivido una docena de años siguiendo un proceso de reestructuración cognitivo con un psicólogo y trabajando con métodos alternativos para modificar su proceso de pensamiento y su comportamiento.

En el mundo empresarial, la capacitación en gestión del tiempo, en asertividad, modificación del comportamiento y los métodos de reducción de estrés funcionan como una vacuna contra el estrés. Los que no usan buenos métodos para controlarlo, a menudo empiezan a fumar, beber alcohol, usar drogas, con la intención de reducir el estrés. Sin embargo, el uso de estas 'cosas' es sólo una solución que podría funcionar en el corto plazo. Realmente causan mayor estrés a largo plazo. La utilización a largo plazo de drogas farmacéuticas produce adicción, con el tiempo se vuelven menos efectivas y los efectos secundarios negativos causan problemas de salud. Esto puede suceder también con suplementos que interactúan con otros, o con productos farmacéuticos.

La hierba de San Juan es un remedio para el estrés a largo plazo pero interfiere con muchos medicamentos farmacéuticos. El Kava kava está prohibido en Gran Bretaña.

Como mencioné antes, la mejor manera de reducir el estrés es la prevención. Un buen comienzo es aprender a dormir ocho horas, y se puede lograr sin medicación pero con meditación y escuchando sonidos de la naturaleza antes de acostarse. Consumir una dieta saludable es importante, lo mismo que evitar estimulantes como el café y la Coca-Cola. Tómese el tiempo para aprender y practicar meditación — descubrirá que es maravillosa para ayudarle a encontrar paz interior.

Muchas personas creen que su método de gestión de estrés favorito funciona y tienen fe en él, a pesar de que sólo puede ser un efecto placebo por su fe en la metodología o su terapeuta personal.

El estrés es una parte inevitable de la vida porque casi todo puede causar estrés: la enfermedad de un familiar o mascota, la pérdida de las llaves cuando necesita salir para el trabajo, o encontrar menos dinero en su billetera del que creía que tenía. Además, por supuesto, los más graves: divorcio, muerte de un padre, amigo, cónyuge o hijo.

La solución es "Esto también pasará." La clave es aprender a dedicarse y dedicar sus talentos y su tiempo a los lugares donde pueda marcar una diferencia duradera en la vida de los demás. Le ayudará a encontrar la paz en su alma.

Siga los consejos de la oración de la serenidad:

"Concédeme el valor para cambiar las cosas que puedo cambiar, la serenidad para aceptar las cosas que no puedo cambiar y la sabiduría para conocer la diferencia".

-Reinhold Niebuhr

Meditación para Reducir el Estrés

La palabra "la meditación" me recuerda a menudo al Hare Krishna en el aeropuerto, vendiendo flores, vestido con túnicas de color naranja. O cuando conocí a los Sikhs, que siempre estaban haciendo algún tipo de meditación, incluso los yoguis muy barbudos de pelo largo que recorrían los Estados Unidos enseñando hace unos 30 años.

Sin embargo, no son sólo ellos, la mayoría del campo de la medicina que se ha dado cuenta de los beneficios, la aprueba. En verdad, la meditación tiene un enorme valor en medicina. Esta historia viene de la experiencia personal de uno de nuestros colaboradores:

"Una vez, en St. Petersburg, Florida, estaba en un Colegio de Acupuntura, y me preguntaron: '¿quieres un tratamiento clínico?' Dije: 'seguro, por qué no'. Primero me tomaron la presión arterial. Era 160 sobre 100. Me dijeron: 'va a necesitar muchas y cada una cuesta $30, pero su presión arterial se va a normalizar en un mes. Entonces les dije ' denme algunos minutos solo.' Hice una meditación simple y les pedí que me volvieran a medir la presión arterial. Lo hicieron — y fue de 135 sobre 85.

Inmediatamente el director de la escuela entró y dijo ' ¿qué está pasando aquí'? El estudiante explicó que mi presión arterial había bajado sin tratamiento. El director lo verificó y dijo '¿qué está pasando aquí?' Le respondí, 'meditación — es lo que uso para reducir la presión arterial. Pensé que iban a darme acupuntura para mi dolor de cuello — pero cuando el estudiante vio mi presión arterial, quería un mes de acupuntura para reducirla. No necesito ese tipo de ayuda.' Hablamos, el director y yo. Yo conocía a dos estudiantes de la clase que me pidieron una demostración. Cerré los ojos, tuve algunos movimientos rápidos de los ojos (REM), entré en lo que denomina un estado alfa, los abrí y dije 'Listo'. El director de la escuela no estaba contento pero me agradeció la demostración, y nunca llegaron a tratar mi dolor de cuello. Volví a casa e hice una relajación muscular progresiva, tensando y aflojando los músculos, tomé una ducha caliente y me pregunté por qué la gente va a los médicos, cualquier médico."

Existen soluciones para muchas formas de enfermedad, dolores y problemas en el sistema mediante la meditación y ejercicios de manejo del estrés.

La meditación es la cosa más fácil del mundo.

Sólo aquiete su mente controlando su concentración. Eso es todo, puede dirigir la meditación para calmar ciertas partes de su cuerpo, y puede añadir visualización creativa para trabajar en cualquier dolencia que tenga. También puede agregar autosugestión.

Póngase Cómodo

Asegúrese de que usted está usando ropa holgada, nada de cinturones, sujetadores, zapatos o joyería, etc. No debe sentir nada apretado en su cuerpo. Siéntese en una silla (con la espalda recta), o siéntese en posición medio loto en silencio por unos momentos.

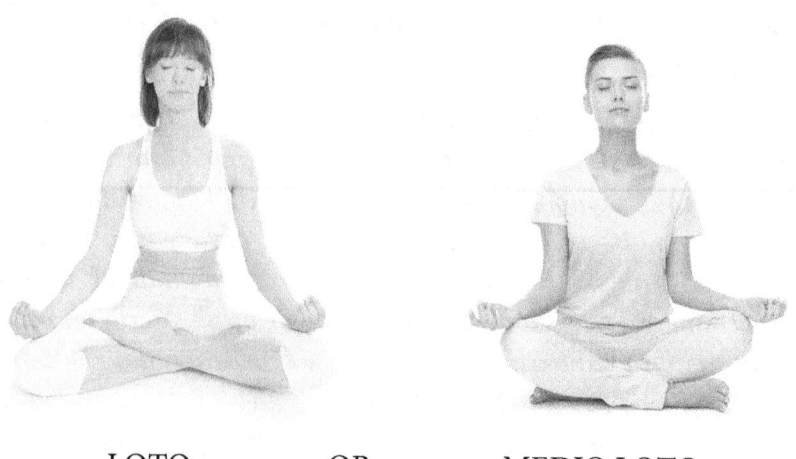

LOTO   - OR -   MEDIO LOTO

Grabe esta meditación y reprodúzcala hasta que sepa cómo hacerlo en forma automática. El entrenamiento con una grabación de audio es muy beneficioso para lograr la relajación mediante la meditación.

"Cierre los ojos y mentalmente examine su cuerpo para detectar tensión o estrés. Si usted nota que tiene cierta tensión en su cuerpo, visualícela derritiéndose poco a poco y cambiando por una sensación de relajación total y completa.

Empiece a hacer respiraciones lentas y profundas a través de las fosas nasales. *Inhale, inhale, inhale y mantenga… y ahora relájese y exhale.* Inhale desde la parte más profunda de su cuerpo, su abdomen.

Imagínese que sus pulmones son globos que se inflan hasta llenarse de aire y que el aire viene desde lo más profundo de su ser. *Mantenga el aire adentro y lentamente exhale, imagínese los globos desinflándose mientras se relaja cada vez más. Así, muy bien.*

Es una buena idea contar silenciosamente con cada inhalación.

Entonces, haga una respiración profunda, como desde dentro de su estómago, y diga el número UNO mientras inhala y llena los pulmones. *Mantenga el aire adentro, manténgalo, manténgalo. Bien, ahora exhale lentamente.* Exhalar a través de los labios ligeramente fruncidos (abiertos) es la mejor manera. *Y relájese.*

Ahora, haga 10 respiraciones profundas de esa manera, y si lo desea, puede agregar una palabra al final de la respiración, como 'paz.' Personalmente me gusta usar la palabra tres veces de esta manera… *(exhalación)… paz, paz, paz.* Diga esas palabras lentamente antes de volver a inhalar.

A algunos les gusta usar otras palabras como amor, equilibrio, armonía, shalom, OM, más profundo, etc. O puede simplemente decir la palabra r-e-l-a-x y sentir la sensación de estar totalmente relajado.

Su concentración debe estar en la respiración y con cada inhalación, llene los pulmones desde las profundidades de su estómago y sienta cómo se agranda el pecho y *mantenga el aire, mantenga, mantenga y exhale… r-e-l-a-x, paz, paz, paz.*

Sienta las olas de relajación moviéndose lentamente a través de su cuerpo. Y en un momento se sentirá más tranquilo y relajado. Así está bien.

Si en algún momento siente que su mente ya no está concentrada en la respiración, simplemente deje que los pensamientos se desvanezcan. Luego suavemente concéntrese en su abdomen y la sensación de llenar los pulmones. *Inhala, inhale, inhale, mantenga...* y lentamente exhale a través de sus labios ligeramente abiertos y después *r-e-l-a-x, paz, paz, paz.* ¡Genial!

Una vez más, examine su mente para ver qué pensamientos y sentimientos tiene después de hacer las respiraciones. Hágase consciente de ellos, obsérvelos, sin juzgarlos ni juzgarse; simplemente sea un observador. Al mismo tiempo, hágase consciente de los cambios que siente. Está cambiando para mejor. Sienta esa sensación.

Haga el ejercicio de respiración durante unos 15-20 minutos. Cuando termine, acuéstese y relájese antes de levantarse y volver a hacer lo que hace normalmente.

Haga este ejercicio una vez al día.

Otras Formas de Meditación

Hay muchas formas de meditar. Esta es una lista para que usted las investigue:

1. Meditación caminando.
2. Meditación escribiendo.
3. Meditación mientras come
4. Meditación con los chakras
5. Meditación cantando.
6. Meditación con música.
7. Meditación Koan.
8. Meditación de la conciencia del cuerpo.
9. Meditación con conciencia de la respiración
10. Meditación con luz / llama / objeto
11. Meditación Vipasanna/de atención plena

La meditación de atención plena es fácil. Sólo tiene que elegir una pieza de fruta, tal vez un durazno jugoso, o una naranja en gajos, o ciruelas, pasas, mangos, lo que sea.

Haga unas cuantas respiraciones, como lo hizo antes y releje totalmcntc su cucrpo. Examine su cuerpo para detectar tensión y libérela.

Luego, elimine los pensamientos del pasado y del futuro. Concentre su atención en el presente, sea abierto, con la mente clara y receptiva.

Por un minuto, piense de dónde vino la fruta. Aprecie el árbol, las normas sanitarias de la fruta, el supermercado, lo que sea.

Inhale profundamente y relájese.

Examine el color y la forma de la fruta. Obsérvela como si nunca la hubiera visto antes, como si la estuviera mirando por primera vez.

Imagine la textura mientras la toca, grabe el recuerdo en su mente. Huélala y grabe el recuerdo del olor.

Coma un bocado, perciba su jugosa dulzura. Grabe ese recuerdo como si nunca hubiera probado ese sabor.

Mastíquela. ¿Cómo la mastica? ¿De qué lado de la boca la mastica, el izquierdo, el derecho o ambos lados? Hágase consciente de ello y grabe la memoria.

Observe cuántas veces mastica la fruta antes de tragarla. No se apure, permita que el sabor dulce y jugoso lo llene de placer. Grabe esa sensación de placer en su mente. Hágalo lentamente, no apresure el placer. Muy bien, muy bien.

Si se distrae de la meditación, vuelva al momento de comer, la masticación, la degustación del dulce sabor jugoso; inhale profundamente y luego relájese.

Deje que el puro placer de comer esta fruta llene todo su ser. *Disfrute - disfrute-disfrute.*

Repita este ejercicio de meditación consciente, por lo menos una vez al día, preferentemente antes de la hora de la comida. Y recuerde, *disfrute - disfrute-disfrute.*

La meditación consciente o de atención plena es realmente una meditación más compleja, pero la hemos simplificado para esta sección de manejo del estrés. Le sugiero que la estudie con mayor detalle.

El Lado Espiritual de la Vida

Quiero que esté consciente de que la vida tiene un aspecto espiritual. Se lo digo a mis pacientes, y creo que hay que mencionar que 'no estamos solos' y que hay una conexión entre mente, cuerpo y espíritu.

Personalmente, medito, y doy gracias a este poder superior por mi familia, mi práctica de medicina funcional y todo el bien que hace ayudando a la gente.

Uno de los grandes éxitos es que una creencia espiritual ayuda a las personas de muchas maneras, y ellas practican la meditación para ayudarles a relajarse y encontrar su propia paz interior.

La práctica espiritual es una parte importante de la vida. Además, ayuda al nervio vago en su cabeza y da mayor tranquilidad y la posibilidad de bajar de peso sin estrés.

Creo firmemente y es mi experiencia que la meditación y la paz interior brinda calma y un sentido de propósito en la vida. Sí, trato de meditar todos los días, y usted también debería hacerlo.

EL PODER DE LA INTENCIÓN

Hay algo que decir acerca del poder de la intención. El poder de la intención funciona cuando expresa su intención en voz alta para sí mismo. Por ejemplo *"tengo la intención de controlar mis antojos y de elegir buenos alimentos para mi salud y bienestar"*.

Como alternativa, "es mi intención seguir y disfrutar este programa transformador y estoy mejorando mi salud todos los días".

CONCIENCIA:

La mente, este mundo de la conciencia, es un universo estrellado que cuando da el primer paso, se hacen evidentes mil caminos nuevos, como lo hace al amanecer, navegando a través de la luz.

~Rumi

Uno de los procesos que he aprendido a usar en mi vida y que comparto con mis pacientes es la Conciencia o la Verdad, la búsqueda de un ser superior. Creo que es la única respuesta al sufrimiento humano. Personalmente sigo una filosofía yoga y un estilo de vida budista. Aunque no soy un devoto, trato de seguir sus preceptos desde una perspectiva moderna.

Estas perspectivas son:

- Silencio
- Meditación
- Contemplación
- Aceptación de todo
- Compasión
- Amor

Eso es todo. No hace falta nada más.

Repasemos cada una con discursos cortos y citas que le darán una mayor comprensión de cada tema. La excepción es la meditación (cubierta antes), para la cual le he dado las instrucciones más sencillas.

SILENCIO

"El silencio es una fuente de gran fuerza".

Lao Tzu

- El silencio contiene una energía sin igual, porque dentro está el poder de pensar y actuar. Aquieta su mente para encontrar la paz interior.
- Lamentablemente, muchas personas piensan que necesitan evitar el silencio con el incesante parloteo de la mente, la TV, o con algún tipo de ruido. Algunas personas se sienten incómodas si están solas y en silencio – así que usan la TV como ruido de fondo para no tener esa paz interior.
- Cuando hay silencio, miramos a nuestro interior, dejamos de lado al ego temporalmente y nos recargamos. Entonces empezamos a ver el mundo como debería ser. A menudo, nuestros pensamientos nos obstaculizan y nos perdemos la belleza de la vida. Sin embargo, cuando hay silencio, hay un espacio para la introspección y la apertura de nuestra conciencia. Sí, con el silencio podemos conectarnos con nuestro verdadero ser que está conectado a la energía que nos rodea, que en silencio es conciencia pura. Puede aprovechar este conocimiento.

CONTEMPLACIÓN:

Practicar la contemplación es fundamental para liberarnos. Es una práctica espiritual que cambia su estado del ser. En lugar de juzgar las cosas, nos damos cuenta de que toda vida es mente, pensamiento o espíritu. La realidad verdaderamente es contemplación y conocimiento. La verdadera experiencia de la vida no es posible sin el concepto de saber y también vivir con disciplina moral y rendirse ante la energía más alta que habita dentro de uno. Se puede lograr ese estado parcialmente a través del estudio y la lectura de las obras de Platón y otros. Además, pensar en lo que uno ha leído se puede considerar como una forma de contemplación.

"La contemplación de la belleza hace crecer las alas del alma".

Platón

Sin entregarse a la contemplación y simplemente viviendo la vida con el objetivo de ser sanos, ricos o sabios, la verdadera contemplación es difícil. Esto se debe a que la disciplina moral para pensar y discernir claramente se basa en una comprensión espiritual o filosófica de la naturaleza de la vida y la realidad. Por lo tanto, la contemplación con el objetivo de ser sano, rico o sabio, no es verdadera contemplación.

"Es necesario... para un hombre que se aleje solo... para sentarse en una roca... y preguntarse, ' ¿quién soy, en dónde estuve, y hacia dónde voy?"

Carl Sandburg

En lugar de seguir cualquier objetivo específico, entregarse y verdaderamente contemplar vida le permite estar inmerso en la corriente consciente del conocimiento. Esa corriente se encuentra profundamente dentro de uno y lleva al saber interno de que la contemplación lo guiará hacia su propio ser superior y el conocimiento verdadero.

El valor final de la vida depende de la conciencia y el poder de la contemplación y no de la mera supervivencia.

Aristóteles

ACEPTACIÓN DE TODO

"Porque uno cree en sí mismo, uno no trata de convencer a los demás. Porque uno está contento consigo mismo, uno no necesita la aprobación de los demás. Porque uno se acepta a sí mismo, todo el mundo lo acepta a él o a ella."

Lao Tzu

A pesar que la aceptación es íntegra y no hace ninguna discriminación, en términos prácticos, he encontrado que si se divide en tres es más asequible. Hay tres cosas que hay que aceptar totalmente, y todo lo demás queda claro:

Aceptar:

- A usted mismo
- A los que lo rodean
- Todas las circunstancias en la vida (incluso las negativas tienen una Lección).

Aceptar a otros no significa necesariamente estar de acuerdo con ellos o no alejarse de algunas personas que son una fuerza o energía negativa.

Una de las mayores tragedias que experimentamos en la vida es saber que la libertad está disponible para nosotros, pero estamos atrapados en los mismos viejos hábitos y patrones. Así, estamos enredados en la sensación de ser indignos y crecemos acostumbrados a vivir en una jaula que hemos creado para nosotros, por nuestra ansiedad y auto juicio. Por lo tanto, estamos insatisfechos con la vida. No podemos tener acceso a la libertad que está justo delante de nosotros y vivimos sin paz interior, que es nuestro real derecho de nacimiento.

"Nada derriba paredes tan infaliblemente como la aceptación".

Deepak Chopra,

Podemos tener el deseo de amar a los demás sin restricciones, de sentirnos fieles a nosotros mismos, auténticos y de respirar el aire fresco y ver la belleza de la naturaleza que nos rodea. Incluso podemos querer reír y cantar o bailar al ritmo de la vida. Sin embargo, cada día, lamentablemente, escuchamos nuestras voces internas que nos hacen sentir que nuestra vida es realmente minúscula. Aunque fuésemos millonarios, o nos casáramos con la más hermosa, si no aceptamos que somos lo suficientemente buenos, no podemos disfrutar de la maravillosa vida que se nos ha dado.

Mediante la aceptación, podemos entender que, debido a nuestros miedos y creencias, nos estamos restringiendo a una jaula autoimpuesta. Podemos saber que hemos estado perdiendo el valor precioso de la vida.

"Porque después de todo, lo mejor que puede hacer uno cuando llueve es dejar que llueva."

Henry Wadsworth Longfellow

Podemos abrir la jaula aceptando todo lo que sentimos acerca de la vida y de nuestra participación en ella. Podemos aceptar absolutamente todo, y eso significa ser consciente de lo que está sucediendo en nuestra mente y nuestro cuerpo, momento a momento, sin intentar controlar nada ni juzgarnos.

En cambio, tenemos esta aceptación interna de nuestra experiencia de la vida aquí y ahora. También significa ser capaz de sentir tristeza o dolor sin resistirnos. También quiere decir tener deseo o aversión sin juzgarnos por esos sentimientos.

"La vida es una serie de cambios naturales y espontáneos. No los resistas; eso sólo produce dolor. Deja que la realidad sea la realidad. Deja que las cosas fluyan naturalmente de la manera que quieran."

Lao Tzu

COMPASIÓN

El amor y la compasión son necesidades, no lujos. Sin ellos, la humanidad no puede sobrevivir.

Dalai Lama

El budismo enseña que para obtener la iluminación, uno debe tener dos atributos: compasión y sabiduría. En realidad, cuando se tienen ambos, se puede volar y ver las cosas clara y profundamente.

En la civilización occidental nos enseñan que la sabiduría es intelectual y que la compasión es emocional, y que no nos enseñan a volar ni a tener una visión clara. Incluso nos dicen que pueden ser incompatibles entre sí.

La verdad es que la civilización occidental nos lleva a creer que la emoción obstaculiza el camino hacia la sabiduría. Esto se opone a las enseñanzas de Buda.

"Nuestra tarea debe ser liberarnos ampliando nuestro círculo de compasión para abrazar a todas las criaturas vivientes y la totalidad de la naturaleza y su belleza".

Albert Einstein

La palabra sánscrita que significa "compasión" es *karuna*, que también significa simpatía o estar dispuesto a sentir el dolor que sienten otros. El ideal de la compasión es actuar desinteresadamente para eliminar el sufrimiento, dondequiera que esté. Aunque sea difícil, casi imposible, eliminar todo sufrimiento, estamos obligados a responder a pesar de la imposibilidad.

¿Qué tiene que ver eliminar el dolor de otro con llegar a la iluminación? Esto nos hace darnos cuenta de que el concepto de "yo-yo-yo" es un pensamiento erróneo y si nos atoramos en el pensamiento de "¿qué gano yo?", no somos lo suficientemente sabios para alcanzar la iluminación.

El propósito de la vida humana es servir y mostrar compasión y el deseo de ayudar a los demás.

Albert Schweitzer

AMOR

"Amamos la vida, no porque estemos acostumbrados a vivir, sino porque estamos acostumbrados a amar".

Friedrich Nietzsche

Al intentar analizar lo que es el amor, se nos ocurren varios sinónimos. Palabras como aceptación, perdón, compartir, aprobar, cuidar, apoyo, respeto. Todos estos sinónimos no alcanzan a definir el verdadero significado del amor. Más aún, el amor debe sentirse para saber qué es.

Puesto que el amor debe experimentarse para saber su significado y su poder, es la primera y principal lección en la tierra. No se enseña en nuestras escuelas públicas como parte de nuestro currículo, sus lecciones comienzan en la concepción y continúan a lo largo de la vida.

"Dios no podía estar en todas partes, por eso creó a las madres."

Proverbio judío

La conexión entre madre e hijo en el vientre ahora es un tema común entre las mujeres. *"Mi bebé me habló ayer,"* le dijo a su amiga, *"y me dijo que iba a ser médico."* Investigaciones recientes indican que hay una conexión entre la madre y el feto. Las madres que educan a sus hijos desde el vientre, mediante audios, o leyendo libros de aprendizaje creativo, incluso escuchando música clásica o de la "Nueva Era", crían niños más cariñosos, estables, inteligentes y saludables.

"Nacemos del amor; el amor es nuestra madre."

Rumi

El amor de una madre continúa durante toda la vida. La cercanía entre la madre y el niño sólo puede ser descrita como un profundo amor, totalmente incondicional. Tal vez de la misma manera que, como hijos de un poder superior, sentimos ese cariño especial del amor.

Nuestro curso sobre el amor continúa a medida que crecemos, mediante nuestra vida familiar. Es allí donde aprendemos la intimidad de la dinámica familiar y vivimos las primeras etapas de aprendizaje. La vida familiar a menudo refleja cómo será cuando el niño madure y se convierta en adulto. La vida familiar siempre tiene un efecto ambiental sobre lo que el niño concibe como amor. Los niños casi siempre tienen características del padre con el que se siente más identificado.

"Donde hay amor hay vida".

Mahatma Gandhi

Cuando un niño va a la escuela, empieza a desarrollar amistades. Este amor por nuestros amigos implica altos niveles de respeto y aceptación. Estas relaciones con profesores y compañeros de clase se convierten en una forma especial de amor. Las amistades de la escuela pueden transformarse en amistades de toda la vida y hasta en relaciones amorosas.

"Ser amado profundamente por alguien te da fuerza, mientras que amar a alguien profundamente te da valentía."

Lao Tzu

Durante la escuela y después de la graduación llegan otras lecciones sobre el amor. Hay amor apasionado, como el amor de una pareja. Este amor surge por la química y las emociones extremadamente potentes y se enriquece mediante las reacciones en el sistema nervioso y la química del cuerpo.

"El amor es un loco, ideando sus planes salvajes, rasgando su ropa, corriendo a través de las montañas".

Rumi

Además, por supuesto, las emociones surgen de alguna fuerza o poder desconocido. La pasión, la sexualidad y el amor entre dos personas comienzan nuevamente el ciclo de la familia.

Mi lema es que el "amor es siempre la respuesta", ante cualquier situación, cualquier conflicto, cualquier duda.

El dolor que aceptamos se convierte en alegría. Atráelo a tus brazos, donde puede cambiar.

Rumi

Espiritualidad

Mientras el mundo sigue enfrentando desafíos con las religiones y las guerras religiosas (o irreligiosas), debemos ser conscientes de que hay una gran diferencia entre religión y espiritualidad.

Decir la palabra equivocada, o usar un concepto inadecuado al hablar con la gente, sin duda puede meternos en problemas en estos días. Por lo tanto, queremos ser claros: ninguna parte de este libro se refiere a ninguna religión conocida por el hombre. Sin embargo, esta sección es acerca de la espiritualidad. Por otra parte, por favor, no debemos confundir esto con el espiritismo, que consiste en hablar con los muertos.

Definición: La espiritualidad es la práctica (como un ejercicio) o la aplicación práctica de un proceso (en este caso, los ocho soportes clave) que lleva a una transformación personal dinámica (cambio permanente) en la vida. A veces y para algunas personas, son conceptos religiosos, pero hoy está más orientada hacia una experiencia personal subjetiva y al crecimiento psicológico independiente. No tiene relación alguna con ningún concepto religioso específico y, por supuesto, no interfiere con ninguna práctica religiosa.

Más importante aún, se puede referir a una profunda actividad o experiencia gozosa. Como se dará cuenta no existe una definición ampliamente aceptada del concepto, y se puede aplicar a muchas prácticas que hay hoy en día.

Es más que un problema de definición, hay una diferencia académica activa — y esta puede ser esclarecedora y útil a medida que continúe su viaje de la vida. Veamos algunos de los términos más competitivos utilizados para hablar de este tema.

Fe — mucha gente piensa en la fe en términos religiosos/ sobrenaturales, como la "fe en Dios". Los psicólogos religiosos pueden considerarla como una creencia, pero la fe es más natural. Surge de un punto de vista psicológico, no religioso, y significa una determinación natural, innata, en su personal búsqueda de significado y propósito en la vida.

Desde el nacimiento, todos en la tierra tienen una sensación innata que les dice que hay "algo más", y quieren buscarlo y saber que está ahí. Así como un recién nacido clama por atención de su madre cuando no está a la vista, los adultos buscamos un significado más profundo en la vida, un propósito y la respuesta a la pregunta: "¿por qué estoy aquí?"

Sé que podría decir que no todo el mundo es así, pero basta con ver las noticias. Hoy en día, reconocemos que vivimos en un mundo atribulado donde a las personas se les lava el cerebro, se las tortura y se las mata. Esto sucede porque caminamos por error en una parte del mundo donde el libre pensamiento y la fe en el aprendizaje sobre nosotros mismos contravienen la ley, o donde no existe ninguna ley civil. Esto es verdaderamente triste.

Sin embargo, desde el lugar en el que nos encontramos en el mundo, podemos reconocer esta fe y es una parte natural del ser humano.

Desde el punto de vista no religioso, los agnósticos y los ateos tienen este concepto y este tipo de fe. Escuchamos en las religiones, con demasiada frecuencia, que "la fe es un regalo", y cuando observamos el mundo vemos mucha gente sin fe en un poder superior. Empezamos a preguntarnos si el poder superior estaba de vacaciones cuando nacieron.

En verdad, todos pueden disfrutar el don de la fe, ese impulso interno de buscar y descubrir el significado y propósito en la vida. Si bien es cierto que algunos han ejercido su don innato mucho más que otros y su fe es más definida y está presente en sus vidas, la pregunta sigue siendo: ¿Quiénes somos para juzgar a los demás?

Espiritualidad; algunas personas se deciden por una religión específica. Entonces, su espiritualidad se limita a la doctrina y el dogma de una específica fe en Dios o en una iglesia. O bien puede restringirse a una creencia en la madre naturaleza y las prácticas que él o ella realizan en la vida para conectarse con esa espiritualidad, como la oración, los sacramentos, caminar o ir de excursión en la naturaleza.

Así, la espiritualidad es el camino que una persona recorre, mientras define su fe y mientras busca el significado y propósito en su vida. Por lo tanto, la fe es un sentimiento interno, una conciencia de que hay algo más en la vida. Por otra parte y al mismo tiempo, la espiritualidad es el camino que transitamos para descubrir algo más en la vida. La espiritualidad surge cuando se enciende la fe. Mi sugerencia es que la encienda.

La creencia representa sus verdades personales internas mientras recorre el mundo o al final de su viaje espiritual en la vida. Es más fácil después de su búsqueda espiritual, decidir qué "es verdad" y "que no lo es". Así, expresa diariamente sus creencias personales aprendidas a lo largo de su camino de la vida mientras intenta alcanzar la paz con su propia fe interior. (La fe interior es el anhelo de todos los seres humanos de significado y propósito en sus vidas mediante la participación en prácticas espirituales y la búsqueda de sus verdades personales).

La religión generalmente se refiere a determinado grupo o comunidad con el que se comparte creencias similares, se apoyan para investigar esas creencias y se hacen responsables de vivir de acuerdo con esas creencias. Las distintas religiones han codificado sus creencias en sus libros sagrados, y mediante su propio sistema de prácticas morales y rituales, intentan lograr una conexión con las profundas convicciones de su comunidad.

No dude en expresar lo que siente sobre esto en sus comunicaciones con familiares y amigos. Esto es beneficioso cuando habla con alguien que duda si posee el don de la fe. Es útil para entender cuando alguien dice que es espiritual pero no religioso y muchas otras interacciones o comunicaciones que quedan sumidas en la oscuridad cuando usamos palabras o frases poco claras o mal definidas.

La meta más elevada de cualquier sendero espiritual es rendirse ante él. Rendirse no es una forma de derrota ni de debilidad. Tal vez, es la fuerza más poderosa que le permite total libertad y posibilidades en la vida. Es confiar en que el poder superior, Dios, el universo o una inteligencia superior, puede hacer cualquier cosa y alcanzar cualquier cosa, incluso cuando no puede ver de antemano el resultado de un desafío.

Desiderata

"Camina plácidamente entre el ruido y las prisas, y recuerda que la paz puede encontrarse en el silencio. Mantén buenas relaciones con todos en tanto te sea posible, pero sin transigir.

Di tu verdad tranquila y claramente; Y escucha a los demás, incluso al torpe y al ignorante. Ellos también tienen su historia.

Evita las personas ruidosas y agresivas, pues son vejaciones para el espíritu. Si te comparas con los demás, puedes volverte vanidoso y amargado porque siempre habrá personas más grandes o más pequeñas que tú.

Disfruta de tus logros, así como de tus planes. Interésate en tu propia carrera, por muy humilde que sea; es un verdadero tesoro en las cambiantes vicisitudes del tiempo.

Sé cauto en tus negocios, porque el mundo está lleno de engaños. Pero no por esto te ciegues a la virtud que puedas encontrar; mucha gente lucha por altos ideales y en todas partes la vida está llena de heroísmo.

Sé tú mismo. Especialmente no finjas afectos. Tampoco seas cínico respecto al amor, porque frente a toda aridez y desencanto, el amor es tan perenne como la hierba.

Acepta con cariño el consejo de los años, renunciando con elegancia a las cosas de juventud.

Nutre la fuerza de tu espíritu para que te proteja en la inesperada desgracia. Pero no te angusties con fantasías. Muchos temores nacen de la fatiga y la soledad.

Más allá de una sana disciplina, sé amable contigo mismo. Eres una criatura del universo, al igual que los árboles y las estrellas; tienes derecho a estar aquí.

Y, te resulte o no evidente, sin duda el universo se desenvuelve como debe. Por lo tanto, mantente en paz con Dios, de cualquier modo que Lo concibas. y cualesquiera sean tus trabajos y aspiraciones, mantente en paz con tu alma en la ruidosa confusión de la vida. Aún con todas

sus farsas, cargas y sueños rotos, éste sigue siendo un hermoso mundo.
Sé alegre. Esfuérzate en ser feliz".

Max Ehrmann, "Desiderata" (1927)

Cuando se está en este nivel espiritual, todo siempre se desenvuelve como debe. Con este ser espiritual, nunca tiene que luchar ni forzar a ninguna persona o situación para que sea como lo desea. El ego dentro de usted piensa que está aislado y separado del resto de la gente de su especie, que está luchando para resistir en el mundo que es hostil.

Es un ser de espíritu puro. Rendirse a ese espíritu y escuchar su voz interior le brinda la oportunidad de sintonizar con esa inteligencia superior, y de eliminar la lucha de su vida.

En este proceso se libera de todos los miedos y dudas y deja ir los obstáculos creados por su propio ego.

8. Actividad Física

Actividad Física - Ejercicio

El Mundo Moderno de Hoy Nos Presenta un Problema

En el pasado, cuando las personas eran cazadoras y recolectoras, su actividad física y su dieta de carne y lo que recolectaban, las mantenía fuertes y físicamente en forma. Sin embargo, hoy en día, la mayoría de la gente es mucho menos activa.

En vez de cazar para conseguir alimento, manejamos hasta el autoservicio de comida rápida, o llamamos al 1-800-XXP-PIZZA para pedir una masa deliciosa, pero no demasiado nutritiva, de trigo y salsa de tomate, llena de queso y pepperoni procesados. Es más, llega en 20 minutos a nuestras puertas. Luego, nuestro ejercicio se limita a levantar un trozo y llevárnoslo a la boca junto con algún refresco azucarado y lleno de químicos, para bajar la comida. Sin duda, los tiempos han cambiado.

Sí, la tecnología de la pizza en 3 minutos nos hizo la vida más fácil, pero no más saludables. Si viera la grasa abdominal, esa grasa poco saludable, como llantas de automóvil alrededor de la cintura, y tuviera una manera de eliminarla, escucharía.

Hoy en día manejamos autos y usamos transporte público: autobuses, trenes, incluso trenes bala — para llegar donde queremos ir. No pensamos que caminar sea tan importante para llegar a donde queremos ir. Las máquinas hacen nuestro trabajo, lavan la ropa sucia y la secan. Nos sentamos en sofás y vemos TV por cable o vía satélite, en vez de caminar al parque y disfrutar de un paseo alrededor del lago. En la televisión podemos ver espectáculos de la naturaleza de muchos países y pensamos que ya conocemos la naturaleza.

Cada vez menos gente hace trabajo manual; la robótica está remplazando nuestras manos en las fábricas en los Estados Unidos y todo el mundo. El entretenimiento se limita a una televisión de pantalla plana o nuestra computadora portátil, y a escuchar música mientras nos conectamos en las redes sociales con personas de todo el mundo.

La mayoría de nosotros trabajamos en empleos que implican estar sentados en una silla frente a una computadora, o en una línea de montaje armando algún dispositivo tecnológico. Hay tan poco esfuerzo en nuestro trabajo, ¿cómo podríamos no ser un poco regordetes?

Cuando pasamos de la infancia a la adolescencia, recibimos regalos de coches o motocicletas, o las compramos con nuestros ahorros. Todos, padres e hijos, nos movemos menos, quemamos mucha menos energía y grasa que hace 50 años.

Los investigadores dicen que demasiados adultos están sentados durante más de siete horas por día y luego, por supuesto, acostados para dormir. Están sentados en el trabajo, cuando viaja al trabajo, en casa frente a la TV y la computadora, en las comidas y hasta en los paseos en parques temáticos.

En la tercera edad es peor — diez horas diarias sentados, además del tiempo para dormir. Los adultos mayores, los mayores de 65 años, generalmente están sentados o acostados durante 10 o más horas por día. Este es el grupo etario de personas con más conductas sedentarias.

La Vida Sedentaria

El Departamento de Salud de los Estados Unidos ha denominado a la inactividad "el asesino silencioso". El sedentarismo, estar acostado o sentado durante un periodo prolongado, realmente no es bueno para la vida, el bienestar ni la salud. Tampoco es bueno para la longevidad.

Debe hacer todo lo posible para aumentar sus niveles de actividad, aunque su cuerpo tenga dificultades para hacerlo. Debe reducir las horas que usted y los miembros de su familia pasan sentados frente a una pantalla. Dicho esto, vamos a enumerar las conductas del estilo de vida que hay que vigilar:

- estar frente a la computadora
- usar el auto para viajes cortos que puede hacer fácilmente caminando
- sentarse a leer
- hablar o escuchar música sentado

Este sedentarismo aumenta el riesgo de contraer o empeorar enfermedades crónicas. Entre otras:

- Aumento de peso y obesidad
- Diabetes
- Enfermedades del corazón
- Accidente cerebrovascular

El Dr. Nick Cavill (NHS, Reino Unido) dijo:

"Las generaciones anteriores estaban activas de manera más natural mediante el trabajo manual, pero hoy tenemos que encontrar maneras de integrar la actividad en nuestra vida cotidiana".

"Esto significa que cada uno de nosotros debe pensar en aumentar los tipos de actividades que se adaptan a nuestro estilo de vida y pueden incluirse fácilmente en nuestros días," dijo el Dr. Cavill.

La realidad nos golpea cuando nos damos cuenta de que alcanzamos nuestro objetivo de actividad diaria y aún estamos en riesgo de tener problemas crónicos de salud. Esto sucede cuando pasa el resto de su día viendo televisión o acostado.

Vamos a darle algunas ideas sobre cómo aumentar la actividad física y el ejercicio en su vida diaria, independientemente de su edad. Lea estos consejos para aumentar la actividad física y el ejercicio diario, no importa cuál sea su edad; lea acerca de cómo aumentar su movimiento para ser una persona activa y hágalo a su manera. Aquí empiezan las sugerencias:

Actividad Física

Ser físicamente activo lo hace sentir mejor consigo mismo, y los beneficios para la salud se multiplican por la energía puesta en cada actividad.

Una vida activa reduce el riesgo de desarrollar:

- Enfermedades del corazón
- Accidente cerebrovascular
- Hipertensión
- Algunos tipos de cáncer
- Diabetes tipo II,
- Osteoporosis

Seguir un programa estructurado de ejercicio diario le ayudará a perder peso e incluso a reducir sus niveles de estrés. El ejercicio físico regular ayuda a controlar y mantener el peso y también a reducir el estrés en su vida.

Con el Ejercicio Aeróbico se Liberan Sustancias Químicas en el Cerebro

En 1999, Michael A. Babyak y James Blumenthal, de la Universidad de Duke, realizaron un estudio que fue publicado en "Archives of Internal Medicine." (Archivos de Medicina Interna).

Las personas que hicieron ejercicio moderado, 40 minutos diarios, de 3 a 5 días a la semana, obtuvieron beneficios. El cerebro liberó sustancias químicas. Por supuesto, los resultados variaron entre los participantes en el estudio dependiendo de la intensidad de la actividad.

Se realizaron ejercicios aeróbicos que produjeron una mayor liberación de sustancias químicas — y estos fueron los resultados del análisis del estudio sobre las sustancias liberadas:

Endorfinas

La glándula pituitaria libera endorfinas cuando se hacen ejercicios vigorosos y sostenidos. Se liberan ante estímulos dolorosos y estresantes, reducen el dolor relacionado con el ejercicio y permiten que el cuerpo se ejercite durante períodos más prolongados y con más intensidad. Los otros efectos positivos incluyen:

- Disminución del estrés
- Sensación de euforia (después del ejercicio)
- Disminución del apetito y mejora de la respuesta inmune

Serotonina

La serotonina es una sustancia química liberada por el cerebro durante el ejercicio. Como estimuladora del ánimo, reduce los niveles de depresión.

Simon N. Young, ex jefe de redacción de la "Revista de Psiquiatría y Neurociencia", afirmó que los que tienen niveles bajos de serotonina a menudo sienten efectos negativos y depresión. Esto provoca un aumento del riesgo de trastornos cardíacos.

Factor Neurotrófico Derivado del Cerebro

El FNDC (factor neurotrófico derivado del cerebro) es uno de los neurotransmisores que se liberan en el cerebro como respuesta a la actividad y el ejercicio. Esto ayuda a reducir los síntomas de depresión. El Dr. Gary Small, en PsychologyToday.com, ha indicado que mejora la salud del cerebro y mejora la memoria.

Efectos Positivos del Ejercicio en la Vida

Se pueden obtener muchos efectos emocionales positivos al hacer ejercicio con regularidad. Estos efectos positivos, entre otros, son la mejora de la autoestima, mejora del estado de ánimo, mejora de la memoria, la función mental y la reducción del estrés, disminuyendo así la posibilidad de enfermedad. Se ha demostrado que los efectos de reducción de la depresión son similares en los que hacen ejercicios y los que toman antidepresivos. Este tema se sigue investigando.

Preferentemente, su meta debe ser de 30 a 40 minutos diarios de ejercicio de intensidad moderada (o por lo menos durante cinco días a la semana). Además, debe realizar dos sesiones de ejercicio semanal para fortalecer los músculos, pero no en días consecutivos. Una buena meta es 30-40 minutos el fin de semana y lo mismo el miércoles. Deje pasar un par de días después del fortalecimiento muscular, para no agotarse en el proceso de musculación. Así los deja descansar por un par de días y luego vuelve a los ejercicios de fortalecimiento muscular. Esto le dará una resistencia muscular increíble.

Por Favor, Defina la Actividad Física

Se define a la actividad física como una actividad que tiene el propósito de mejorar y mantener su condición física y que también mejora su salud en general.

La actividad física se divide en tres categorías:

- ¿Cuáles son las actividades diarias que se podrían considerar normales? Caminar o ir en bicicleta a trabajar o a la escuela cinco días a la semana. Hacer una limpieza profunda de la casa sin el uso de aparatos robóticos de limpieza. Trabajar en el jardín, o cualquier tipo de trabajo manual que realice dentro de su trabajo normal. Por ejemplo, un mecánico de automóviles es un trabajo bastante activo que implica cargar y levantar cosas pesadas.

- Actividades dinámicas en el tiempo libre, por ejemplo, bailar (esta es una muy buena forma de mantenerse activo y estimula el fortalecimiento del cuerpo). Jugar con los niños al aire libre, o caminar o andar en bicicleta. El ejercicio en bicicleta fija en lugares cerrados también entra en esta categoría.

- Deportes, fitness, baile aeróbico, ejercicio aeróbico, natación (uno de los mejores ejercicios porque utiliza casi todos los músculos sin estrés), y deportes competitivos como fútbol, béisbol, baloncesto, fútbol, tenis, boxeo, lucha, karate — o entrenamiento en fitness en una clase de ejercicios.

Mantener un estilo de vida activo

La verdad es que no hay ninguna receta perfecta que garantice una excelente salud, si bien la combinación de una alimentación sana y ejercicio regular se acerca bastante a lo que necesitan los seres humanos.

Hacer ejercicio con regularidad, o ser activo físicamente todos los días, beneficia a muchos sistemas del cuerpo para que funcionen de manera óptima. Esto ayuda al cuerpo a ser resistente a:

- Diabetes
- Problemas glandulares
- Enfermedades del corazón
- Muchas otras enfermedades

Las 2008 *Physical Activity Guidelines for Americans* (Pautas de actividad física para los estadounidenses) indican que la actividad física regular brinda los siguientes beneficios:

- Aumenta las oportunidades de tener una vida larga y saludable.
- Protege de la cardiopatía, accidente cerebrovascular o cualquiera de sus precursores, como la hipertensión, o niveles perjudiciales de lípidos en la sangre.
- Protege de ciertos tipos de cáncer. Entre otros, el cáncer de colon y de mama y posiblemente del cáncer de pulmón y uterino.
- Ayuda a evitar la Diabetes tipo II (en adultos) y también protege del síndrome metabólico (un patrón de factores de riesgo que aumentan las posibilidades de enfermedades del corazón y diabetes. Más adelante hablaremos más sobre esto).
- Reduce y previene la osteoporosis.
- Disminuye el riesgo de caídas y mejora la función cognitiva en la tercera edad.
- Alivia los síntomas de trastornos de depresión y ansiedad y mejora la disposición.
- Inhibe el aumento de peso y estimula la pérdida de peso (cuando se combina con una dieta baja en calorías).
- Ayuda a mantener el peso después de perderlo.
- Fortalece el tejido cardíaco y pulmonar
- Fortalece los músculos
- Mejora nuestra capacidad de tener un sueño profundo.

La Inactividad Nos Cuesta a Todos

Como ya vimos que la actividad física regular y el ejercicio benefician la salud, podemos estar seguros de que el sedentarismo no sólo no la beneficia sino que es perjudicial.

El sobrepeso y las enfermedades crónicas son sólo el comienzo. Las estadísticas han demostrado que sólo el 30 por ciento de los adultos en la sociedad estadounidense han informado que realizan actividades físicas o ejercicio cuando tienen tiempo. Alrededor del 40% de los estadounidenses encuestados indicaron qué no hacen ningún tipo de ejercicio.

Los estudios realizados con sensores especiales de movimiento (acelerómetros) para medir la actividad de las personas indicaron que los informes personales de actividad física realizada no son precisos. Cuando se comparan los métodos personales para registrar la actividad física con los de las personas que usan acelerómetros, queda demostrado que las personas sobreestiman sus niveles de actividad y ejercicio.

El Centro para el Control y Prevención de Enfermedades señaló que la falta de actividad en más de nueve millones de casos de enfermedad cardíaca representó un costo de 24 mil millones de dólares, y esta es la última estadística disponible de hace catorce años.

Otro informe del CDC (por sus siglas en inglés) indica que las personas que realizan actividades físicas redujeron mucho sus gastos médicos, a diferencia de las que tienden a ser sedentarias. No sólo eso, también dieron datos muy específicos: si la gente fuera más activa podría reducir los costos médicos directos alrededor de $ 70 mil millones de dólares al año.

¿Puede permitirse una vida sedentaria si tiene que pagar el deducible por problemas cardíacos? Que a uno lo etiqueten como "flojo" puede ser incluso más perjudicial porque un estudio de Nurses' Health descubrió un vínculo innegable entre la obesidad y ver demasiada televisión. Y, por último pero no menos importante, los investigadores hicieron un seguimiento de la actividad física y la dieta de más 50 mil mujeres de mediana edad durante seis años. Lo que descubrieron fue que por cada 2 horas de ver TV todos los días, las mujeres tuvieron un 23% más de probabilidad de desarrollar obesidad, y además, el 14% tiene el riesgo adicional de contraer diabetes. El estudio indicó que ni siquiera importaba si las mujeres hacían ejercicio o no, cuanto más tiempo miraban la televisión, mayor era el riesgo de aumentar de peso y contraer diabetes. Estar sentado mucho tiempo en el trabajo también pareció tener los mismos afectos de aumento de peso y diabetes.

Además, los estudios han demostrado que quienes ven la televisión, están sentados en el trabajo, o sentados mientras conducen o viajan, tienen un mayor riesgo de muerte prematura que los que son más activos.

Los estudios tienden a demostrar que estar sentado durante horas reduce la eficiencia metabólica y provoca sobrepeso, diabetes, enfermedad cardiovascular y otras afecciones de carácter crónico.

Para resumir, salga a correr temprano en la mañana o haga una caminata rápida, o una caminata después del almuerzo; todo eso es beneficioso para la salud. Si bien esto no ayuda a compensar un día de estar inactivo, ni un día delante de la computadora o la noche frente al televisor, lo ayudará a estar más activo.

Entonces, haga planes para tener vida activa, haga una rutina regular de actividad/ejercicio y recuerde que reducir el tiempo que pasa sentado lo puede beneficiar.

¿Cuánto Ejercicio Necesito?

Si no hace ejercicio regularmente y no tiene un estilo de vida activo, aumentar lo más posible su actividad física lo puede beneficiar. Cualquier actividad aeróbica realizada durante cualquier periodo aumenta la frecuencia cardíaca y eso es bueno para prevenir la enfermedad. Varios estudios han indicado que caminar rápidamente - aunque sólo sea 1-2 horas semanales (15-20 minutos diarios) empieza a disminuir el riesgo de accidente cerebrovascular o ataque al corazón, o de contraer diabetes o de muerte prematura. Ahora, caminata rápida puede ser un término muy amplio, caminata intensiva podría ser otra descripción.

Mencionado anteriormente: las pautas de actividad física 2008 para los estadounidenses indican que un adulto sano necesita un mínimo de:

- 2-1/2 horas por semana de actividad aeróbica de intensidad moderada, o
- 1-1/4 horas por semana de actividad aeróbica de intensidad vigorosa,
- o una combinación de los dos.

Si no es una persona activa, debe tener en cuenta el riesgo de lesiones al iniciar una actividad física. Para reducir el riesgo, distribuya su actividad o ejercicio en unos cinco días a la semana. Comience con estiramientos.

Para combinar ejercicios moderados y vigorosos durante cinco días, empiece haciendo 20-25 minutos más o menos de ejercicio aeróbico intenso dos días, y luego media hora de actividad bastante intensa en dos días.

Divídalo en sesiones más cortas. Si puede mantener la actividad durante un mínimo de 10 minutos, obtendrá los beneficios del ejercicio aeróbico para fortalecer su corazón y músculos.

Los adultos también necesitan hacer ejercicios de fortalecimiento muscular al menos dos veces por semana. Por otra parte, los niños necesitan por lo menos 60 minutos o más de un ejercicio apropiado para su edad y su salud. Esto podría lograrse con un entrenamiento de intensidad moderada o terapia de natación.

¿Qué es Moderado y Qué es Vigoroso?

Un ejercicio moderado aumenta un poco la respiración y frecuencia cardíaca. Hay una manera de determinar si la actividad es moderada, con lo que se denomina prueba de conversación. La actividad física debe ser suficiente como para empezar a sudar, pero aún podrá mantener una conversación casi normal.

Con una vigorosa sesión de ejercicios, la actividad aeróbica crea un ritmo de respiración y una frecuencia cardíaca mucho más rápidos, y aún podrá conversar, pero con frases cortas.

Por favor, recuerde que una actividad o ejercicio moderado para una persona pueden ser muy vigorosa para otra.

Un corredor campeón no tendría ningún problema en correr una milla en tres minutos sin problemas, pero su padre mayor probablemente no podía correr una milla en cinco o seis minutos sin estrés. Piense en un adulto mayor, que probablemente no podrá correr la milla a menos que esté en perfecto estado de salud.

Salga a Caminar o Ande en Bicicleta, ¡Es Divertido!

Es un gran regalo poder levantarse y caminar, y para muchos, también es una forma de meditar. Caminar no requiere ningún equipo especial, sólo zapatillas para caminar por la calle o acera, o incluso descalzo sobre la arena a la orilla del mar. Se puede caminar en cualquier momento, en cualquier lugar y a menos que viva en un barrio conflictivo, es una actividad muy segura. Caminar lentamente no suele ser ningún problema para la mayoría de las personas, o puede caminar rápidamente y los estudios demuestran que es un ejercicio que prácticamente cualquier persona puede hacer. Numerosos estudios han demostrado que caminar como ejercicio reduce el riesgo de desarrollar enfermedad cardiovascular, diabetes y accidente cerebrovascular en diferentes grupos de la población.

No sé si lo habrá notado, pero muchas personas mayores caminan por parques, centros comerciales y otros lugares. Les prolonga la vida y les brinda infinidad de beneficios para la salud, a cualquier ritmo, ya sea enérgico o lento; es un método fácil y gratis para ejercitar su cuerpo. La caminata enérgica y la caminata rápida a tres millas por hora es, por supuesto, mucho más beneficioso para las personas más jóvenes que caminar a ritmo lento. Caminar rápido también es ideal para controlar el peso.

He observado que las personas que viven hasta una edad muy avanzada comparten tres cosas: caminan, comen porciones muy pequeñas y tienen un buen sentido del humor.

El Ciclismo es Divertido

Cuando éramos chicos, aprendimos a andar en bicicleta con ruedas de entrenamiento. Luego nos graduamos a dos ruedas y luego a bicicletas con múltiples velocidades. Un informe reciente indica que andar en bicicleta brinda beneficios similares a los de la caminata. Los investigadores estudiaron a más de 18,000 mujeres durante más de cinco años para investigar el cambio de sus niveles de ejercicio físico con relación a su peso corporal.

Durante ese período, las mujeres promediaron un aumento de 20 libras de peso. Sin embargo, las que hicieron 30 minutos más de ejercicio por día, aumentaron mucho menos de peso que las que no cambiaron su nivel de actividad. Además, el tipo de actividad física que realizaron también marcó una diferencia. Las mujeres que anduvieron en bicicleta o caminaron enérgicamente durante más tiempo pudieron controlar más fácilmente su peso. Las que caminaron lentamente no lo lograron.

Caminar rápidamente puede ser difícil para algunas personas, pero andar en bicicleta puede ser más divertido y una bicicleta estacionaria podrían ser una alternativa más segura y más cómoda que caminar enérgicamente para bajar de peso. Parecería que las mujeres obesas caminaron más lentamente y durante menos tiempo que las mujeres con un peso promedio. Sin embargo, cuando pasaron la misma cantidad de tiempo andando en bicicleta, el efecto aeróbico de aumento del ritmo cardíaco y la respiración fue mucho mayor.

Si no le encanta caminar enérgicamente ni andar en bicicleta, cualquier forma productiva de ejercicio como el baile aeróbico o la natación puede hacer que su corazón lata más rápido y que respire más rápido, y le resultará más fácil cumplir con las pautas apropiadas de actividad y ejercicio para controlar el peso. El único requisito es hacerlo durante el tiempo suficiente y con la frecuencia adecuada para que tenga un efecto positivo.

Caminar y andar en bicicleta son actividades «ecológicas» y seguras para el medio ambiente. Son excelentes maneras de llegar al trabajo o a casa de un amigo o a cualquier evento que no requiera vestimenta formal.

Cuanto Más Activo Sea, Más Beneficios Obtendrá

Piénselo, una actividad aeróbica moderada por semana es un buen punto de partida. Aunque, sin duda, no es el máximo recomendado de ejercicio. Si sigue un programa de ejercicio más intenso o prolongado, disfrutará de mayores beneficios para su salud. Recuerde al hombre de las cavernas — cada día o cada dos días, tomaba su lanza, una roca y salía a caminar o a correr largas distancias, buscando a su presa para llevarla a su cueva. Generalmente eso le tomaba tiempo, esfuerzo y ejercicio aeróbico. Cuanto más intenso y prolongado sea su ejercicio, mejores serán su vida y su salud.

Tenga en cuenta que su esfuerzo mínimo semanal debe ser aparte de cualquier actividad ligera habitual en su vida. Las actividades bastante moderadas y poco vigorosas - incluyendo baile, natación y otras también pueden formar parte de su cantidad de ejercicio semanal si les realiza durante más de diez minutos.

Niveles de Ejercicio Para Bajar de Peso y Mantener Su Peso Ideal

Puede encontrar fácilmente su peso en las tablas de peso ideal para hombres y mujeres, y si esa es su meta, es una experiencia fantástica llegar a ese punto y mantenerlo.

Para remodelar su cuerpo, o para lograr un cuerpo joven y bien formado y evitar el aumento de peso de la mediana edad, debe vigilar lo que come.

No hay ninguna regla fija en cuanto a la cantidad de ejercicio necesario para mantener o mejorar la salud. Sin embargo, he visto lo que están haciendo los artistas de televisión y películas. Algunos de 50 años tienen cuerpos de 25-30 años. Algunos entrenan de una a cuatro horas diarias, tres a cinco días por semana. Sin embargo, su sustento se basa en su apariencia y esa es su elección.

Así que vaya a un gimnasio o contrate a un entrenador privado. Algunas personas tienen gimnasios en sus hogares, y trabajan intensamente. En general, no hay ninguna regla fija sobre la cantidad de tiempo y esfuerzo necesarios. Usted podría necesitar más de dos horas para sentir que ha alcanzado sus metas de salud ideal. Sin embargo, ese es el punto de partida. Cuando usted hace ejercicio, produce serotonina y eso le levanta el ánimo. Es una sensación genial, y mantiene su mente y cuerpo motivados para seguir adelante, llegar a la condición ideal que desea y mantenerla.

Empiece Lentamente y Vaya Aumentando a Medida que se Sienta Capaz

Las pautas de actividad física para los estadounidenses, como se mencionó anteriormente, presentan ideas para la población de los Estados Unidos. Esas pautas no están talladas en piedra. Se establecieron para cubrir al americano promedio y no específicamente para usted.

Si nunca en su vida hizo ejercicio, y ha estado sentado todo el día en una silla secretarial en el trabajo, puede que necesite un poco de ayuda para empezar su programa de fitness. El médico de medicina funcional le puede dar una mano con eso, o puede seguir los consejos de este libro.

El desafío con las pautas establecidas para la población total del país es que han intentado cubrir el promedio y la mayoría de la población. Esas pautas no son para todos. Si está demasiado obeso como para cumplir con esos niveles de actividad, puede que necesite adaptar las pautas. Esas modificaciones pueden ser en la dieta, estiramientos y quizás usar algunas pesas en sus muñecas o tobillos para ayudarlo al comienzo del programa.

La cantidad de ejercicio que necesita depende de su estructura genética, lo que come y su IMC. Si tiene mucha grasa, es posible que quiera darse por vencido porque nunca estuvo expuesto a un régimen de actividad. También recuerde que depende del tamaño de su cuerpo, altura y constitución, su genética y su capacidad para hacer ejercicio sin exagerar.

Hace 65 años se realizó un estudio de unos 7,000 graduados en la Universidad de Harvard. El estudio sugirió que las personas mayores y obesas, especialmente aquellas con discapacidades físicas, pueden obtener tanto beneficio de una media hora de caminar lentamente como el que obtienen los jóvenes de actividades de ejercicio más intensas.

Por lo tanto, si usted siente que una determinada actividad o ejercicio es demasiado intenso, puede ser justo lo que necesita para mejorar su corazón y respiración, aunque sea un ejercicio ligero, menos que moderado. Sin embargo, si le está causando dolor físico, probablemente no sea beneficioso, y deba reconsiderar lo que está haciendo.

El dolor físico sería un esguince o una tensión que dura más de unos segundos. Eso podría ocurrir si usted no es muy activo, y por lo tanto, una media hora al día podría ser más de lo que puede manejar. Aprenda a medir su progreso según cómo se sienta durante y después de la actividad. Empiece lentamente y vaya progresando hasta los 30 minutos y se dará cuenta enseguida. El consejo de "empezar lentamente y progresar" ha estado vigente durante mucho tiempo. Es un buen consejo para todos, pero especialmente para las personas mayores y discapacitadas.

Empezar lentamente le ayudará a reducir el riesgo de lesiones y disfrutará más de su programa de ejercicios.

Si siente que la ropa le queda más holgada, su programa es exitoso; si siente que la ropa le queda más apretada, modifíquelo un poco y no tendrá problemas en bajar una talla o dos.

¡Todo el Mundo, Muevan Su Cuerpo, Todos, Ya Mismo!

¿Ha notado el bombo que usan en publicidad para convencerlo de que vaya a este gimnasio o club de natación, o lo que sea? Los anuncios muestran modelos de cuerpo firme, de todas las edades, en su mayoría jóvenes, sonriendo, y los del sexo opuesto están muy interesados en lo que ven delante de ellos.

Publicidad aparatosa, bombo, bombo, no es la realidad. Si lo piensa, usan el mismo tipo de publicidad en anuncios de cigarrillos, bebidas alcohólicas, etc.

Tiene que preparase mentalmente para la realidad de la actividad física y el ejercicio. Si ha eliminado sus malos hábitos, como fumar o beber en exceso, el ejercicio va a ser una actividad perfecta para disfrutar de la sensación de estar vivo. Más aún, por poco ejercicio que haga será mejor que nada. La clave principal es alejarse de las pantallas y hacer algo positivo para ejercitar aeróbicamente el corazón y los pulmones. Esencialmente, MUEVA SU CUERPO.

Mejorar la Memoria a través del Ejercicio

Cuando realiza ejercicio moderado tarde en la vida, al parecer tiene menor riesgo de manifestar pérdida de memoria. Un programa de seis meses de ejercicio físico mejora la función cognitiva en personas de mediana edad y mayores. Un programa aeróbico de alta intensidad la mejora más y ayuda a quienes ya tienen pérdida de memoria.

Lamentablemente, del 10 a 15% de las personas con algunos desafíos cognitivos perderán su memoria hasta cierto punto. Esto sucede cada año. Esto es especialmente triste porque menos del dos por ciento de toda la nación tiene este problema. Sin embargo, quienes ya lo enfrentan están en mayor riesgo. El ejercicio es una solución porque ejercita el corazón y los pulmones y la oxigenación de los pulmones y el aumento de la circulación de la sangre al cerebro es una solución fácil porque los problemas desaparecen con el ejercicio.

Lo que sucede es que el ejercicio protege el cuerpo contra algunos retos cognitivos mediante la producción de compuestos neuro protectores. Con el aumento del flujo sanguíneo y el aumento del desarrollo de nuevas neuronas saludables, las demás sobreviven y prosperan. Así, el ejercicio disminuye el riesgo de problemas del corazón y enfermedad vascular.

Normalmente, cuando uno envejece, hay una fuerte probabilidad de deterioro progresivo de la memoria y la función cerebral. Más tarde, uno puede confundirse y en los últimos estadios del deterioro, ser incapaz de cuidarse.

Sin embargo, al mantener un estilo de vida saludable y dedicarse a sus actividades y ejercicios, este proceso le ayuda a mantener el buen funcionamiento del cerebro durante toda la vida.

Los estudios han documentado los efectos positivos del ejercicio físico sobre el cerebro humano. Los últimos estudios han documentado que la actividad física tiene numerosos efectos positivos en su vida y los resultados muestran que la actividad mejora la función cerebral. Se determinó que realizar un mínimo de ejercicio moderado a los 40 y 50 años reduce un 40% el riesgo de deterioro cerebral. El ejercicio moderado en los mayores de 50 años reduce el riesgo en más del 30%.

Son resultados impresionantes de una media hora de ejercicio, en pocas palabras.

Un deterioro cognitivo leve generalmente se describe como una fase de transición, entre el momento de tener un funcionamiento normal del cerebro, y el desarrollo de problemas más graves como la enfermedad de Alzheimer o demencia. Solamente el 1-2% de la población desarrolla demencia, y esta tasa podría elevarse a 10 a 15% con los que tienen un problema cognitivo leve.

Cuanto más activo mantenga el cerebro funcionando a pleno y pueda evitar el deterioro cognitivo, más tiempo conservará la función cerebral y mejor será la vida para usted.

Cuando usted hace ejercicio, estimula al cerebro a funcionar con más flujo de sangre oxigenada, y se produce un fenómeno interesante. La oxigenación del cerebro es como ralentizar las ondas cerebrales con meditación y autohipnosis. Cuando se está en ese nivel de cerebro/mente, lo que se piensa y lo que se oye que tienen un efecto en su vida. Si está escuchando música con palabras, es importante que no contenga mensajes negativos. A menudo, la gente escucha mp3s de autosugestión, superación personal/autohipnosis, música de meditación o sonidos de la naturaleza y otras cosas que son positivas para el cerebro y el óptimo funcionamiento del cuerpo en el futuro. Cuando hace eso, el cerebro y la mente trabajan más para crear lo mejor en su vida.

Su Cuerpo y los Principios del Ejercicio

Como sabe, su cuerpo es una máquina asombrosamente eficiente. Es una bio computadora bioquímica, electromagnética alimentada por energía solar. Sin el sol, su vida no duraría tanto tiempo, por eso digo que está alimentada por energía solar. Imagine por un momento que su cuerpo es como un impecable Lamborghini. No lo dejaría estacionado en el garaje, año tras año, permitiendo que la gasolina y el aceite se malogren. Después de años de abandono, la batería no arrancará, y el coche funcionará mal, si lo hace. Su Lamborghini debe circular y ejercitarse.

Usted es su propio Lamborghini, y para mantenerlo funcionando bien, necesita cambiar el aceite (beber dos a tres litros de agua por día), cargarle gasolina (buenos alimentos saludables adecuados para la vida) y seguir moviendo su cuerpo. Realmente es fácil cuando se empieza.

Por lo tanto, cuando se da cuenta que es más valioso que cualquier coche deportivo, se tomará el tiempo y seguirá las recomendaciones de beber agua, comer alimentos saludables y hacer una rutina de ejercicios que incluya uno o más de los siguientes:

1. **Aeróbicos:** Correr, nadar, baile aeróbico, ejercicios, y caminata rápida son excelentes ejercicios aeróbicos. Su corazón bombea mejor, mejora la oxigenación en la sangre, las células se regeneran, entre otros beneficios. Además, no olvide el aumento de endorfinas (analgésicos naturales). Con el ejercicio, la vida generalmente deja de ser un fastidio. Los ejercicios aeróbicos son fantásticos para mejorar la función del sistema inmunológico.

2. **Entrenamiento interválico (anaeróbico):** La investigación reciente ha demostrado que es mejor no caminar o correr durante largos períodos. Hágalo por intervalos, camine 30 minutos, descanse y vuelva a caminar. La da tiempo al corazón para ponerse en marcha, ejercitarse, ralentizar, descansar, y así sucesivamente. Esto es óptimo para obtener buenos resultados sin estresar el corazón o los pulmones. De hecho, probablemente sea la manera más eficiente de quemar la grasa. Alterne periodos cortos de ejercicio de alto rendimiento con algunos minutos de recuperación. Esto se llama entrenamiento interválico y puede mejorar espectacularmente su salud y su vida. Las ráfagas cortas de ejercicio intenso le ayudarán a lograr una salud óptima más rápido.

3. **Fortalecimiento:** Algunas personas sienten la necesidad de fortalecer y aumentar sus músculos con pesas y entrenamiento de resistencia. Es un programa eficaz y a menudo puede producir excelentes resultados, como los abdominales marcados y esculpidos. Sin embargo, lo importante es que tenga un entrenador que pueda ayudarlo a aprender y diseñar una rutina de fortalecimiento de su cuerpo para optimizar los beneficios del programa. Recuerde que un entrenador puede ayudarle a evitar los errores que producen tensiones, esguinces u otras lesiones.

   Las repeticiones pueden cansarlo. Haga sólo las que necesite para sentir que los músculos están trabajando y luego deténgase.

Las pesas deben ser lo suficientemente pesadas como para cumplir ese propósito y lograr la meta en unas 10 repeticiones o menos. Por supuesto, no es conveniente trabajar los mismos grupos musculares cada día. Necesitan como mínimos 48 horas para descansar, repararse y reconstruirse.

4. **Ejercicios de Abdominales:** Hay 29 músculos en el abdomen, situados principalmente en la espalda, la cavidad abdominal y la región pélvica. Estos músculos son los que le dan fuerza a su cuerpo para moverse y fortalecerlos le ayuda a proteger la espalda y columna vertebral, para que sea menos susceptible a lesiones por malos movimientos. El trabajo de musculación del núcleo también proporciona mayor estabilidad y equilibrio. El Yoga y Pilates son excelentes métodos de entrenamiento y de fortalecimiento de los músculos del núcleo. Usted puede aprender los ejercicios adecuados con un entrenador personal.

5. **Estiramiento:** no sólo son importantes antes de empezar hacer ejercicio, sino que por sí mismos son de suma importancia para la salud de las articulaciones y ligamentos. Los estiramientos periódicos de articulaciones, cuello y espalda en todas las direcciones y ligeramente más allá de su límite (evitando lesiones) son útiles para mantenerlos en forma.

6. **Equilibrio:** Los estudios han demostrado (y también la observación de nuestros familiares y pacientes) que el equilibrio y la estabilidad disminuyen con la edad. Es uno de los primeros exámenes en los consultorios médicos para la población madura y de la tercera edad, porque debe abordarse para evitar las caídas. A medida que vamos envejeciendo, tenemos que evitar el entrenamiento con pesas y concentrarnos en el de equilibrio. Los ejercicios de yoga son una manera fantástica de conservar la fuerza, el equilibrio y la movilidad.

CAPÍTULO CINCO
Agua y Salud - Sin Agua No Hay Vida

"El agua es la fuerza motriz de la naturaleza."
-Leonardo Da Vinci

Introducción

El ser saludable demanda beber agua. Sin agua, no hay salud, no hay vida – así de simple. Es más, todos sabemos que necesitamos tomar 2 litros al día y eso es sólo una regla general - pero solo para la persona promedio que pesa alrededor de 100 a 120 libras. Una mejor regla es que se necesita tomar un litro por cada 50 libras de peso. Así que si usted pesa 200 libras – debería tomar alrededor de 4 litros al día. Sin embargo, no hay dos personas iguales, y no hay dos personas que requieren la misma cantidad de agua. Una persona que corre una triatlón requiere más agua y comida con mas calorías, que una persona del mismo peso que trabaja en una oficina los 5 días a la semana y que los fines de semana se relaja frente al televisor. Los niveles de actividad, la cantidad de ejercicio, el clima en el que se vive, y su condición muscular, grasa corporal, y más, todos juegan un rol importante en la cantidad de agua que debería beber óptimamente.

Hemos conversado sobre que el cuerpo puede producir algunos nutrientes, pero sabemos una cosa, la única sustancia esencial que necesitamos y que el cuerpo no puede producir, ¡es el agua! Porque si no la bebemos lo suficiente, moriríamos. Por lo tanto, tiene sentido que el agua sea un nutriente esencial.

El agua es un nutriente esencial que nuestro cuerpo simplemente no puede producir por sí mismo; necesitamos conseguirlo de nuestra comida, o de lo que bebemos. Debido a que nuestros cuerpos humanos no tienen la habilidad de producir agua, si no la bebemos lo suficiente, morimos. Por lo tanto, tiene sentido que el H2O sea un nutriente esencial.

El varón adulto promedio esta hecho de aproximadamente 65% de agua. Sin embargo, hay muchos factores que influyen en este porcentaje incluyendo la salud, el peso, la edad y el género. Las mujeres son 54% agua. Para un bebe, este contenido puede ser tan alto como 73% para un recién nacido. Un adulto obeso puede tener un porcentaje de agua tan bajo como 45%. Todo depende en las bioestadísticas variables, las cuales incluyen múltiples factores, como dónde vive uno, su raza, su grasa corporal, y otros factores.

El tejido adiposo (grasoso) de nuestro cuerpo tiene muy poca agua, mientras que nuestros músculos son esencialmente 70% de agua - por lo tanto aun cuando una persona obesa y un fisicoculturista puedan pesar lo mismo, su porcentaje de contenido de agua será sustancialmente diferente.

A medida que envejecemos, tendemos a perder masa muscular y a aumentar nuestra grasa corporal - por lo cual la cantidad de agua que debemos beber, a medida que envejecemos, cambia. No es necesario entrar en detalles al respecto, pero - si alguna vez los hospitalizan y necesita adquirir fluidos por un goteo intravenoso, notará que, a través del tiempo, sus necesidades de agua disminuirán.

Podemos mantener nuestra masa muscular al incrementar nuestra resistencia, al hacer natación, correr, y nuestros niveles de grasa pueden mantenerse dentro de las medidas regulares al controlar nuestras opciones de alimentos mientras que mantenemos o incrementamos el valor nutritivo de nuestra comida.

El Valor del Agua

El agua nos permite saciar la sed, y lubrica nuestros cuerpos, lo cual es vital para nuestra salud. Y también, vitalmente para nuestra salud, el agua disipa el calor dentro de nuestros cuerpos y regula la cantidad de calor que se pierde.

En un coche, el agua (refrigerante) se utiliza para reducir el calor en el motor. Es similar con nosotros.

El agua transporta nuestra comida, desgarrada en pequeños pedazos, a través de todo nuestro cuerpo para que podamos sacarles los nutrientes y transportarlos a las células de nuestras sangre. Luego, nuestra sangre carga esos nutrientes a cada uno de nuestros órganos, glándulas, tejidos, y donde sea que se necesiten.

El agua es un lubricante esencial para nuestros cuerpos. El agua es la fuente de lubricación para nuestras articulaciones y para movernos de manera fluida. El líquido sinovial de nuestras articulaciones está hecho de un alto porcentaje de agua. Además de lubricar, el agua es el líquido que lleva la comida y los nutrientes a través del cuerpo y lubrica los intestinos para facilitar la eliminación de los deshechos.

Cuando lloramos, botamos agua, con un poco de sal. La mucosa del cuerpo también es agua. Ambos son agentes que limpian el cuerpo, y eliminan materias extrañas.

Guardamos Agua Dentro de Nosotros

Dado que estamos hechos de 65 a 74% de agua, ¿donde se almacena?

En su mayoría, nuestro suministro de agua esta en la sangre que circula en nuestros cuerpos, y en las células alrededor de ella. Dónde la almacenemos, afecta nuestra salud y equilibrio.

Lo que comamos, y nuestra condición de salud, cualquiera que esta sea, puede cambiar la distribución de nuestra agua. Si no comemos suficiente proteína, nuestras paredes arteriales se pueden debilitar, y nuestra agua podría filtrarse a las áreas circundantes. Los tejidos pueden inflamarse, causando un edema, la cual es una retención de agua, que puede ser visible tanto para usted como para su médico.

El agua dentro de nuestro cuerpo siempre está en movimiento, por lo cual nuestro peso siempre aumenta y baja, y eso depende de nuestra ingesta de agua, y de cuanto eliminamos. El tomar muchísima agua, o el estar deshidratados, pude causar una significativa diferencia.

Los adultos normalmente orinan alrededor de 1,5 litros por día, y pierden otro litro a través de la respiración, el sudor y las actividades intestinales. Por si no lo sabía, la respiración es 100% agua finamente dispersa, y cuando nos ejercitamos, y respiramos aceleradamente, perdemos incluso mas agua.

Cuando estamos enfermos, tenemos fiebre o diarrea, se pierde aún más agua. Con la fiebre y sudor perdemos todavía más agua, y podemos deshidratarnos en el proceso.

El Agua en Nuestros Alimentos

Necesitamos seguir la regla de 2 litros de agua embotellada fresca y pura cada día. Si lo hacemos, nuestra salud mejorará. Y no se olvide de que la comida también tiene un poco de agua, lo que ayuda. Pero, por favor, no piense que tomar un litro de Coca-Cola o una tetera de café puede ser considerado como agua. El daño causado por las bebidas azucaradas y con cafeína prácticamente destruye el beneficio que contiene el agua.

Además de esos 2 litros mínimos de agua, las frutas y verduras también son algunas de las mejores fuentes de agua. Los productos frescos u orgánicos usualmente tienen entre un 75 a un 85% de agua:

Sandías	92%
Fresas	92%
Pomelos	91%
Melones	90%
Melocotones	88%
Naranjas	87%
Arándanos	87%
Frambuesas	87%
Piñas	87%
Albaricoques	86%
Ciruelas	85%
Moras	85%

Manzanas	84%
Peras	84%
Cerezas	81%
Uvas	81%
Bananas	74 %

Las verduras frescas también tienen altos contenidos de agua. Muchos vegetales tienen un contenido de más del 90% de agua:

Pepinos	96%
Lechuga iceberg	96%
Apio	95%
Calabacín	95%
Tomates	94%
Col	93%
Coliflor	92%
Pimientos dulces	92%
Espinacas	92%
Zanahorias	87%
Guisantes verdes	79%

La palabra clave en todo esto es FRESCO – productos agrícolas frescos, productos orgánicos frescos, productos frescos del mercado. Dado que estos productos no han sido manipulados por la Agricultura Industrial la cual altera la nutrición con químicos.

Una vez que las verduras son sacadas del campo, empiezan a perder agua gradualmente. La sandía y la lechuga tienen los mas altos contenidos de agua; ambos tienen un contenido de agua aproximado del 97%. Por lo tanto, el consumo de verduras y frutas es fundamental para que nosotros podamos mantener un nivel adecuado de agua y una salud óptima.

¿Come carne? El consumo de carne de ternera magra es ideal, ya que tiene aproximadamente un 80% de agua, sin embargo la carne de una vaca completamente crecida solo tiene aproximadamente un 50%.

Si usted requiere enormes cantidades de agua, como un triatleta, y físicamente no puede beber suficientes cantidades para satisfacer esa necesidad, entonces podrá conseguir toda esa agua extra de sus alimentos. Tomar agua purificada, embotellada, preferiblemente de un envase de vidrio y no de plástico, y comer alimentos frescos y saludables será suficiente para mantenerlo hidratado.

Manteniendo sus Fluidos Bien Balanceados

El calentamiento global, el aumento de las temperaturas, literalmente, en todo el mundo, traen calor y humedad. Estos también son los factores de un ambiente que está impactando significativamente el balance de los fluidos humanos, y por lo tanto nuestro contenido de agua, y nuestra salud. En zonas que sufren de sequía y altas temperaturas, como California, Arizona, Nuevo México, o de altos porcentajes de humedad, como el Sur de Texas, Florida, Georgia la gente suda más que en otras partes del país. Si no tienen aire acondicionado - sudan más.

Cuando el sudor se evapora, se siente más fresco porque el sudor quita el calor. Si la humedad que lo rodea siempre es alta, el sudor no tendrá el mismo efecto, porque no se evapora - y por lo tanto nuestros sistemas de refrigeración no son capaces de alcanzar las demandas de nuestros cuerpos. Por lo cual el cuerpo reacciona produciendo mayores cantidades de sudor al tratar de mantenernos frescos. Este ciclo incrementa nuestro sudor y agota nuestro suministro de agua, lo cual afectará nuestra salud si el agua no es reemplazada rápidamente.

Para los que viven en el Norte, la deshidratación es diferente a la que es inducida por el sudor por exceso de calor. Aun si hace frío, podemos sentir que el sudor sale por los poros de nuestra piel, pero es posible que no notemos la magnitud de nuestra pérdida de agua y puede que no nos apresuremos a reemplazarla. El sudor es el mensaje que nos lleva a buscar a hidratarnos con agua potable.

¿Usted viaja por avión? Si lo hace, el viajar en una cabina presurizada a una gran altura, puede estar afectando su capacidad de mantener el equilibrio de su agua. Las cabinas presurizadas tienen un nivel de humedad de cero.

¿Recuerda que mencioné que la respiración es 100% agua?; Cuando su avión aterriza, la humedad en el se ha incrementado aproximadamente un 40%. Considerando que nuestra salud depende de la cantidad de agua que tengamos en nuestro sistema, tiene sentido que los aviones sean incubadoras de enfermedades. Así que si su azafata le pregunta si quiere una botella de agua – tómela. Es buena para su salud. Y, últimamente, con lo ajustados que se han puesto los precios de las aerolíneas y algunas bandejas de comida, es mejor que traiga dinero para pagar por su agua, ya que es tan importante para su salud.

Entendiendo Su Hidratación

¿Tiene sed? Esa es la última señal para indicarle que necesita hidratarse. Si tiene sed, significa que no está haciendo su trabajo bien, dado que la sed no es una buena señal. Tome agua durante todo el día. Mantenga siempre una botella a la mano y tome de ella. Otra pregunta, ¿de que color es su orina en su primera micción del día? Si su primera orina es de color amarillo claro, un poco mas clara que la limonada – le va bien; significa que su hidratación está yendo bien.

Sin embargo, si el color es oscuro, más o menos como jugo de manzana – no ha estado bebiendo suficiente agua. La solución consiste en tomar un poco de agua, ahora, e hidratarse. Recuerde que necesita consumir una cantidad mínima de 2 litros de agua purificada al día.

Si su orina es negra, morada, o roja, necesita ir a una sala de emergencias inmediatamente.

Demasiada gente piensa que tener sed es una buena señal para saber si está bien hidratado, pero no lo es; para cuando pasa esto ya es demasiado tarde. Existe un tiempo entre el primer momento en el que nos deshidratamos y cuando los primeros síntomas de la sed aparecen. Si tiene sed, ya está deshidratado.

El mecanismo de la sed en la tercera edad no es tan sensible como en la gente menor. Por lo tanto, las personas mayores deben ser conscientes del hecho de que deberían estar bebiendo agua todo el tiempo. Puede llegar a ser aún más serio cuando no pueden controlar del ambiente que los rodea, como en hospitales y residencias. Las personas mayores pueden deshidratarse debido a que su mecanismo para la sed, especialmente si está tomando medicamentos, no es como era cuando estaban en sus cincuentas. Se debe tomar especial cuidado en las instalaciones que proveen cuidado para los ancianos.

Todo tipo de medicamentos, especialmente los medicamentos para el dolor, pueden opacar los sentidos – lo cual hará que el mecanismo de la sed esté defectuoso en cualquier persona que esté tomando medicamentos para el dolor de forma regular. Asegúrese de conservar su consumo de agua. Si está hospitalizado o está recibiendo cuidados en su casa y tienen un goteo de solución salina o de azúcar intravenoso - igual tiene que tomar sus 2 litros de agua al día. Con diuréticos sentirá sed porque este medicamento se utiliza para eliminar el exceso de agua, por lo cual le aconsejamos seguir tomando agua. Sin embargo, su médico lo aconsejará mejor sobre el uso de diuréticos y sobre la cantidad de agua que debería beber. Siempre siga las recomendaciones de su médico.

¿Y la Sal? ¿Debería evitarla o usarla?

La sal no es tan importante como el agua dado que puede obtener sus requerimientos diarios de sal a través de la comida. Pero, igual, es muy importante que obtenga la sal que necesita diariamente. Y, ¿a que me refiero cuando digo "sal"? Definitivamente no es "sal de mesa". Cuando el médico le dice "Evite comer alimentos salados o agregarle sal a sus comidas". Está en lo correcto. Pero solo tiene razón si se refiere a la sal de mesa.

El Dr. David Brownstein, en su libro "Sal, Tu Camino Hacia La Salud", explica la razón histórica de por qué se produjo la sal inicialmente (para conservar la comida antes de que el enlatado y la refrigeración existieran) y cómo llego la sal a nuestras mesas. Definitivamente, la mayoría de las personas deberían evitar la sal de mesa, ya que no tiene la mayoría de los elementos nutritivos que necesitamos, pero casi todos se beneficiarían al utilizar (agregarla diariamente a sus comidas) la sal sin refinar o sal "entera". Estas sales son sacadas del mar o de minas en la tierra.

Por experiencias personales que he tenido con mis pacientes, he notado que incluso la presión arterial disminuye (y a decir verdad algunos de ellos han podido dejar de usar medicamentos para la presión arterial) cuando empezaron a usar sal entera. Un entrenador personal de élite incluso resolvió su problema de fatiga, el cual había tenido durante muchos años, en 48 horas al utilizar sal entera.

Por lo tanto, considere usar estas sales diariamente. Si sufre de presión arterial alta, asegúrese de chequearse a diario. Para ver si su presión arterial empieza a aumentar, disminuir o parar de moverse. Pero si empieza a caer (el cual es el escenario más probable), notifíqueselo a su médico y empiece a disminuir (sin dejarlos inmediatamente) sus medicamentos antihipertensivos.

CAPÍTULO SEIS
JUNTANDO TODO

Introducción al Tratamiento de las Enfermedades Crónicas con la Medicina Funcional

Debido a la naturaleza introductoria de este libro, discutiremos brevemente las enfermedades crónicas más comunes que afectan a la sociedad moderna. Sin embargo, para una discusión más profunda sobre estas enfermedades, recomendamos nuestros próximos libros de esta serie de libros de Medicina Funcional y libros de otros autores mencionados en la sección de lecturas sugeridas.

La Medicina Funcional se aproxima a las enfermedades crónicas desde una perspectiva única, de que realmente estamos hechos de: cuerpo, mente y espíritu. Por lo tanto, está compuesta de un tipo de terapia médica, la cual está en relación a los soportes clave o pilares que tienen funciones independientes, pero que interactúan estrechamente entre sí.

Muchas enfermedades crónicas tienen denominadores comunes, incluyendo:

- Deshidratación y Acidez
- Salud del intestino
- toxicidades
- Deficiencias vitamínicas
- Inflamación
- Oxidación
- Anomalías genéticas

Al igual que otros factores que causan desequilibrios en alguna parte del cuerpo. Es importante notar que varios síntomas y enfermedades en un sistema orgánico pueden ser un reflejo de un desequilibrio sustancial en otro sistema o parte del cuerpo.

Aun si usted está sano, hay recomendaciones generales que se aplican a usted y a todos, haya o no haya alguna enfermedad presente. Estas recomendaciones son factores importantes que mejorarán su salud y lo mantendrán saludable.

La Medicina Funcional tiene el objetivo de prevenir problemas de salud y de adoptar un enfoque proactivo para estar sano. Por lo tanto, al seguir estas sencillas recomendaciones de cerca, evitará o retrasará la aparición de determinadas enfermedades en su vida.

Podrá enfrentar la mayoría de las enfermedades crónicas al seguir las recomendaciones generales para equilibrar los ocho soportes claves (pilares).

Los 8 Apoyos Clave son:

- Desintoxicación
- Deficiencia vitamínica
- Inflamación
- Salud Intestinal
- Sensibilidad a los Alimentos
- Desbalances hormonales
- Manejo del estrés
- Actividad física

Para empezar, es necesario tener un nivel específico de la responsabilidad de cualquier enfermedad crónica que se podría tener, y darse cuenta de que el tratamiento y el proceso de curación y sanación deben provenir del paciente, y no del médico ni de los medicamentos prescritos. Se necesitan cambios en la vida para que el cuerpo pueda comenzar su proceso de curación. Así, a medida que empezamos a discutir las enfermedades crónicas y los protocolos que están involucrados en su tratamiento, por favor dese cuenta de que usted -el paciente, es un participante principal en este proceso. Nosotros, como médicos especialistas en medicina funcional, estamos aquí para aconsejarle y ayudarle en este proceso.

Ahora discutiremos las causas fundamentales compartidas que afectan a la mayoría de enfermedades crónicas y a la salud en general (ver capítulos anteriores para una discusión más a fondo de estos "pilares"). Vamos a discutir detalles de las enfermedades crónicas más comunes que afectan a los tiempos modernos.

Desintoxicación - Si usted está enfermo con una enfermedad crónica, no hay duda de que hay algún tipo de toxicidad en su cuerpo. Hay pautas básicas para la desintoxicación, y no es un producto que se puede comprar en la farmacia o en cualquier tienda de alimentos saludables. Es considerablemente diferente, y la desintoxicación es un proceso que toma todos los días de su vida.

Sabemos que cuando la gente oye hablar de desintoxicación lo relacionan con el alcohol o abuso de drogas o el uso de clónicos mejorados con clorofila. Ese no es el proceso de desintoxicación. A lo que nos referimos es cómo el cuerpo elimina los desechos de la caja. Nosotros estamos explicando cómo se puede mejorar el proceso de su propio cuerpo para eliminar las toxinas, así como reducir al mínimo su exposición futura a la toxicidad. Esto es vital debido a que un gran número de enfermedades son causadas por la toxicidad del cuerpo.

> **CONSEJOS DE DESINTOXICACIÓN:** Desintoxícate con regularidad en casa o bajo la supervisión de un profesional de la salud.
>
> **BEBA:** Un montón de agua y siempre purificada, embotellada o filtrada.
>
> **INFÓRMESE:** Acerca de la contaminación del medio ambiente a nivel local (o lugares a los que viaje) y sea activo en la comunidad para asegurar que existan regulaciones del gobierno para proteger el medio ambiente.

EVITE: Cigarrillos (incluyendo dispositivos de vapor), el humo secundario, el alcohol, las drogas y los medicamentos a menos que sean médicamente necesarios.

PRUEBA: Una vez al año como mínimo, comprobar la carga tóxica de su cuerpo a través de pruebas de laboratorio.

Vitaminas y Minerales - A todos nos encantaría pensar que nuestro alimento contiene la mayor cantidad de los nutrientes que necesitamos para vivir una vida sana. Este no es más el caso. ¿Por qué? Bueno, cuando te das cuenta de que después que la British Journal of Nutrition revisó 343 estudios, comparando productos cultivados orgánicamente a los producidos a través de Big Ag, los investigadores en los Estados Unidos y Europa encontraron que los cultivos orgánicos y alimentos a base de ingredientes orgánicos, tenían niveles más altos de antioxidantes que aquellos cultivos producidos convencionalmente. Los investigadores también descubrieron que los alimentos convencionales tienen concentraciones más altas de pesticidas y un metal tóxico, el cadmio. "Esto demuestra claramente que los cultivados orgánicamente, las frutas, verduras y granos, ofrecen beneficios nutricionales y en la inocuidad de los alimentos ", dijo el coautor del estudio Charles Benbrook, profesor de investigación en el Centro para la Agricultura Sostenible y Recursos Naturales de la Universidad del Estado de Washington. *

* Fuente: British Journal of Nutrition, julio 2014

Si usted no puede obtener los nutrientes de las frutas y verduras que compra en el supermercado, sería aconsejable ir al mostrador de productos de comida orgánica o un mercado de granjeros. El gran problema es que los productos que han sido cultivados comercialmente, a diferencia de los productos orgánicos tienen cadmio tóxico (un metal pesado) y numerosos pesticidas tóxicos. Por otra parte, no se nos dice nada al respecto. Por lo tanto, obtenga un producto adecuado y saludable en una tienda de alimentos orgánicos, o mercado agrícola. Además, asegúrese de complementar su nutrición con las siguientes vitaminas y minerales provenientes de un multivitamínico fuerte que contenga una dosis diaria recomendada superior a la actual, incluyendo:

- Vitamina D
- Omega 3/6/9
- Vitamina C
- Complejo B
- CoQ10
- Resveratrol
- Probióticos
- Multivitamínico fuerte

Inflamación - además de Glicación, (la producción incontrolada de proteínas y compuestos de glucosa que causan problemas relacionados con la diabetes y afecciones neurológicas) y la oxidación, (pérdida de electrones, lo que indica un cambio en las propiedades y la carga de la molécula, que afecta a la unión). Todos ellos están vinculados a los otros soportes clave (pilares), pero hay ciertas cosas que se puede hacer para minimizarlos:

DUERMA. Duerma lo suficiente, 7-8 horas al día es bueno para el rejuvenecimiento y el descanso.

EJERCÍTESE. Caminar, correr, nadar, hacer deporte, estar activo, consulte la sección de ejercicios para obtener más información.

AGUA. Beber agua. (La cantidad mínima de agua necesaria es de 2 litros al día, a veces más.)

DIETA A BASE DE PLANTAS. Coma frutas y verduras (min. Se necesitan 3-4 porciones por día, tal vez más.)

CERO AZÚCAR. Evitar azúcares excesivas, carbohidratos y granos, especialmente los productos altamente refinados.

HIERBAS. Utilice ciertas hierbas (orégano, jengibre, cúrcuma, clavo, pimienta inglesa de Jamaica, Mezcla de Especias para Pastel de manzana, Tomillo, Mezcla de especias para pastel de calabaza, mejorana, canela, salvia y Especias gourmet italianas.)

Salud Intestinal - La mayoría de la gente no tiene idea de lo importante que es para una vida sana. Acá presentamos algunas ideas que puede considerar:

> **ANTIBIÓTICOS.** Evite abusar de los antibióticos, utilice si la infección persiste después de probar todos los métodos naturales.

> **COMA ORGÁNICO.** Esa es la mejor manera de tener los intestinos sanos.

> **EVITE:** Grupos de alimentos nocivos: lácteos, granos (especialmente granos que contienen gluten)

> **EVITE:** Estreñimiento

> **COMA:** Mucha fibra

Sensibilidades a los alimentos/elección de alimentos:

> **EVITE:** Grupos de alimentos nocivos: lácteos, granos (especialmente granos que contienen gluten)

> **EVITE:** Los alimentos a los que sea alérgico (IgE) y sensible (IgG), de acuerdo a su versión de prueba y error o a pruebas de laboratorio.

> **SEA ATENTO:** A lo que siente al comer alimentos por primera vez o al volver a comerlos.

> Coma alimentos integrales, orgánicos. Incorporar superalimentos como las algas y setas

Desequilibrios Hormonales:

Debido a que las hormonas son mensajeros del cuerpo que se comunican con todos los sistemas del cuerpo, regulan todas las funciones del cuerpo. Si se produce un desequilibrio hormonal, todo se ve afectado. El desequilibrio hormonal es la verdadera causa de la enfermedad. El sistema endocrino es vital y debe estar alineada armónicamente con el sistema nervioso, inmunológico y reproductivo, además de sus riñones, los intestinos, el hígado, el páncreas y los tejidos para mantener y controlar:

- Niveles de energía
- Reproducción
- Crecimiento y desarrollo
- Balance sistémico interno (homeostasis)
- Estrés y respuesta a las lesiones (conocida como lucha/ huida)

Si después de estas medidas generales mencionados en este libro, todavía siente que tiene un desequilibrio hormonal (basado en los síntomas que describimos en el capítulo 4) haga que su médico chequee sus niveles hormonales.

Antojos:

La mayoría de la gente anhela cosas (yo ni siquiera los llamaría alimentos) que no son buenas para su salud. Todos sabemos lo que son, y en su mayoría se empaquetan en plástico, cargado con azúcar, sal, colorantes artificiales, sabores, y otras cosas que no son parte de una dieta saludable - y sé que usted piensa que saben bien, pero que no son buenos para usted. No los coma- coma fruta fresca en vez.

Estrés:

En pocas palabras, el estrés mata. Es la fuerza detrás de gran parte de las enfermedades y trastornos del cuerpo humano y la existencia humana. Debe aprender a controlarlo. Mi método favorito es la meditación, y es fácil de aprender. Practíquelo cuando se despierta por la mañana, y también antes de ir a dormir. Sea consciente de los factores de estrés en su vida, y aprenda a minimizarlos, y vea desaparecer el estrés. Recuérdese a sí mismo todos los días que usted puede estar ocupado y va sobre su ajetreo, pero lo puede hacer sin tener estrés. Si se estresa - emplee algunas de las técnicas que hemos mencionado en este libro, conviértalos en Eustrés - y utilícelo para que pueda alcanzar el éxito.

Las técnicas de relajación ayudan mucho, también lo hacen las técnicas de respiración profunda. Considere la posibilidad de recibir ayuda de un terapeuta si usted no sabe cómo superar el estrés por su cuenta. Además, considere las hierbas medicinales y fórmulas de estrés natural si usted encuentra que sus niveles de estrés son demasiado difíciles de manejar por su cuenta.

Conciencia:

Siga el camino religioso, de fe o espiritual de su elección. Siguiendo estos caminos, usted fortalecerá sus capacidades, psicológicamente para sanar, lidiar con el estrés, para vivir una vida con paz interior y mucho más. Sugiero que usted practique la contemplación, la aceptación de lo que es en la vida, tener compasión y amor universal.

Actividad Física y Ejercicio:

Manténgase activo diariamente. Si usted está involucrado en un programa de ejercicios, deportes, correr, natación, tenis o lo que sea - esté involucrado. Camine en lugar de conducir cualquier distancia corta. Use las escaleras en lugar del ascensor. Haga el mínimo de los programas de ejercicio, un mínimo de 1 1/4 horas si el ejercicio de intensidad grave o 2 1/2 horas a la semana si se trata de un ejercicio de intensidad moderada.

Varíe sus ejercicios entre cardio, resistencia, fortalecimiento, núcleo, estiramiento y equilibrio. Considere la posibilidad de involucrarse con un programa de la comunidad, un gimnasio privado, o un entrenador personal. Tome este consejo a pecho – mueva su cuerpo, sea activo, y recuerde que una vida sedentaria es una vida a la espera que los desastres de salud sucedan.

Pasemos al tratamiento de enfermedades crónicas específicas:

ALERGIAS

¿Qué son las alergias estacionales y ambientales?

Las alergias son una reacción exagerada de los mecanismos de defensa del cuerpo, a sustancias que normalmente provocan ninguna reacción en la mayoría de las personas. La mayoría de estas reacciones alérgicas son causadas por alérgenos y provocan estornudos, respiración sibilante, problemas respiratorios, y a veces comezón. Las alergias por lo general no sólo son irritantes, varias están conectados a diversas y graves, enfermedades del sistema respiratorio generalizadas (como sinusitis o asma). Los elementos en su hogar podrían ser la causa, y usted puede reaccionar a la hipersensibilidad y síntomas, etc. Las alergias pueden ser debido a los cambios estacionales o pólenes en el aire y a más.

Es mi firme creencia (y la literatura sobre alergias al maní y látex lo demuestran) que las alergias en general y, específicamente la incidencia de las alergias estacionales, están aumentando debido a los hechos ya mencionados en este libro. Las razones detrás de esto es que están aumentando las toxinas ambientales y la carga tóxica en el cuerpo humano, mientras que simultáneamente la competencia de nuestro sistema inmunológico está disminuyendo en estos tiempos modernos.

Las Enfermedades Más Comunes de Sensibilidad

- Rinitis Sensible (también conocida como fiebre del heno o "nasal", "interior/exterior", o "alergias perennes")
- Picadura de insectos/Sensibilidad a las picaduras: síntomas - hinchazón ante la mordida, picazón y puede causar anafilaxia; puede ser de abejas, avispas, avispones, hormigas de fuego, y las chaquetas amarillas.
- Sensibilidad al látex: ocurre con el caucho puro, látex, los vulnerables incluyen al personal de salud, y puede causar anafilaxia.

- Urticaria (ronchas, alergias en la piel y poros): la piel reacciona, y se le refiere típicamente como urticaria.
- Dermatitis atópica (eczema, y alergia de la piel y poros): una enfermedad frecuente vista como lesiones en la piel, además de la descamación.
- Dermatitis ante toque: (alergia de la piel): vista como enrojecimiento de la piel; se trata de una enfermedad de contacto frecuente.
- Conjuntivitis: (alergia ocular): considerado como el enrojecimiento de los ojos. Los síntomas incluyen picazón, ojos llorosos.

Las alergias y sus síntomas no son únicamente la fiebre del heno y ojos llorosos. Los síntomas también pueden ser:

- Amigdalitis/inflamación del adenoides
- Dolores de cabeza
- Vómito persistente
- Nariz que moquea
- Infecciones Respiratorias Superiores
- Asma
- Sibilancias
- Neumonía
- Sinusitis
- Otitis Media (infecciones de oído)
- Los pólipos nasales
- La anafilaxia
- Dermatitis
- Edema
- La faringitis (dolor de garganta)
- Trastorno de Déficit de Atención
- Urticaria (ronchas)
- Lentitud mental

¿Qué Puede Causar Alergias?

Las sustancias que provocan la respuesta alérgica se llaman "alérgenos", o tal vez los alérgenos en proteínas como los productos químicos, el polen, los alimentos o el polvo. La mayoría de estas sustancias pueden entrar en nuestros cuerpos en numerosos métodos:

Estos se inhalan a través de los senos nasales, así como los pulmones. Ejemplos de ello son el polen en el aire (relacionados con arbustos específicos), pastos y malezas, toxinas ambientales en el aire, la suciedad de la casa (como los ácaros del polvo, esporas de moho, gato y la caspa de perro), o de látex, así como la naturaleza (hiedra venenosa, zumaque venenoso , incluso pino, tienden a ser ejemplos). Por otra parte, el tratamiento médico a veces incluyendo la penicilina, o tratamientos con medicamentos inyectables, etc.

La capacidad de desarrollar una alergia a la caspa del gato podría ser de 3 a 4 exposiciones de tiempo largos a un gato antes de la demostración de signos y síntomas. Sensibilidad a la hiedra venenosa (dermatitis de contacto) es un tipo de sensibilidad, donde la genética no juega ningún papel. Esta reacción se produce comúnmente en los jóvenes al vagar por el bosque.

Además, los productos químicos en desodorantes y productos de maquillaje, también pueden dar lugar a una dermatitis de contacto.

Diagnóstico Médico Alopático y Tratamiento

La mayoría de las alergias se pueden diagnosticar en cualquiera de dos maneras:

Descripción de la aparición de los síntomas, o una prueba en la piel. Si usted va al médico y reacciona con urticaria a raíz de la picadura de un insecto volador, o con estornudos e irritación a la cara y la cabeza ante la aparición de un gato - el diagnóstico es bastante fácil, y también lo es el tratamiento. Si lo que está pasando no es tan obvio, y es causada por otros factores, entonces se requiere una prueba de rascado (al mínimo). A veces, los análisis de sangre también se pueden realizar para encontrar el agente agresor.

La terapia depende de los resultados de sus pruebas, así como de los signos y síntomas que presentan. La manera obvia de evitar una reacción alérgica es permanecer lejos de la sustancia a la que reacciona en la medida de lo posible, o eliminar las sustancias de su hogar, así como de otros entornos. El tratamiento incluye:

- Los antihistamínicos reducen erupciones y / o urticaria, así como picazón, estornudos, y los senos irritados o bloqueadas.
- Suplementos descongestionantes también se utilizan para reducir narices congestionada por la disminución de las membranas de los senos paranasales inflamados.
- *Si la visión se ve afectada por la quemazón o picazón, gotas para los ojos pueden estar indicados para librarse de los síntomas relacionados con los ojos.*
- Ungüentos con corticosteroides, como clobetasol, reducen las irritaciones debido a las erupciones.
- Aerosoles nasales de corticosteroides están disponibles para aliviar la inflamación que produce la congestión nasal, sin incluir el "rebote" consecuencia de senos aerosoles no recetados.
- La sal de cromoglicata también detiene la liberación de sustancias químicas inflamatorias tales como la histamina de los mastocitos.
- La epinefrina se vende en dosis auto-inyectable con dosis establecidas. Es el único medicamento que funciona en el caso de un ataque anafiláctico potencialmente mortal. Tiene que ser utilizado dentro de unos pocos minutos de la primera síntoma de una reacción grave.
- La inmunoterapia (vacunas contra la alergia y, más recientemente inmunoterapia sublingual (ITSL) / tratamiento de la alergia). Si su reactividad no desaparece con los tratamientos anteriores, la inmunoterapia podría prevenir las alergias. Con el tiempo, los pacientes se vuelven menos sensibles a ese alérgeno.

Enfoque de la Medicina Funcional

El enfoque de la Medicina Funcional es paralelo a la evaluación y parcialmente al método alopático. Si sospecha que tiene alguna enfermedad crónica, se realizan pruebas de laboratorio para verificar o complementar lo que se ha descubierto por su historia clínica y exámenes físicos. Todos los datos, historia, exámenes físicos y pruebas de laboratorio ayudan a guiar al médico de MF a tomar decisiones para su tratamiento.

El tratamiento, aun cuando es más multifactorial, incluye:

- Evitar el factor alérgeno o de dolencia
- Impulsar al sistema inmunológico con vitaminas/minerales, el manejo del estrés, etc.
- Regular la respuesta de la histamina al evitar ciertos alimentos (quesos, vinos, alimentos enlatados).
- Considerar apoyar a la degradación de la histamina en los alimentos al usar diamina oxidasa.
- Hacerse exámenes y evitar las sensibilidades alimentarias chequeadas por IgG.
- Controlar los desequilibrios Adrenales (cortisol) si están presentes.
- Corregir al intestino permeable si está presente, este podría ser un factor contribuyente.
- Considere Terapias con hierbas (Ortiga y Spirulina)
- Utilice antihistamínicos o esteroides sólo temporalmente y para casos moderados o graves, mientras que arregla las causas fundamentales.

ENFERMEDADES AUTOINMUNES

Un 8% de la población de los Estados Unidos han notado que han sido afectados por una enfermedad autoinmune. Existe cierta incertidumbre sobre esta cifra dado que sólo se refiere a casos diagnosticados. La suposición es que esto podría ser sólo la punta del iceberg. Algunos dicen que el número total de personas afectadas puede ser incluso el doble a esa cantidad. Las enfermedades autoinmunes incluyen:

- La enfermedad de Addison - una insuficiencia hormona adrenal
- Enfermedad celiaca – la reacción al gluten daña el revestimiento del intestino delgado. El gluten se encuentra en la cebada, el centeno y el trigo
- Enfermedad de Graves – hiperactividad de la tiroides
- Enfermedad de Hashimoto – inflación de la glándula tiroidea.
- Enfermedad Inflamatoria Intestinal (EII) – Enfermedades inflamatorias que implican al esófago, colon y el intestino delgado (Enfermedad de Crohn y colitis ulcerosa)
- Esclerosis múltiple – afecta al cerebro y la médula espinal
- Anemia perniciosa – dado a una incapacidad para absorber la vitamina B12, hay una reducción en el número de glóbulos rojos
- Psoriasis - causa enrojecimiento e irritación en la piel, con manchas gruesas, escamosas, color blanco-plata
- Artritis reumatoide – las articulaciones y sus tejidos circundantes se inflaman y causan dolor
- Esclerodermia – una enfermedad en el tejido conectivo que causa cambios en la piel, los músculos, los vasos sanguíneos, y órganos internos
- Lupus eritematoso sistémico – afecta al cerebro, articulaciones, la piel, los riñones y otros órganos

- Vitíligo – parches blancos en la piel debido a pérdida del pigmento de la piel
- Vale decir, que estos son sólo algunas de las principales enfermedades de trastornos autoinmunes.

Las enfermedades autoinmunes afectan a más de 25 millones de enfermos conocidos, y tal vez mucho más. Esta epidemia es bastante grande, aun cuando es silenciosa, porque los medios no siempre informan al respecto de esta en las noticias. Sin embargo, son muy reales, y la gente sufre discapacidad permanentemente por ellas – algunos mueren a causa de ellas mientras sufren horriblemente en el proceso.

La causa de las enfermedades autoinmunes todavía no se conoce, pero una buena suposición es que están muy probablemente relacionadas a la toxicidad:

- Comemos alimentos que son tóxicos
- Comemos alimentos (y muchos de ellos) que podríamos no ser capaces de digerir completamente, especialmente granos que contienen gluten.
- Los metales pesados están en nuestro medio ambiente y nuestros alimentos
- La exposición a productos químicos tóxicos pasa casi todos los días
- El uso de antibióticos a largo plazo tampoco es muy bueno para nosotros
- Además, el nivel de estrés en el que vivimos en estos tiempos modernos es bastante severo

Esto probablemente ha resultado en condiciones epidémicas graves en aquellos que saben sobre su enfermedad, e incluso en los que no saben pero que tienen un problema. Más personas sufren de enfermedades autoinmunes que de cáncer o enfermedades al corazón, y aun así la mayoría de la gente ni siquiera entiende por qué están sufriendo y de que tratan estas enfermedades.

Ciertamente, hay una falta de conocimiento sobre este grupo de enfermedades. Por otra parte, esta falta de conocimiento resulta en un considerable dolor, discapacidad (y deformaciones como resultado) y también la muerte, y una gran parte de estas enfermedades no son correctamente tratadas o simplemente no se tratan.

Las personas con estos trastornos luchan contra problemas sistémicos horribles porque los médicos no pueden determinar verdaderamente que ha pasado, y por lo tanto no pueden encontrar una solución para su problema de salud. Esto se debe a que la ciencia médica no ha encontrado la causa directa de este problema.

Los Síntomas de las Enfermedades Autoinmunes

Si usted está experimentando cualquiera de estos síntomas, especialmente si se trata de una combinación de ellos, podría estar sufriendo de una enfermedad autoinmune.

1. Dolor muscular, dolor en las articulaciones, debilidad o temblores
2. Insomnio, palpitaciones, intolerancia al calor, pérdida de peso
3. Sensibilidad al sol, erupciones o ronchas recurrentes, salpullido sobre su nariz o mejillas en forma de mariposa
4. Dificultad para enfocarse o concentrarse
5. Aumento de peso, intolerancia al frío, sensación de cansancio
6. Pérdida de cabello, manchas blancas dentro de la boca o sobre la piel
7. Dolor de estómago, sangre o moco en las heces, úlceras en la boca, diarrea
8. Piel seca, ojos secos, boca seca
9. El entumecimiento/hormigueo en los pies o en las manos
10. Múltiples coágulos sanguíneos y/o abortos involuntarios

Así Que, La Gran Pregunta Es: ¿Por Qué Ataca el Sistema Inmunológico a Células Saludables Del Cuerpo?

Dado que la(s) causa(s) real(es) sobre las enfermedades autoinmunes no ha sido descubiertas por el campo médico o científico, no podemos responder esa pregunta en este momento. Sin embargo, si sabe que algún miembro de su familia tiene una enfermedad autoinmune, es posible que usted también desarrolle una. Existen teorías sobre las causas, y estas incluyen:

- bacterias o virus

- medicamentos

- irritantes químicos

- irritantes ambientales

- Artritis reactiva: inflamación de la uretra, articulaciones y ojos; puede crear llagas en la piel y/o las membranas mucosas

- Síndrome de Sjögren – destruye la glándulas que producen la saliva y lágrimas, causando una boca y ojos secos; también puede afectar a los riñones y/o pulmones

Sin embargo, nadie sabe a ciencia cierta cuál podría ser la causa de las enfermedades autoinmunes.

Aun cuando no existe una causa conocida, la medicina convencional utiliza medicamentos a largo plazo, incluyendo medicamentos para la tiroides, antibióticos, antiinflamatorios, los AINE, esteroides, etc., para tratar estas enfermedades. A menudo, esto resulta en una combinación de efectos secundarios que son como una bola de nieve rodando cuesta abajo.

Hay una creciente tendentica en usar Moduladores Inmunológicos (como la Ciclosporina, Tacrolimus y Metotrexato), incluso en las primeras etapas de la enfermedad, aun cuando se sabe que tienen efectos secundarios graves como un aumento en el riesgo de cicatrices en el hígado y el pulmón y linfomas (cáncer del sistema linfático).

Aunque cuando no se conoce una causa, hay esperanza y resultados positivos de parte de la Medicina Funcional. Esto se debe a que la Medicina Funcional se dedica a buscar, mirando dentro de usted, en los diferentes sistemas corporales, por posibles formas para revertir el problema.

El Enfoque Para Tratar Enfermedades Autoinmunes a Través de la Medicina Funcional

Solo proporcionaremos un ejemplo antes de elaborar sobre las enfermedades autoinmunes como grupo. Por los problemas autoinmunes de tiroides, la enfermedad de Hashimoto - el enfoque de Medicina Funcional incluye suministrar la hormona tiroidea, si es necesaria, a corto plazo, pero va más allá. También tratar de preservar la salud de la glándula tiroidea, y la salud del paciente a través de su glándula tiroidea y su salud, al enfrentar el problema de un sistema inmunológico hiperactivo.

El cuidado médico tradicional ignora el sistema inmunológico al simplemente sustituir la hormona tiroidea con tratamientos con productos farmacéuticos a largo plazo. El enfoque de la Medicina Funcional incluye cuidar al sistema inmunológico. La razón detrás de esto es que una vez que un paciente tiene una enfermedad autoinmune; otras le pueden seguir, incluyendo al lupus eritematoso, la enfermedad de Crohn, la esclerosis múltiple, la artritis reumatoide, y otras.

A través de la Medicina Funcional, también se puede tratar a otros trastornos autoinmunes. El problema no es que el tejido está siendo atacado por la enfermedad autoinmune, es que el sistema inmunológico está descontrolado. Cambios en la forma de vida que revierten ese problema pueden hacer que el sistema autoinmune se tranquilice, y es necesario tener equilibrio en este sistema para resolver los problemas.

Suprimir el sistema inmunológico cuando esta incontrolado no ayudará a la situación en absoluto. Todos necesitamos de un sistema inmunológico que funcione totalmente para sobrevivir, para protegeros contra virus, hongos, bacterias, y para protegernos de desarrollar cáncer u otras enfermedades.

En la actualidad, probablemente hay más de 100 enfermedades autoinmunes diferentes, todas son crónicas y causadas por el sistema inmunológico. Y si se detectan a tiempo, antes de que progresen causando dolor y discapacidades graves, todas son tratables. Los primeros síntomas incluyen fatiga, y dolor muscular y en las articulaciones y, posiblemente, una sensación de agotamiento. En ese momento, se requieren pruebas de sangre para poder diagnosticarlo correctamente.

Con cambios adecuados en su estilo de vida, su sistema inmunológico se puede normalizar, logrando la homeostasis sistémica, y revertir a un estado de equilibrio antes de que cualquier daño irreversible sea causado.

Debido a que su sistema inmunológico es la defensa de su cuerpo contra la invasión de enfermedades, siempre está listo para atacar. A veces, el sistema se confunde y lo ataca a usted. A menudo es difícil diferenciar a los amigos de los enemigos y sus tejidos corporales a veces se equivocan. Cuando su cuerpo está luchando contra infecciones o un alérgeno, o incluso en respuesta al estrés o la comida, a veces comete un error y lo ataca – a su tiroides, estómago, piel, cerebro y articulaciones; la verdad es que puede atacar donde sea.

La medicina convencional aún no sabe cómo descubrir qué está causando esta confusión. Sin embargo, la medicina funcional puede ayudar a trazar una hoja de ruta para descubrir lo que salió mal, y por qué el sistema inmunológico está atacando a las células equivocadas.

Cuando la medicina convencional trata estos problemas con drogas como las AINE, esteroides, metotrexato, pueden causar insuficiencia renal, pérdida de masa muscular, osteoporosis, diabetes, depresión, infección, psicosis, y mucho peor. Todo porque el sistema inmunológico responde a estos medicamentos como si fueran invasores.

Sin embargo, cada vez que se utilizan estos medicamentos durante un periodo corto de tiempo, de forma selectiva, y se cambia el estilo de vida a uno adecuado, sí pueden ayudar al paciente a poner su cuerpo de vuelta en el lugar apropiado. Nunca son una respuesta a largo plazo – no deberían ser consideradas a largo plazo o como la meta final. Sin embargo, sí deberían ser consideradas como un espacio para que su sistema inmunológico puede tomar unas vacaciones cortas, mientras que usted evalúa y trata la causa de la enfermedad.

Una cosa a notar es que los países del tercer mundo no tienen trastornos autoinmunes, por lo menos no en tasas tan altas como las de países industrializados. Los que viven allí sin agua corriente, alimentos pre-preparados, la ventaja de tener alimentos tratados químicamente, aire y agua tóxicos, y todas aquellas otras comodidades de la vida simplemente no obtienen trastornos autoinmunes. La mayoría de las personas que crecen en el país, en un rancho o una granja, tampoco desarrollan estos trastornos. Esto se debe a que sus sistemas inmunológicos han sido entrenados por la naturaleza para reconocer lo que está sucio, o lo que es infeccioso, o lo que es enemigo (insectos, serpientes, etc.) y sus sistemas inmunológicos reconocen lo que es bueno para y lo que no.

Los estilos de vida automatizados de hoy, con toxicidad en todas partes, en el aire, en el agua, en los alimentos, el sistema inmunológico simplemente no logra hacer un análisis químico avanzado de todas las cosas que lo están atacando. Por lo tanto, se confunde.

El enfoque de medicina funcional es un enfoque de investigación inteligente y de descubrir las causas subyacentes, o desequilibrios sistémicos que causan enfermedades crónicas, incluyendo a las enfermedades autoinmunes.

El proceso de cuestionar al paciente y examinar al paciente es vital. La búsqueda de toxicidad y alérgenos, alérgenos e infecciones – junto con las causas comunes para la inflamación, es vital.

Con ese conocimiento, se puede descifrar la verdadera causa de la enfermedad y tratarla. En muchos casos, el uso excesivo de antibióticos ha causado daños a la flora intestinal, a las bacterias saludables, dando lugar a infecciones por hongos oportunistas. Las bacterias anormales pueden invadir el intestino por esto, causando el síndrome de intestino permeable y mucha sensibilidad a los alimentos incluyendo al gluten y los productos lácteos. Esta puede ser una de las causas para enfermedades autoinmunes.

Debido al mundo moderno en el que vivimos, estamos siendo constantemente invadidos por toxinas en nuestros hogares, en el trabajo, cuando viajamos, e incluso a través del agua y aire. También desarrollamos infecciones oportunistas, otra posible causa de las enfermedades autoinmunes.

Por supuesto, la solución es hacer una limpieza profunda. Después de la evaluación inicial, el médico de Medicina Funcional utilizará tratamientos a corto plazo con antibióticos para infecciones y tratamientos a corto plazo para hongos con medicamentos anti-hongos, hasta que el problema se haya ido. Durante ese tiempo, su sistema inmunológico puede tomar un descanso. Las alergias alimentarias pueden ser tratadas de una manera adecuada y durante ese tiempo el sistema inmunológico se puede reconstruir y reequilibrar. Sin embargo, se requiere cambiar su estilo de vida para reconstruir su salud.

Esto incluye apoyar al sistema inmunológico con el uso de hierbas, zinc, vitaminas, pro bióticos, alimentos orgánicos saludables, y una dieta libre de alérgenos.

Por lo general, eso es mayormente todo lo que se necesita. En ese punto se pueden tomar nuevas pruebas de laboratorio. Cuando se confirme que todos los resultados se han normalizado – notará que la vida moderna puede ser parte de la causa, y que la medicina convencional podría estar instigando las enfermedades a través del uso excesivo de farmacéuticos. Por otra parte, la verdad es que cómo tratamos a nuestros cuerpos para reequilibrar y mantenerlo saludable, tiende a ser el tratamiento adecuado de las enfermedades autoinmunes.

En lugar de simplemente aliviar los síntomas con medicamentos, si usted está sufriendo de una enfermedad autoinmune, este es un buen plan para que usted y su médico reequilibren su salud:

1. Chequear por infecciones que tal vez no sepa que están allí – hongos, bacterias, virus, etc. - y tome nota de cualquier problema inflamatorio, y trátelo.

2. Compruebe si tiene cualquier alergia alimentaria de la que no sabía con los análisis de alimentos IgG e IgE. Comience una dieta que descarte estos alérgenos.

3. Chequéese por la enfermedad celíaca. Se trata de un análisis de sangre muy simple, que se puede hacer a través de su médico.

4. Chequéese por toxicidad de metales pesados: el mercurio y muchos otros metales tienden a causar catástrofes en su sistema inmunológico, resultando en enfermedades autoinmunes.

5. Haga que su intestino este en buen estado, por dentro y por fuera. Chequéese por el síndrome de intestino permeable.

6. Póngase en una dieta sana, más a base de plantas que de carne. Complemente su salud con nutrientes como aceite de pescado, vitaminas y minerales, y pro bióticos que harán que su sistema inmunológico responda mejor y le ayude a lograr la homeostasis.

7. Haga ejercicio regularmente, puede que sea el mejor antiinflamatorio de todos. Métase en un programa para estar activo e involucrado con una actividad física diaria como se explica en este libro.

8. Haga yoga, medite, respire profundamente, haga terapias de masajes y relajación – porque el estrés debilita al sistema inmunológico, y estas prácticas ayudan a fortalecerlo.

9. Utilice superalimentos antiguos como las microalgas y los hongos comestibles

10. Vaya con un médico de Medicina Funcional. Él o ella le ayudará a alcanzar sus metas de salud más rápido, de una manera más natural, minimizar el uso excesivo de medicamentos, y dejar de estar expuesto a la toxicidad de la vida moderna. También puede llevarle este libro o esta información a su médico de atención primaria.

CÁNCER

¿Qué es el Cáncer?

El cáncer es un tipo específico de enfermedad que se caracteriza por un crecimiento celular anormal rápido. Existen más de 100 tipos de cáncer, cada uno clasificado por el nombre de la célula que se ve afectada. El cáncer daña al cuerpo a través de una división incontrolada de células y forma masas, o bultos que se llaman tumores. La excepción a la regla es la leucemia, donde la función normal de la sangre se ve afectada por un desarrollo celular anormal en la sangre. Se desarrollan tumores que crecen sin control e interfieren a todos los sistemas: circulatorio, digestivo, nervioso, endocrino, etc. A menudo liberan hormonas, afectando la función del cuerpo humano. Los tumores que permanecen en un solo lugar, y tienen un crecimiento limitado, usualmente son llamados tumores benignos.

Malignidad:

Los tumores peligrosos y malignos se desarrollan cuando ocurren dos cosas:

1. Una célula cancerosa se expande localmente a los tejidos adyacentes, destruyendo las células saludables a su paso e irrumpiendo esos nuevos tejidos – esto se llama Invasión.

2. Las células viajan a órganos distantes, y luego se dividen y crecen en esos órganos, produciendo nuevos tumores – esto se llama Metástasis.

Tratamiento:

Existen cuatro enfoques principales para el tratamiento del cáncer:

- Procedimientos quirúrgicos
- Terapia radiológica

- Quimioterapia
- Inmunoterapia

Y cuatro metas para lograr curar el cáncer:

- Tratamiento
- Prevenir la recurrencia
- Prolongar la supervivencia
- Cuidados paliativos

PROCEDIMIENTO QUIRÚRGICO

Por lo general, los cánceres localizados, en sus etapas iniciales, se limitan a estar en un solo lugar con un borde y estructura definida, y pueden ser sacados mediante cirugía, extirpando los nudos linfáticos al mismo tiempo. Tienen una posibilidad mínima de propagarse a otras partes del cuerpo. El cáncer cervical puede ser tratado mediante la cirugía, y usualmente se realiza una histerectomía. El cáncer de ovario usualmente se diagnostica quirúrgicamente. El tratamiento quirúrgico puede ser el tratamiento primario y puede ser totalmente curativo. También se pueden necesitar otras estrategias de tratamiento como la radioterapia o quimioterapia.

CURACIÓN POR RADIACIÓN

La radioterapia se realiza a través de diferentes procedimientos. Usualmente, la radiación se utiliza para tumores localizados específicos que necesitan tratamiento. Este procedimiento se usa generalmente para un área relativamente pequeña del cuerpo y se repite cada día o cada pocos días durante varias sesiones. Los rayos X, gamma u otros tipos de rayos penetran el cuerpo supuestamente matando células cancerosas. En este proceso, las células sanas también se dañan al tratar de matar al tejido canceroso.

QUIMIOTERAPIA

La quimioterapia es un tratamiento químico que tiene un usual efecto secundario de pérdida de cabello. La quimioterapia introduce medicamentos utilizados contra el cáncer en la sangre y distribuyéndolos por casi todas las áreas del cuerpo. La quimioterapia interfiere con la duplicación celular. Esa es la teoría, pero el tejido saludable también podría verse afectado por la quimioterapia. La quimioterapia incluye efectos secundarios negativos, siendo el más prominente la debilitación del sistema inmunológico.

INMUNOTERAPIA

La inmunoterapia continúa siendo probada como una cura contra el cáncer. En teoría, la inmunoterapia puede ser un tratamiento positivo contra el cáncer, ya que moviliza al sistema inmunológico de su cuerpo para tratar de eliminar el tejido canceroso. Existen una gran cantidad de investigaciones sobre la inmunoterapia, pero hoy en día tiene una importancia profesional menor, y todavía no se ha desarrollado una cura contra el cáncer utilizándola. Este proceso de inmunidad le ofrece una protección al cuerpo contra la enfermedad mediante la creación de anticuerpos que combaten contra los microorganismos invasores.

REMEDIOS INVESTIGATIVOS

Existen varios programas de investigación para buscar la cura contra el cáncer. La mayoría de estas investigaciones están divididas en varias categorías; alternas, inusuales o terapias no convencionales.

Los tratamientos alternativos o inusuales han sido etiquetados de esa manera porque su eficiencia nunca ha sido probada. De haber sido eficaces, ya serían tratamientos convencionales. Para mostrar que son eficaces, usualmente se requieren investigaciones aleatorias que comparan a un tratamiento con otro.

A veces se necesitan tratamientos no convencionales. Dan fe donde probablemente nunca hubo. Animan a los enfermos a involucrarse más para controlar su situación. A este punto, las opciones son filosóficas, no médicas.

La Medicina Funcional como una Alternativa Realizable

La medicina alopática simplemente se centra en nombrar a las enfermedades teniendo en cuenta su ubicación en el cuerpo humano, junto con la descripción de su nicho, y una vía definitiva para el tratamiento basándose en los métodos mencionados anteriormente.

Nombrar las dolencias no ayuda al paciente a entender qué está causando su enfermedad, y es un antiguo método para diagnosticar. Cuanto más aprendamos acerca de los misterios de nuestro cuerpo, y de las ciencias químicas y biológicas, más notaremos que los conceptos alternativos funcionan, ya que afinan el cuerpo y a todos los sistemas que está fuera de sincronización.

Los médicos de medicina funcional prefieren abordar la enfermedad de una manera diferente, al determinar POR QUÉ ocurrió la enfermedad en el primer lugar. ¿Cuáles son las razones fundamentales o básicamente POR QUÉ se produjo esta enfermedad? Simplemente miramos dentro de nosotros para aprender que está pasando con nosotros.

La medicina alopática tradicional es como intentar ver qué le pasa a su vehículo con tan sólo señalar un ruido en particular, sin levantar el capó y comprobarlo. La Medicina Funcional nos permite mirar adentro de nosotros y descubrir las causas reales detrás de nuestra dolencia.

El mirar dentro de nosotros, nos ayuda a averiguar los problemas sistémicos particulares que sufrimos cuando nos enfermamos, y nos ayuda a modificar la situación de una manera más positiva.

Este particular movimiento hacia un enfoque bien diseñado, basado en los sistemas, junto con el medio ambiente, parece ser una de las formas en las cuales está avanzando el cuidado de la salud del siglo 21.

Considere al cáncer con una nueva luz – encontrar el remedio al mirar dentro de nosotros. El problema con el método alopático usual es que estamos pensando en la enfermedad de la manera equivocada.

Esta particular realidad parece haber sido destacada una y otra vez por los expertos del campo de los tratamientos contra el cáncer. En esencia, explicaron que pensar acerca de los diferentes tipos de cáncer está mal. El simplemente ponerle una etiqueta a una enfermedad en particular, no significa que sepa cuál es el tratamiento adecuado, o, para el caso, ¿el inadecuado? Tampoco se puede determinar, mediante una etiqueta, cómo tratar a todo el que lo tiene. El clasificar a un tumor solo por el sitio donde está, - pulmón, órgano, pecho, cerebro, intestinos, y así sucesivamente – omite localizar las razones fundamentales, o mecanismos, y las vías que ayudan a desarrollar cierto tipo de cáncer. El hecho de que un cáncer haya aparecido en un lugar determinado del cuerpo no le dice prácticamente nada en relación a por qué comenzó inicialmente. Tampoco le da ningún conocimiento sobre cómo se inició en esa persona afectada.

Dos personas que sufren de cáncer en áreas diferentes del cuerpo podrían haber conseguido ese cáncer por razones idénticas. También, dos personas diferentes sufriendo del mismo tipo de cáncer, podrían haberlo obtenido por razones diferentes. Un individuo sufriendo de cáncer de próstata y otro de cáncer intestinal podría tener más causas en común que dos enfermos de cáncer intestinal. En el pasado, hemos medicado basándonos en ubicación – donde pasa una dolencia en el cuerpo. Esto ya no tiene sentido.

Ahora podemos enfrentar al cáncer al notar los mecanismos fundamentales de las vías metabólicas. La mayoría de estas, y otras creencias sobre el cáncer, junto con sus tratamientos, están produciendo resultados aterradores.

¿Sabían que existió una prueba entre los años 2008-2009, en el cual el Comité del Presidente de Estados Unidos determinó que la gente había subestimado grandemente la conexión entre lo que ellos llaman toxinas ecológicas, plásticos (PET), sustancias químicas y el riesgo del cáncer? También han descubierto cómo las opiniones y sentimientos personales, junto con el efecto del estrés y la presión han aumentado el riesgo de cáncer. En lugar de tratar de amortiguar el cáncer al cambiar el medio ambiente de una manera integral, continuamos utilizando tratamientos alopáticos para tratar de manejarlo. Sin embargo, no funciona.

Mientras que muchísimas personas saben que los tumores crecen lentamente y poco a poco durante muchos años antes de ser descubiertos, literalmente millones de personas en los EE.UU. están desarrollando cánceres sin saberlo antes de diagnosticarlos.

Existe una "guerra" contra el cáncer, la cual estamos luchando por una razón: estamos yendo hacia la meta equivocada.

Vemos muchos problemas que podrían estar causando cáncer:

- Una dieta pobre en nutrientes llena de azúcares y grasas
- Ejercicio insuficiente
- Desequilibrios inmunológicos
- Desequilibrios inflamatorios
- Estrés y presión continua
- Depresión
- Desequilibrios en la oxidación-reducción y mitocondropatía (enfermedad en la parte de la célula llamada mitocondria)
- Contaminantes persistentes
- Toxicidad por metales pesados
- Desequilibrios hormonales y de los neurotransmisores

- Desequilibrios en la desintoxicación y biotransformacionales
- Desequilibrios digestivos, de absorción, y microbiológicos

Podríamos cambiar nuestro enfoque de una metodología menos divisiva a perspectivas más positivas que, por lo tanto, causarían emociones más positivas – las cuales son buenas para fertilizar ese jardín en el patio trasero del cuerpo humano. La permanente atención al cáncer debería utilizar los conocimientos de la medicina sobre cómo funcionan las enfermedades, junto con información para construir una estabilidad fisiológica y metabólica, para crear terapias que nos asistan a mejorar nuestra fisiología.

Estas piezas sobre este particular problema, las cuales nos pueden aconsejar en la prevención del cáncer, junto con curas están dispersas en todo el panorama de la tecnología médica. Simplemente quieren ser integradas en la historia con lo cual podrían guiar a la atención médica profesional en el futuro. Cualquier momento será oportuno para ayudar a acelerar este procedimiento.

Un esquema simple de esfuerzos positivos para mejorar la salud podría ser:

- una dieta rica en nutrientes, basada en plantas,
- el uso de superalimentos (microalgas, hongos),
- beber suficiente agua,
- ejercicio físico,
- modificar sus puntos de vista y reacciones para ayudar a disminuir la presión y el estrés
- junto con la desintoxicación

Eso podría ser un buen comienzo para mejorar el jardín del patio trasero donde creció el cáncer. Cuando cuida a su jardín, todas las plantas (sistemas) se benefician.

Podemos mejorar el funcionamiento de nuestro sistema inmunológico fácilmente al cambiar nuestra dieta y estilo de vida, nutrición, y al mejorar nuestros fitonutrientes. Y sin lugar a dudas, podemos usar los procesos de desintoxicación para limpiarnos del uso de sustancias químicas canccrígenas.

Podemos ayudar a limpiarnos de estrógenos tóxicos al modular nuestra dieta, nuestro estilo de vida, y al reducir los xenobióticos o petroquímicos que interrumpen a nuestras hormonas. También podemos modificar como se muestra nuestra genética al modificar los factores que administran su manifestación. Esto incluye nuestra dieta, vitaminas, fitonutrientes, toxinas, estrés y presión, al igual que otras opciones para tratar la infección.

La lista de acciones positivas es numerosa. Sin embargo, se entiende el punto – existe un método positivo para fortalecer su sistema inmunológico y, probablemente, ralentizar o incluso detener el crecimiento del cáncer y derrotarlo, especialmente como adyuvante a la convencional radioterapia, quimioterapia, etc. Tomando en cuenta los resultados del tratamiento alopático tradicional, ¿no es hora de que la Medicina Moderna llamada Medicina Funcional sea utilizada para ayudar al paciente, y al campo de la medicina en general, a mejorar?

ENFERMEDAD CARDIOVASCULAR

¿Qué Es La Enfermedad Cardiovascular?

Alrededor de 625.000 personas en los Estados Unidos mueren cada año a causa de enfermedades del corazón. Eso significa que esencialmente una de cada cuatro muertes son causadas por una enfermedad cardiovascular (cardiopatía coronaria). La cardiopatía coronaria es la principal causa de muerte entre mujeres y hombres. Más de la mitad de las muertes por enfermedades al corazón fueron hombres.

Alrededor de 750.000 estadounidenses tienen un ataque al corazón al año. De estos, alrededor de 550.000 tuvieron su primer ataque al corazón, mientras que alrededor de 200.000 tuvieron su segundo, o tercero, etc.

La hipertensión, el colesterol LDL elevado, y el tabaquismo son tres de las principales razones que causan enfermedades cardiovasculares. Alrededor de 50% de todos los estadounidenses están expuestos a por lo menos una de estas tres, arriesgándolos a una enfermedad cardiovascular. Otras condiciones, así como el estilo de vida, exponen a los estadounidenses a enfermedades cardiovasculares, las cuales son:

- Mala dieta
- Inactividad física
- Sobrepeso y obesidad
- Diabetes
- Uso excesivo del alcohol

Los Síntomas de una Enfermedad Cardiovascular:

La mayoría de la gente piensa que el dolor de pecho es el único signo de una enfermedad cardiovascular. Sin embargo, no todas las personas que sufren de enfermedades cardiovasculares tienen dolores de pecho. Algunos incluso pueden sufrir de un ataque al corazón sin sentir ningún dolor en el pecho. Además, para cuando sienten dolor, es probable que ya hayan desarrollado una enfermedad cardiovascular, como la aterosclerosis, por un largo tiempo.

Sólo hay una manera garantizada para verificar si tiene una enfermedad cardiovascular antes de que algo grave suceda. Y esta es a través de un examen exhaustivo de parte de su médico, y asegurarse de que esté recibiendo atención médica adecuada. Los síntomas de las enfermedades cardiovasculares pueden ser indefinidas o leves y pueden ser:

- Ansiedad
- Dolor de espalda
- Cambios en la consciencia
- Escalofríos
- Tos
- Cianosis (coloración azulada en los labios, manos y pies)
- Mareos
- Edema (hinchazón de los tobillos o las piernas)
- Desmayos
- Fatiga
- Indigestión
- Náuseas
- Dolor o entumecimiento en las extremidades
- Palidez
- Palpitaciones
- Dificultad al respirar
- Sudoración
- Vómitos
- Debilidad

En los bebés, los síntomas son diferentes incluyendo:

- Dificultades en la alimentación
- No hay un amento en el peso

Factores de Riesgo para Enfermedades Cardiovasculares:

- Fumar cigarrillos
- Colesterol alto
- Fumar pasivamente
- Presión sanguínea alta
- Sobrepeso
- Obesidad

Tratamientos Convencionales para las Enfermedades Cardiovasculares:

- Cambio de dieta: dieta baja en sal.
- Cambios en estilo de vida: Ejercitarse. Deja de fumar. Limitar su consumo de alcohol.
- Medicamentos farmacéuticos incluyendo:
  - 1. Los medicamentos Diuréticos Œ.
  - 2. Agonistas del receptor adrenérgico centrales alfa 2, como la clonidina
  - 3. Inhibidores adrenérgicos
  - 4. Bloqueadores beta
  - 5. Inhibidores ECA
  - 6. Bloqueadores de los Canales de Calcio
  - 7. Vasodilatadores
  - 8. Inhibidores posganglionares simpáticos

Resumen Simplificado del Enfoque de la Medicina Funcional para las Enfermedades Cardiovasculares:

- Tenga en cuenta los síntomas físicos y cualquier hallazgo que podría serle útil en un diagnóstico de Medicina Funcional sobre la fisiología y la fisiopatología de las enfermedades cardiovasculares.
- Analice exámenes para discriminar entre la fisiología normal y anormal, lo cual es específico para las enfermedades cardiovasculares y varios trastornos relacionados al sistema endocrinológico.

- Aplicar la comprensión sobre pruebas de laboratorio para priorizar el tratamiento para cada paciente individualmente.
- Elegir los métodos apropiados para tratar las enfermedades cardiovasculares.

Las siguientes son posibles causas de hipertensión, la cual conduce a enfermedades cardiovasculares

- Deficiencia de magnesio
- Niveles bajos de testosterona
- Infecciones bacterianas
  - Strep A.
  - H. Pylori
  - Neumonía Clamidia
- Infecciones virales (virus Coxsackle, CMV)
- Exposición tóxica al cadmio, plomo, mercurio
- Alteraciones en el proceso de desintoxicación
- Deficiencia de taurina
- Desequilibrio de los Ácidos Grasos
- Disfunción renal
- Insuficiencia de antioxidantes

Medicina Funcional - Procesos de Diagnóstico

Primer paso:

1. Compruebe la presión sanguínea del paciente
2. Obtener registros/historiales médicos pasados de los doctores que trataron al paciente.
3. Haga un cuestionario médico, incluyendo un historial clínico prenatal, historial en el útero, para niños, adolescentes, adultos jóvenes, adultos, etc.
4. Haga pruebas de laboratorio estándar

5.   Haga pruebas de laboratorio y revise los resultados de

a. Panel químico de la sangre: perfiles lípidos y metabólicos

b. CBC con diferencial

c. Compruebe los niveles de proteína C reactiva, homocisteína, fibrinógeno

6   Pruebas Avanzadas

a. Descarte patógenos bacterianos

b. Descarte toxicidad por metales pesados

c. Evalúe deficiencias de nutrientes

d. Evalúe el equilibrio de ácidos grasos

e. Evalúe las hormonas sexuales

f. Evalúe la carga del hígado

g. Evalúe el estado antioxidante

7.   Se pueden necesitar algunas de estas pruebas adicionales para:

a. Factores de lipoproteínas y proporciones

b. Marcadores inflamatorios crónicos

c. Ferritina

d. Fibrinógeno

e. Proteína C-reactiva

f. Insulina

g. Testosterona

h. Globulina para la unión de hormonas sexuales

i. Índice de andrógenos libres

j. Magnesio

k. Factores de estrés oxidantes

l. Homocisteína

m. Coenzima Q10

n. Vitamina E

o. Peróxidos de lípidos

p. Aminoácidos esenciales

q. Elementos tóxicos

r. Ácidos grasos – plasma

s. Ácidos orgánicos en la orina

t. Compuestos de origen bacteriano o por hongos

u. Chequee por anticuerpos de neumonía C

Otras cosas a tener en cuenta:

- La exposición crónica al plomo en un nivel bajo puede causar hipertensión y enfermedades cardiovasculares o infarto de miocardio y muerte:

- Los niveles altos de plomo o mercurio pueden indicar una hipertensión crónica y una aterosclerosis generalizada, disfunción renal con proteinuria.

- Una alta ingesta de mercurio a través de peces de agua dulce no grasos crea una acumulación de mercurio y un alto riesgo de infarto agudo de miocardio y muerte por una enfermedad cardíaca crónica.

- Tome nota: H pylori e infecciones neumónicas C están vinculados a la enfermedad cardíaca coronaria.

"La toxicidad por metales pesados, especialmente para mercurio y cadmio, debería ser evaluada en cualquier paciente que tenga hipertensión, enfermedades del corazón, y cualquier otra enfermedad vascular".

-Houston MC. Altern Ther Health Med 2007; 13 (2): s128-33.

"Se observó una asociación entre los niveles de plomo en la sangre y el aumento de mortalidad por causas cardiovasculares y variadas en un nivel mucho mas bajo de plomo en la sangre que como se había descrito anteriormente."

-Menke A, et al. Circulation 2006; 114 (13): desde 1388 hasta 1394.

El enfoque de la medicina funcional puede incluir:

- La desintoxicación sistémica – además de:

1. La coenzima Q10 - CO-Q10
2. El magnesio
3. El potasio
4. Omega 3
5. Espino
6. Ajo

Un cambio terapéutico en su estilo de vida, cambios en la dieta (con un plan de alimentación), mente, cuerpo, prácticas espirituales, incluyendo la meditación, y el ejercicio junto con educar al paciente.

TRASTORNOS MENTALES Y NEUROLÓGICOS

Su cerebro es el centro de sus pensamientos, recuerdos y experiencias; todo se almacena en su cerebro. Todo el centro de control de todo su sistema nervioso está allí. Su capacidad para disfrutar, entender, sentir y saber todo sobre la vida se determina por cómo funciona su cerebro. Está compuesto por más de 100 mil millones de circuitos neuronales. Cada uno de estos circuitos está conectado a miles de otros; así que su cerebro tiene miles de millones de conexiones. Sin un cerebro sano, es imposible ser una persona mentalmente y físicamente sana.

Hágase algunas preguntas:

1. ¿Siente que le falta dirección, está deprimido o mentalmente fatigado?

2. ¿Está su pensamiento un poco confundido o poco claro?

3. ¿Está nervioso o ansioso, o tiene problemas para relajarse?

4. ¿Le cuesta recordar nombres, lugares, números de teléfono o cualquier otra cosa?

5. ¿Está teniendo problemas al concentrarse y completar sus tareas?

6. ¿Tiene un trastorno neurológico?

Si su respuesta a cualquiera de estos es "sí", podría estar luchando con lo que hoy en día se describe como un cerebro disfuncional. Si este es el caso, por favor, lea más. Se sorprenderá al descubrir lo común que es este problema.

Más de mil millones de personas en todo el mundo experimentan estos diversos síntomas. El grupo más grande sufre de depresión. Es más, los problemas de la salud mental afectan a 15% de los niños del mundo, 50% de los ancianos, y tendrán efectos paralizantes sobre el 25% de la población mundial a través del tiempo.

También, alrededor de un cuarto de todos los adultos del mundo tienen problemas de salud mental. Más de 1/6 de todas las personas tienen un trastorno de ansiedad, y alrededor de 1 de cada 10 adultos tiene depresión clínica. Y, uno de cada 10 adultos usa antidepresivos. El dinero que se gasta en antidepresivos sobrepasa los $2.5 mil millones de dólares en los EE.UU. El costo de atención por depresión es más del 12.5% de todo lo que se gasta Estados Unidos en salud.

Se estima que la enfermedad de Alzheimer afecta a aproximadamente 1/3 de todas las personas mayores de 80 años, y es probable que afecte a un número mayor a medida que las personas siguen sufriendo, y a medida que nuestro mundo moderno se vuelve más tóxico para ellos. Este número no se ha reducido desde la primera vez que se estimó.

Casi el 10% de los niños entre los 8 años hasta los mediados de la adolescencia han sido diagnosticados con TDAH. 10% de todos los niños ahora toman Ritalin. Con suerte, esto se reducirá pronto.

Las tasas de autismo han aumentado de 1 en cada 3,333 en 1997 a más de 1 en cada 175 para el año 2000, las estadísticas actuales indican que 1 de cada 88 niños sufren de esta enfermedad. Este es un aumento impresionante para 18 años. Los problemas de aprendizaje hoy en día afectan a alrededor del 10% de todos los niños en edad escolar. Los costos para manejar estos problemas mentales son increíblemente altos y ponen una carga financiera alta en los presupuestos de los distritos escolares.

Su Cerebro NO Está Roto, Pero Algo Anda Mal, ¿Podrían Ser:

1. Trastornos psiquiátricos (trastornos emocionales)?
2. Trastornos neurológicos (deterioro neurológico)?

Ejemplos de lo que va mal:

- TDA
- TDAH
- Adicciones
- Alzheimer

- Ansiedad
- Asperger
- Autismo
- Enfermedad Bipolar
- Demencia
- Depresión
- Dislexia
- Trastornos alimenticios
- Dificultades de aprendizaje
- TOC - trastornos obsesivo-compulsivos
- Parkinson
- Desorden de personalidad

Los productos farmacéuticos prescritos por motivos psiquiátricos o psicotrópicos son los 2dos medicamentos más vendidos.

Los primeros son medicinas para el colesterol.

Los psicofármacos componen a alrededor del 10% del mercado. ¿Se han convertido nuestros médicos en traficantes de drogas? El uso de estas drogas sigue creciendo como la gran solución para todos los problemas de nuestras mentes.

Los fármacos antidepresivos son los que más rápido crecen de todos los medicamentos prescritos. En el 2010, se recetaron más de un cuarto de millón de antidepresivos.

El Diario de la Asociación Médica Americana (JAMA) indicó que el uso de medicamentos psicotrópicos por pacientes ambulatorios aumentó significativamente entre 1985 y 1994, más que nada en las recetas hechas por psiquiatras. Uno de las drogas, un antipsicótico llamado Abilify tuvo una facturación de más de $7 mil millones de dólares. Asombroso para un solo medicamento. Un artículo afirmó: *"Ha habido una serie de cambios en los patrones de prescripción de medicamentos psicotrópicos entre los médicos de consultorios. En los últimos años se han visto cambios enormes en el sistema de atención de salud y en la disponibilidad y aplicación de las nuevas y antiguas drogas psicotrópicas".*

La Epidemia Moderna de la Depresión

Sería muy particular si nadie supiera que está deprimido. Parece que todo el mundo muestra algún signo de depresión. Impacta y trastorna la vida del 10% de todos los estadounidenses, en especial a las mujeres. Aproximadamente el 4% de todos los estadounidenses encajan en las estadísticas para la depresión severa, según la CDC, y la depresión es la principal causa de discapacidad y el suicidio en los Estados Unidos.

El suicidio es la décima causa de muerte más popular en los EE.UU., con más de 100 personas suicidándose al día. El suicidio también tiene costos increíbles en atención médica y pérdida de trabajo, las cuales superan los $35 mil millones de dólares. Y, por desgracia, sólo la mitad de las personas diagnosticadas con depresión reciben alguna forma de tratamiento.

Cuando las personas están deprimidas, su calidad de vida decae. Otros problemas de salud mental también pueden impactar a la vida, pero la depresión lo hace más. De hecho, las personas deprimidas sufren más que las personas con artritis, dolores lumbares, diabetes, y más. Pierden todo el disfrute de los placeres de la vida. Ya no disfrutan de las cosas que solía disfrutar. Al perder la capacidad de apreciar a su familia y amigos, tienen a sentirse abrumados al tratar de manejar sus sentimientos y pueden responder con una ira no provocada o suprimir su rabia. Pueden estar tristes y lloran sin causa alguna. A menudo, sufren de insomnio lo cual empeora la situación.

La Medicación No es la Respuesta

¿De verdad necesitamos un mundo lleno de personas que viven de estimulantes, antidepresivos, antipsicóticos y medicación para estimular su memoria? No lo creo. Y, desde luego, no necesitamos que todo el mundo este medicado con Prozac. Sin embargo, hoy en día estos fármacos de las grandes farmacéuticas son los remedios más conocidos por las ciencias psiquiátricas. Los medicamentos recetados ayudan, no hay duda, pero sólo deberían usarse cuando otras terapias menos invasivas fallan, como la psicoterapia, la reposición de nutrientes y vitaminas, la desintoxicación y cuando se respondan los otros POR QUÉ.

Autismo

El autismo está aumentándose. Podría ser el mayor problema social para los padres de nuestra generación. Las estadísticas muestran que hay un problema enorme. El mayor porcentaje de padres con hijos autistas está en las empresas de alta tecnología en Silicon Valley... ¿Por qué?

No estamos seguros, pero un destacado investigador del autismo, el Dr. Robert Melillo, dice que él cree que está relacionado a desequilibrios neurológicos asociados a que ambos padres usen más el lado izquierdo (lógico) de su cerebro y que tengan un desarrollo muy lento en el lado derecho (creativo) del cerebro. La teoría indica que un desarrollo desequilibrado de los dos hemisferios del cerebro es la causa probable.

Esto explicaría los desafíos en habilidades que son sintomáticos del autismo. Un niño puede ser increíble en matemáticas, pero incapaz de dibujar. También explica por qué los niños autistas son tan retraídos y porque tienen habilidades de socialización muy bajas, y por qué los niños autistas tienen grandes habilidades para contar o moverse repetitivamente, las cuales son funciones del cerebro izquierdo.

Además, los padres involucrados provienen de las áreas de ciencia y tecnología de Silicon Valley, un lugar donde científicos, programadores, ingenieros, de todas partes, se conocen. Otro problema y posibles causas incluyen el estrés en las madres trabajadoras embarazadas, el fumar, tener enfermedades autoinmunes, la exposición fetal a los medicamentos, productos químicos tóxicos y pesticidas, además de una deficiencia vitamínica. Nadie sabe a ciencia cierta. Sin embargo, sí sabemos es que los niños estadounidenses están sobre-medicados en términos de condiciones mentales en comparación a otros países. Nuestra tasa de medicación es 300% más que Alemania, y 350% más que otros países europeos. Si los medicamentos fuesen eficaces serían un plus importante - pero la verdad es que usualmente conducen a utilizar otros medicamentos cuando llegan a la adultez, por lo general antidepresivos.

¿Son los Antidepresivos la Peor Elección?

La mayoría de las personas que usan antidepresivos no responden bien a ellos. Se considera que se tiene éxito con un antidepresivo si hay una mejora del 50% en al menos 50% de los síntomas. Este no es el resultado que la gente esperaría, y la mayoría del tiempo ni siquiera consiguen eso. La mayor parte de ellos se quejan de los efectos secundarios de tomar el medicamento, que de lo satisfechos que están con el resultado. Los efectos secundarios incluyen:

- Fatiga
- Pérdida de capacidades mentales
- Incremento en el riesgo de suicidio
- Insomnio
- Náusea
- Disfunción sexual
- Aumento de peso

La verdadera pregunta es, ya que debemos introducir una aquí, ya que se considera que la depresión es causada por un desequilibrio químico en el cerebro: *¿Por qué existe ese desequilibrio químico?*

La Psiquiatría No es LA Respuesta

La psiquiatría cree que nuestras experiencias de vida o traumas controlan nuestros estados de ánimo y comportamientos. Sin embargo, los trastornos psiquiátricos de hoy en día son el resultado de desequilibrios químicos relacionados a otros órganos y sistemas de órganos. Estos incluyen al:

- Sistema inmunológico
- Tracto gastrointestinal
- Sistema endocrino, y
- La capacidad de nuestro hígado para desintoxicar a nuestro cuerpo.

Ningún psiquiatra, análisis o terapia eliminará una depresión que resulte de:

- deficiencias en el ácido graso omega 3
- la falta de vitamina B12
- una tiroides de bajo funcionamiento
- toxicidad por mercurio

La psiquiatría moderna se ha convertido en una práctica que trata de alterar la química del cerebro usando drogas, creyendo que las enfermedades mentales pueden ser resumidas como desequilibrios en la química del cerebro, y escriben recetas para medicamentos que no son eficaces a altos precios, tratando de alinear a un medicamento con un problema mental específico. No funciona así.

Como la mayoría de los medicamentos farmacéuticos, los psicoactivos no resuelven problemas. Sólo suprimen problemas. Si hay un desequilibrio en la neurotransmisión en el cerebro, hay una razón para ese desequilibrio. Los medicamentos psicoactivos no solucionan esos desequilibrios. Veamos que lo que realmente está detrás de esta epidemia de desequilibrios químicos:

- ¿Por qué tenemos una epidemia de enfermedades mentales?
- ¿Nuestro diseño es defectuoso?
- ¿Podría ser una falta de equilibrio en nuestros cuerpos?
  - ¿Son los medicamentos caros la solución?

Debe haber alguna manera de llegar a las causas, y equilibrar nuestra salud mental, sin medicamentos que igual no funcionan.

La Medicina Funcional Tiene una Solución

La Medicina Funcional cree que la solución para arreglar nuestros cerebros está en equilibrar la salud de nuestros cuerpos. La manera de lograrlo es equilibrar las cosas que estén afectando la salud de nuestros cuerpos - no el usar drogas legales para adormecer a nuestro cerebro.

Arregle Su Cuerpo y Arreglará Su Cerebro

La Medicina Funcional cree que la solución para los problemas psiquiátricos y psicológicos radica en mejorar la salud y el bienestar del cuerpo, no con medicamentos psicoactivos o psicoterapia. Los trastornos cerebrales casi siempre son el resultado de trastornos sistémicos en el cuerpo que afectan a todo el cuerpo, incluyendo al cerebro. La cura no está en el cerebro, sino en los estándares establecidos por la Medicina Funcional. El cerebro se ve afectado por desequilibrios hormonales (incluyendo problemas de tiroides, problemas de azúcar en la sangre) y problemas de desintoxicación, exposición a metales pesados, problemas intestinales, deficiencias nutricionales, sensibilidad a los alimentos, la falta de sueño, insuficientes ejercicios y demasiado estrés. Todo esto puede causar una disfunción cerebral - y todos son parte del protocolo estándar de la Medicina Funcional. Cada uno debe ser considerado y tratado para obtener un resultado positivo de larga duración.

Cuando repara las causas subyacentes del cuerpo, el cerebro tiene tiempo para sanarse, y lleva al sistema de neurotransmisión y a las sustancias químicas del cerebro al equilibrio.

Cuando note que muchas de las enfermedades psiquiátricas están determinadas por una lista de síntomas que no requieren pruebas, también se dará cuenta de que la psiquiatría es el único campo de la medicina que no requiere pruebas de sangre u otras pruebas de diagnóstico de fluidos corporales para determinar la causa subyacente. Esto está comenzando a cambiar.

La medicina funcional es el único concepto que enfatiza en el hecho de que todo está conectado. El cerebro se ve afectado por los órganos y sistemas de órganos y viceversa.

Nuestro estómago e intestinos han sido vinculados a la enfermedad de Alzheimer, el Parkinson, y otros trastornos cerebrales. Estudios muestran que los problemas de producción de neurotransmisores comienzan en el intestino antes de afectar al cerebro. Reiteramos que la toxicidad, la deficiencia nutricional, los problemas de azúcar en la sangre, y otros factores dietéticos impactan a la función cerebral, al igual que la falta de ejercicio, como manejamos el estrés, etc.

La Medicina Funcional está creciendo como un tratamiento moderno para problemas mentales y neurológicos, debido a que centra su atención en las causas subyacentes en lugar de los síntomas. Es un enfoque holístico que involucra la evaluación de los desequilibrios a lo largo del historial del paciente, sus exámenes físicos, sus pruebas de laboratorio, así como sus factores genéticos. Los factores ambientales, un régimen de alimentación saludable, actividad física, meditación, nutrición, suplementos y desintoxicación, entre otros, también tienen prioridad cuando se trata de ayudar a que los pacientes recuperen su equilibrio físico, mental y emocional.

Sin importar cuál es el problema mental o neurológico, ya sea depresión, trastorno bipolar, TDAH, TDA, síndrome de Asperger, esquizofrenia, Alzheimer, Parkinson, etc. Las terapias de medicina funcional son eficaces en reducir los síntomas y los problemas, sin el efecto especial de los medicamentos psicoactivos que tienen poco efecto positivo y graves efectos secundarios negativos. La ansiedad y la depresión y todos los demás problemas psicológicos pueden ser mejorados con la medicina y nutrición funcional. Incluso hay una especialidad emergente llamada Psiquiatría Funcional, la cual incorpora todas estas pautas entre sus armamentos.

Si usted tiene síntomas que afectan a su salud mental o física y quiere llegar a la raíz del problema, contacte a su médico de Medicina Funcional más cercano. Ellos están capacitados en ayudarle a llegar a la calidad de vida que usted desea y se merece.

SÍNDROME METABÓLICO
¿Qué es el Síndrome Metabólico?

El síndrome metabólico es un grupo de síntomas que incluyen trastornos que pueden conducir a problemas cardiovasculares. Incrementa el riesgo de desarrollar diabetes, enfermedades coronarias, y de sufrir un derrame cerebral. Las personas que tienen síndrome metabólico sufren de problemas en la absorción de la insulina. El cuerpo humano produce insulina para transportar el azúcar de la sangre hacia los tejidos, mientras que, al mismo tiempo, utiliza energía del azúcar en la sangre. Las personas que sufren de síndrome metabólico tienden a tener problemas para controlar su peso, lo cual dificulta el uso de la insulina por parte de los tejidos. El síndrome metabólico tiende a ser una causa directa para la diabetes.

Los síntomas incluyen:

- Mujeres adultas con un abdomen mayor a 30 pulgadas en circunferencia, o
- Hombres adultos con una abdomen mayor a 40 pulgadas en circunferencia
- Presión arterial alta, más de 130/85
- Un nivel de azúcar elevado en la sangre en ayunas, a un nivel de, o mayor que, 150
- Triglicéridos altos mayores que 199 mg/dl

Se cree que el colesterol HDL (el colesterol "bueno") nos protege contra las enfermedades del corazón y que se puede aumentar a través del ejercicio, al dejar de fumar, a través de diversas fuentes dietéticas. Se cree que el HDL por debajo de 40 mg/dl para hombres y 50 mg/dl para mujeres aumenta el riesgo de sufrir enfermedades cardiovasculares. Aquellos que se ejercitan regularmente pueden tener valores de HDL por encima de 60, lo cual reduce el riesgo.

¿Qué Causa el Síndrome Metabólico?

Existen muchos factores que arriesgan a desarrollar el síndrome metabólico; no se conoce una causa directa. Estas incluyen:

- La obesidad,
- Un estilo de vida sedentario,
- Problemas con el colesterol y triglicéridos altos,
- Hipertensión,
- Resistencia a la insulina

Estos componentes pueden resultar directamente en enfermedades cardiovasculares y diabetes tipo II.

Los diferentes factores que pueden influenciar al desarrollo del síndrome metabólico incluyen:

- Las grasas en la sangre,
- Envejecimiento,
- Anomalías asociadas a los niveles de grasa corporal,
- Influencias genéticas

Los factores que se asocian al síndrome metabólico incluyen:

- Envejecimiento. La probabilidad de contraer el síndrome metabólico aumenta con la edad
- Raza. Los afroamericanos y asiático-americanos que viven en los EE.UU. tienen una mayor tendencia a desarrollar el síndrome metabólico. Además, las mujeres afroamericanas tienen un 60% más de riesgo en comparación a los hombres afroamericanos del mismo grupo de edad
- Un índice de Masa Corporal (IMC) superior a 30
- La genética se asocia a menudo con la diabetes
- Fumar cigarrillos
- Consumo de alcohol excesivo y prolongado
- Estrés y ansiedad no liberada
- Situación postmenopáusica

- Dietas ricas en grasas trans (especialmente con aceites parcialmente hidrogenados)
- Un estilo de vida sedentario
- Presión sanguínea alta
- Problemas con el colesterol y triglicéridos
- Obesidad

Exactamente, ¿Cómo Se Determina El Síndrome Metabólico?

La evaluación estándar incluye:

- IMC (Índice de Masa Corporal)
- Triglicéridos elevados
- Colesterol HDL bajo
- Presión arterial alta (hipertensión) o los efectos de la medicación antihipertensiva
- Azúcar elevada en la sangre en ayunas
- Estado protrombótico (riesgo de coágulos en la sangre)
- Resistencia a la insulina (la insulina no funciona, causando niveles de azúcar altos en la sangre)
- El tamaño de las partículas de colesterol

Las diferentes enfermedades que se podrían desarrollar debido al síndrome metabólico, con excepción de la Diabetes y las Enfermedades Cardiovasculares incluyen:

- Aflicción de ovario poliquístico
- Enfermedad del hígado graso
- Cálculos vesiculares
- Asma
- Trastorno del sueño
- Melanomas

Tratamiento médicos convencionales para el síndrome metabólico:

- Coma una dieta baja en grasas y baja en sal.

- Pierda peso.
- Ejercítese.
- Utilice medicamentos para disminuir la presión arterial y azúcar en la sangre.
- Deje de fumar.
- Aspirinas en dosis bajas

Cirugía para Bajar de Peso

Cuando cualquier otro método ha fracasado, y no puede bajar de peso con dietas ni ejercicio; y, todos los medicamentos han fracasado, la cirugía de bypass gástrico tiende a funcionar para las personas que tienen obesidad mórbida, y esta normalmente normaliza su peso, presión arterial, absorción de insulina, reduce su colesterol y controlan sus triglicéridos un año después de la cirugía. Sin embargo, este es el último recurso cuando todos los otros métodos más conservadores han fallado.

Enfoque de la Medicina Funcional

Afortunadamente, no está condenado a que lo corten. Si usted sufre del síndrome metabólico y los otros problemas que ya se están mostrando: problemas cardíacos, pre-diabetes con insulina alta o altos niveles de azúcar en la sangre, problemas de colesterol, etc. Puede tratarse de otra manera, y revertir el síndrome metabólico con éxito. Cubriremos su dieta y ejercicio, pero hay más:

- Chequee su estómago, ¿nota una gran cantidad de grasa en su vientre?
- Mida sus caderas, si la proporción entre su cintura/cadera esta desequilibrada, tiene un problema. Como mujer si sus caderas tienen más de 37,5", y su abdomen más de 30", hay un problema. Si usted es hombre y sus caderas tienen más de 45" y su cintura más de 40" - tiene un problema.
- Comience a controlar sus niveles de insulina temprano. Especialmente si tiene sobrepeso, sus niveles de insulina

aumentarán muchos años antes de que se incremente el azúcar en su sangre o sus niveles de HbA1C. Esta es una manera proactiva de prevenir el síndrome metabólico y la diabetes.

Algunas recomendaciones para resolver esto incluyen:

- Una dieta saludable, baja en glicémicos.
- Cambiar su dieta para que esté más basada en plantas.
- Una dieta alta en fibra.
- Una dieta rica en fitonutrientes y omega-3.
- Una dieta con proteínas de buena calidad como frijoles, nueces, semillas
- Una dieta que solo incluya proteínas magras de animales (preferentemente orgánica y/o alimentados con pasto).
- Dejar de fumar cigarrillos por completo
- Restringir su consumo de alcohol severamente

Otra cosa que debe hacer:

- Ejercitarse. (Revise la sección de ejercicios de este libro)
- Duerma bien, todas las noches. El cuerpo se cura cuando duerme; la presión arterial se normaliza cuando duerme. En general, su salud mejora durante el sueño.
- Utilice suplementos para mejorar su sueño y crear partículas de colesterol de tamaños adecuados. Incluya:
- Un multivitamínico con suficiente cromo, biotina y ácido lipoico
- 1000 mg de un suplemento de omega-3, dos veces al día. 2000 UI de
- vitamina D3, dos veces al día.
- 1200 mg de arroz de levadura roja dos veces al día.
- Esteroles vegetales de gama amplia y concentración equilibrada. Usualmente debe tomar 1 cápsula con cada comida.
- 2-4 cápsulas de glucomanano 15 minutos antes de comer con un vaso de agua.

- Considere usar niacina o vitamina B3 de dosis altas. Esta solo se puede hacer bajo receta médica.
- Eleve sus niveles de colesterol HDL, reduzca su colesterol LDL y triglicéridos, y trate de aumentar el tamaño de sus partículas.
- Usar estatinas a dosis bajas (medicamentos para reducir el colesterol si sufre de enfermedades al corazón o usted es un hombre con varios factores de riesgo). Asegúrese de chequearse por si ocurren daños a sus músculos e hígado.

Para la mayoría de la gente, este sistema es mejor que simplemente usar medicamentos para el colesterol. Para disminuir las posibilidades de enfermarse del corazón necesita tratar con el síndrome metabólico, y esto SÓLO se puede hacer con un cambio completo en su dieta y estilo de vida como se describe anteriormente.

Medicación

Las personas con síndrome metabólico o que están a riego de contraerlo, pueden necesitar de medicamentos al comienzo de un programa de auto-control, e incluso más tarde si no han tenido mucho éxito y no ha conseguido buenos resultados con su programa dietético para pérdida de peso. Especialmente si están teniendo problemas para cambiar su estilo de vida, y no han podido reducir su presión arterial alta, sus niveles de colesterol o de triglicéridos, y su resistencia a la insulina.

Los medicamentos que podría necesitar incluyen aquellos que se usan para reducir la presión arterial, aumentar el metabolismo de la insulina, aumentar el colesterol HDL y reducir el colesterol LDL, y para ayudarle a perder peso.

CONDICIONES RESPIRATORIAS CRÓNICAS

Las condiciones respiratorias afectan nuestra respiración. Tienen un impacto en las vías respiratorias y los pulmones, y en todas las vías responsables del movimiento de aire en el cuerpo. Los problemas pueden ser a corto plazo (agudos) y causar enfermedades o durar mucho tiempo (crónicos), causando efectos incapacitantes y muerte.

Enfermedades Respiratorias Crónicas Comunes

Las enfermedades respiratorias crónicas se agrupan de muchas maneras diferentes. Una incluye un gran número de categorías de enfermedades las cuales obstruyen el flujo de aire dentro y fuera de los pulmones; éstas incluyen:

- Asma
- Bronquiectasia, (aguda o crónica)
- Enfermedad pulmonar obstructiva crónica (EPOC)
- Enfisema

Otros problemas respiratorios incluyen:

- Sinusitis crónica
- Enfermedad pulmonar ocupacional
- Y más

Asma

El asma es una enfermedad inflamatoria de los bronquios que suele durar toda la vida. Los síntomas están relacionados al estrechamiento de las vías respiratorias (broncoconstricción), al engrosamiento de las paredes de las vías respiratorias debido a cicatrización, y un aumento de la mucosa del sistema respiratorio. Es una enfermedad común y por lo general puede llegar a ser una enfermedad crónica grave, preocupando mucho al paciente y a sus familiares. Sus síntomas pueden limitar a la actividad debido a que los ataques asmáticos usualmente requieren que el paciente sea llevado a emergencias. El asma puede ser fatal.

Las cosas se pueden poner mal para aquellos que sufren de asma son infecciones virales, alergias al polvo, al polen al aire libre, a los ácaros del polvo, cucarachas, humo de cigarrillo, e incluso al ejercicio. Algunos asmáticos reaccionan desfavorablemente a las condiciones estresantes. También, algunos medicamentos farmacéuticos pueden desencadenar reacciones asmáticas, como los betabloqueantes, la aspirina y los AINE.

Otras Causas del Asma

Parece que estamos sufriendo de una epidemia de asma, dado que afecta a una amplia gama de personas. Por otra parte, nos preguntamos por qué. Una de las razones puede ser que hemos aumentado nuestros partos por cesárea. Más del 50% de los recién nacidos nacen de esta manera. Cuando los bebés no salen por vía vaginal, parece que las bacterias vaginales de la madre no entran en su tracto intestinal. Las bacterias vaginales parecen ser importantes para el desarrollo de una flora intestinal sana, lo cual es vital para el desarrollo de un sistema inmunológico que funcione correctamente. Además, los recién nacidos de los EE.UU. a menudo no son amamantados. En México y otros países del 3er mundo, esto ha sido demostrado como un factor importante para el desarrollo de un sistema inmunológico saludable en un recién nacido. La fórmula a veces es un alérgeno para los recién nacidos y tienen que tomar una fórmula especial que a la que no son alérgicos.

Luego, los padres tienden a darles cereales de desayuno a sus niños como un refrigerio, para cuando ya terminaron su fórmula, y esto contiene gluten si se sirve con leche o productos lácteos - (a los bebes a los que le están saliendo los dientes se le dan cereales crujientes en los EE.UU.) y esto puede desarrollar alergias y posteriormente

Asma. Esto puede causar problemas en el sistema inmunológico del bebé. También, los médicos suelen recetar antibióticos orales para las infecciones de oído o dolores de garganta, lo cual causa problemas en el desarrollo de una flora intestinal normal y saludable. Esto continúa hasta que se desarrollan alergias, inflamación y otros problemas.

Algunas investigaciones comentan que si a las mujeres embarazadas con historiales genéticos de alergias se les prescribieron probióticos acidofalos durante su embarazo, hubo una reducción del 50% en la probabilidad de que sus recién nacidos desarrollaran alergias, asma, secreciones nasales y/o eczemas. Este es un enfoque simple, de bajo riesgo, bajo costo, y eficaz.

Tratamiento del Asma:

Afortunadamente... el asma puede ser tratado de una manera bastante completa, y la mayoría de los enfermos logran controlarlo bien. Cuando su asma ya está bajo control, los pacientes pueden:

- Evitar los síntomas durante el día y la noche
- Usar poca o ninguna medicación
- Tener vidas activas y productivas
- Tener una función pulmonar normal o casi normal
- Evitar ataques graves

Un enfoque gradual toma en consideración la utilización de fármacos disponibles, sus riesgos y costos.

Un tratamiento controlado regular, especialmente con corticosteroides inhalados (ICS) – que contienen medicamentos, disminuye notablemente la frecuencia y gravedad del asma y la posibilidad de ataques.

El asma es una enfermedad común que afecta a diversos niveles de la sociedad. Tanto atletas, líderes y celebridades, así como a la gente normal, pueden vivir vidas exitosas y activas con asma.

EPOC

La enfermedad pulmonar obstructiva crónica crea una restricción en el flujo de aire dentro de sus pulmones, y a menudo conlleva a una falta de aire, la cual no es fácil de arreglar incluso después de tratarse. Generalmente, la EPOC es una enfermedad a largo plazo que afecta a muchas personas mayores.

Los tratamientos médicos para la EPOC incluyen:

- Broncodilatadores (agonistas beta2, bromuro de ipratropio, y teofilina)
- Agentes antiinflamatorios - Los corticosteroides a menudo se utilizan para tratar la inflamación de las vías respiratorias
- Mucolíticos - guaifenesina, yoduro de potasio, y N-acetilcisteína.
- Antibióticos – solo se usan para exacerbaciones agudas.
- Oxígeno - el único tratamiento que ha demostrado mejorar la supervivencia

Fiebre de Heno

La fiebre del heno es una rinitis alérgica temporal provocada por el polen. Cubrimos esto en la sección sobre alergias.

La Bronquiectasia

La bronquiectasia (o bronquiectasia crónica) es una condición anormal y permanente de las vías respiratorias dentro de los pulmones. Los que sufren de ella a menudo contraen infecciones cuando el moco se acumula en los pulmones y las vías respiratorias y se estanca.

Hay algunas razones por las cuales se desarrolla, entre ellas están:

- EPOC
- Fibrosis quística

- Niveles bajos de anticuerpos
- Neumonía por anestesia

También hay infecciones, como:

- Tuberculosis
- Tos ferina
- Sarampión

El tratamiento incluye:

- Antibióticos
- Fisioterapia respiratoria
- Broncodilatadores
- Terapia con corticosteroides,
- Expectorantes y Medicamentos para disolver la mucosa
- Beber mucho líquido, especialmente agua,
- Suplementos dietéticos,
- Oxígeno
- Inmunoglobulina intravenosa o terapia alfa1- antitripsina (AAT) intravenosa
- Tratamientos quirúrgicos

Enfisema

El enfisema es una condición en la que las paredes de los sacos de aire dentro de los pulmones están dañados y continúan siendo dañados. La pérdida de tejido hace que las pequeñas vías aéreas colapsen, bloqueando el flujo de aire de manera permanente, lo cual hace que respirar sea más difícil para la persona. El enfisema, al igual que la bronquitis crónica, se produce junto con la enfermedad pulmonar obstructiva crónica (EPOC).

¿Cuáles son las Señales y los Síntomas?

El principal síntoma de un enfisema es una significativa falta de respiración. Esto generalmente empeora a medida que la enfermedad progresa. Los síntomas también pueden incluir:

- Tos crónica, por lo general ocurre en la mañana
- Disminución del apetito y pérdida de peso
- Disminución de tolerancia en la actividad física
- Fatiga
- Aspecto "Pecho de Barril"
- Patrones respiratorios anormales

¿Cuáles son las causas del enfisema?

El enfisema ocurre cuando los pequeños sacos de aire dentro de los pulmones de una persona se dañan. El fumar cigarrillos es la causa más prevenible y común del enfisema.

¿Cuál es el tratamiento convencional?

- Deja de fumar
- Evitar los contaminantes, irritantes de los pulmones, y el humo de segunda mano
- Vacunarse anualmente contra la gripe y contra la neumonía (cada cinco años)
- Broncodilatadores
- Esteroides
- Antibióticos
- Oxígeno suplementario
- Cirugía
- Rehabilitación pulmonar

Sinusitis Crónica

La sinusitis crónica inflama los tejidos que recubren una o más de las cavidades sinusales (que están dentro de los huesos de su cara). Esto tiende a ocurrir cuando se obstruye el drenaje normal de los senos paranasales debido a hinchazón, moco excesivo, o, posiblemente, un tabique desviado. Causa dolor facial y por lo general se relaciona a inflamaciones en la nariz.

Los tratamientos incluyen:

- Irrigación nasal salina
- Corticosteroides nasales
- Corticosteroides orales o inyectados
- Descongestionantes.
- Analgésicos sin receta
- Desensibilización por aspirina
- Antibióticos
- Inmunoterapia
- Cirugía

Fibrosis Quística

La fibrosis quística (FQ) es un trastorno genético en el cual el moco es muy espeso y pegajoso. Esto afecta negativamente a los pulmones y otros órganos del cuerpo. Es difícil sacar la mucosidad de las vías aéreas bronquiales, y por lo tanto esto conlleva a infecciones, obstrucciones en la respiración y problemas que incluyen a la bronqueasteis y la muerte temprana. Actualmente, esta enfermedad no tiene cura.

Los tratamientos incluyen:

- Antibióticos para el tratamiento y prevención de las infecciones pulmonares
- Medicamentos para disolver la mucosa para ayudar a toser la flema, lo cual aumenta la función pulmonar
- Broncodilatadores para mantener las vías respiratorias abiertas relajando los músculos alrededor de los tubos bronquiales
- Enzimas pancreáticas orales para ayudar al aparato digestivo a absorber nutrientes
- Terapia física para el pecho
- Rehabilitación pulmonar
- Procedimientos quirúrgicos y otros

Enfermedades Laborales Pulmonares

Las enfermedades pulmonares ocupacionales provienen de vivir y trabajar en ambientes tóxicos, incluyendo instalaciones con polvos o humos tóxicos, sílice, amianto, carbón y productos químicos. Este es un trastorno que usualmente se inicia en el trabajo. La neumoconiosis o cicatrización pulmonar usualmente se causa por inhalar polvo y es una enfermedad pulmonar ocupacional muy común.

El tratamiento incluye:

- Evitar cualquier exposición adicional
- Corticosteroides
- Metotrexato
- Trasplante de pulmón

Apnea del Sueño

La apnea del sueño es una enfermedad respiratoria que afecta la respiración mientras uno duerme. El flujo de aire reducido es un síntoma que resulta en bajas intermitentes en los niveles de oxígeno en la sangre causando el trastorno. Los pacientes con apnea del sueño a menudo no saben de las dificultades respiratorias que tienen cuando duermen. Cuando un asmático tiene apnea del sueño, puede morir en su sueño sin síntomas.

Tratamiento:

- Presión positiva continua en las vías respiratorias (CPAP).
- Presión positiva espiratoria de las vías respiratorias (EPAP).
- Dispositivos ajustables de presión de las vías respiratorias.
- Aparatos orales.
- Cirugía - eliminación de tejido.
- Cirugía - reposicionamiento de mandíbula.
- Cirugía - Implantes.
- Cirugía - fabricación de una nueva vía respiratoria (traqueotomía).

Fibrosis Pulmonar

La fibrosis pulmonar es la cicatrización del pulmón y el engrosamiento de los tejidos. Esto afecta la transferencia del oxígeno hacia el torrente sanguíneo. La causa es a menudo desconocida. Cuando esta cicatrización ocurre, se le llama fibrosis pulmonar idiopática.

Tratamientos:

- Antihistamínicos
- Descongestionantes,
- Analgésicos no narcóticos como la aspirina.
- AINE
- Aerosoles nasales - pero hay un efecto de rebote de una mayor congestión.
- Aerosoles nasales esteroideos

Medicina Funcional para Trastornos Respiratorios

Abordar Las Causas Básicas Del Asma. He podido ayudar a muchos pacientes a mejorar sus síntomas al abordar estas causas subyacentes.

Las preguntas son, "¿qué causa al asma y qué se puede hacer al respecto? ¿Cómo podemos eliminar estos síntomas?"

El asma es un gran problema hoy en día. Afecta a 8.5% de la población, o más de 25 millones de estadounidenses y cada día crece en los Estados Unidos.

Este crecimiento se debe al aumento de venenos ambientales, a la creciente contaminación, al crecimiento en la sensibilidad a los alimentos y problemas intestinales, colorantes de comida y otros aditivos, uso elevado de antibióticos y medicamentos, y a un mayor consumo de alimentos con proteínas modificadas y otros ingredientes extraños. Todos estos factores pueden y provocan o exacerbar el asma.

Así que, ¿qué se puede hacer para combatir el incremento de las enfermedades respiratorias? La medicina funcional es un método basado en la ciencia dado que se centra en buscar las causas fundamentales, en lugar de suprimir los síntomas como lo hace la medicina alopática basada en tratamientos farmacéuticos y quirúrgicos.

El simple concepto de la Medicina Funcional es - si ha pisado una chincheta, no tome una pastilla para el dolor - quítela y no necesita más medicación. Es una teoría simple, que muchos médicos obvian. La Medicina Funcional – arregla el problema.

Cómo Curar Su Enfermedad Respiratoria

Elimine las cosas malas de la vida, la cual podría ser la causa posible de su dolencia; hemos mencionado casi todas aquí en este segmento de Enfermedades Respiratorias. Por otra parte, métale cosas a su cuerpo que este necesite para sanarse, limpie su sistema digestivo. Si tiene problemas con hongos, tome pro bióticos después de limpiar su intestino.

El asma es una de las cosas más fáciles de sacar de su vida; otras son más difíciles. Sin embargo, vaya a ver a su médico de Medicina Funcional, descubra la causa de su enfermedad, reequilibre a su cuerpo, deje que su sistema inmunológico se reconstruya – ha estado trabajando horas extras luchando por su vida. Relájese - y deje que el método natural de la Medicina Funcional lo ayude positivamente.

LECTURA RECOMENDADA

- The Blood Sugar Solution: The UltraHealthy Program for Losing Weight, Preventing Disease, and Feeling Great Now! Hardcover – Large Print, February 28, 2012

  by Mark Hyman

  Publisher: Little, Brown and Company; Reprint edition (December 30, 2014)

  ISBN-10: 0316196177

  ISBN-13: 978-0316196178

- Grain Brain: The Surprising Truth about Wheat, Carbs, and Sugar--Your Brain's Silent Killers Hardcover – September 17, 2013

  by David Perlmutter (Author), Kristin Loberg (Contributor)

  Publisher: Little, Brown and Company; 1 edition (September 17, 2013)

  ISBN-10: 031623480X

  ISBN-13: 978-0316234801

- Wheat Belly: Lose the Wheat, Lose the Weight, and Find Your Path Back to Health Hardcover – August 30, 2011

  by William Davis

  Publisher: Rodale Books; 1 edition (August 30, 2011)

  ISBN-10: 1609611543

  ISBN-13: 978-1609611545

- The Autoimmune Solution: Prevent and Reverse the Full Spectrum of Inflammatory Symptoms and Diseases Hardcover – January 27, 2015

by Amy Myers (Author)
Publisher: HarperOne; 1 edition (January 27, 2015)
Language: English
ISBN-10: 0062347470
ISBN-13: 978-0062347473

- The Great Cholesterol Myth: Why Lowering Your Cholesterol
Won't Prevent Heart Disease-and the Statin-Free Plan That
Will Paperback – November 1, 2012
by Jonny Bowden (Author), Stephen Sinatra (Author)
Publisher: Fair Winds Press; 1 edition (November 1, 2012)
Language: English
ISBN-10: 1592335217
ISBN-13: 978-1592335213

- Clinical Nutrition: A Functional Approach Paperback – 2004
by Dan Lukaczer (Author)
Publisher: IFM; 2nd Edition edition (2004)
ISBN-10: 0977371328
ISBN-13: 978-0977371327

- Supplement Your Prescription: What Your Doctor Doesn't
Know About Nutrition Paperback – October 15, 2007
by Hyla Cass (Author)
Publisher: Basic Health Publications; 1st edition (October 15, 2007)
ISBN-10: 1591202272
ISBN-13: 978-1591202271

- What You Must Know About Vitamins, Minerals, Herbs & More: Choosing the Nutrients That Are Right for You Paperback – September 15, 2007

  by M.D. Pamela Wartian Smith (Author)

  Publisher: Square One Publishers; 1 edition (September 15, 2007)

  ISBN-10: 0757002331

  ISBN-13: 978-0757002335

- Textbook of Functional Medicine Hardcover – 2005

  by Sidney MacDonald Baker (Author), Peter Bennett (Author), Jeffrey S. Bland (Author), Leo Galland (Author), Robert J. Hedaya (Author), Mark Houston (Author), Mark Hyman (Author), Jay Lombard (Author), Robert Rountree (Author), Alex Vasquez (Author)

  Publisher: Institute for Functional Medicine; Second edition (2005)

  ISBN-10: 0977371301

  ISBN-13: 978-0977371303

- BEYOND FOODS: The Handbook of Functional Nutrition Kindle Edition

  by Barbara Swanson (Author)

  Publisher: Original Skin Organics; 1 edition (June 15, 2014)

  Publication Date: June 15, 2014

  Sold by: Amazon Digital Services, Inc.

  ASIN: B00L1M0GZ0

- Enzymes & Enzyme Therapy : How to Jump-Start Your Way to Lifelong Good Health by Anthony Cichoke (Author), Abram Hoffer MD (Author), Anthony J. Cichoke DC (Author)

Publisher: McGraw-Hill Education; 2 edition (April 22, 2000)
ISBN-10: 0658002902
ISBN-13: 978-0658002908

- Eat Light & Feel Bright: Microalgae Solutions for Individual and Planetary Health by Jeffrey Bruno, PhD.
  Publisher: Pacific Psychological Care (February 12, 2014)
  ISBN-10: 0991392507
  ISBN-13: 978-0991392506

- Mycelium Running: How Mushrooms Can Help Save the World by Paul Stamets (Author)
  Publisher: Ten Speed Press; First edition (October 1, 2005)
  ISBN-10: 1580085792
  ISBN-13: 978-1580085793

- Food Energetics: The Spiritual, Emotional, and Nutritional Power of What We Eat. By Steve Gagné (Author)
  Publisher: Healing Arts Press; 3 edition
  ISBN-10: 1594772428
  ISBN-13: 978-1594772429

- Salt Your Way to Health, 2nd Edition Paperback use pre formatted date that complies with legal requirement from media matrix – 2006
  by David Brownstein, M.D.
  Publisher: Medical Alternative Press; 2 edition (2006)
  ISBN-13: 978-0966088243
  ASIN: B000R8ZTGK

- The Yeast Syndrome: How to Help Your Doctor Identify & Treat the Real Cause of Your Yeast-Related Illness Mass Market Paperback use pre formatted date that complies with legal requirement from media matrix – October 1, 1986

  by John P. Trowbridge (Author), Morton Walker (Author)

  Publisher: Bantam (October 1, 1986)

  ISBN-10: 0553277510

  ISBN-13: 978-0553277517

REFERENCIAS

INTRODUCCIÓN

https://www.psychologytoday.com/blog/the-athletes-way/201303/mindfulness-made-simple

Capítulo Uno

Czaplica, M. A. (1914) Aboriginal Siberia, a study in social anthropology. Oxford: Clarendon Press, p 243

Frazer, James (1955) The Golden Bough: A Study in Magic and Religion. London: Macmillan, Vol. XI, 14

Early Modern European Witchcraft: Centres and Peripheries (1988) ed. Henningsen, G, and Ankarloo, B, Oxford: Oxford University Press, p 211

Nuttall, Zelia (1901) The Fundamental Principles of Old and New World Civilizations: A Comparative Research Based on a Study of the Ancient Mexican Religious, Sociological and Calendrical Systems. Cambridge MA: Peabody Museum

Dowman, Keith (1996) Sky Dancer: The Secret Life and Songs of the Lady Yeshe Tsogyel. Ithaca NY: Snow Lion

Nowak, Margaret (1977) The Tale of the Nishan Shamaness: a Manchu Folk Epic. Seattle: University of Washington Press

Brewer, Caroline (2001) Holy Confrontation: Religion, Gender and Sexuality in the Philippines, 1521-1685. Manila: Institute of Women's Studies

Silverblatt, Irene (1987) Moon, Sun, and Witches: Gender Ideologies and Class in Inca and Colonial Peru, Princeton: Princeton University Press, p 171

Contramaestre, Carlos (1979) La Mudanza del Encanto. Caracas: Academia Nacional de la Historia, p 204

Silverblatt, p 183

http://susannabarlow.com/on-archetypes/understanding-the-healer-archetype/

http://www.suppressedhistories.net/articles/womanshaman.html

http://www.localhistories.org/medicine.html

Gascoigne, Bamber. HistoryWorld. From 2001, ongoing.
http://www.historyworld.net

http://www.shamanicjourney.com/history-of-shamanism

http://www.healthandhealingny.org/tradition_healing/ayurveda-history.html

Recommended Reading

http://www.amazon.com/Vasant-Lad/e/B000APFNMU

Capítulo Dos

http://www.merck.de/en/company/history/history.html

http://www.gsk.com/about/history.htm

http://www.pfizer.com/about/history/history.jsp

http://en.wikipedia.org

http://www.pharmaphorum.com/articles/a-history-of-the-pharmaceutical-industry

http://www.aldokkan.com/science/herbal_remedies.htm

http://yalemedicine.yale.edu/spring2007/features/feature/51660/

http://www.motherearthliving.com/plant-profile/the-origins-of-herbal-medicines.aspx

http://wicca.com/celtic/herbal/history.htm

http://www.pharmacy.wsu.edu/

Capítulo Tres

http://www.hearttechnology.com/pauling_scientific_achievements.html

http://www.hearttechnology.com/pauling_scientific_achievements.html

http://www.anapsid.org/aboutmk/biochem.html

http://www.anapsid.org/aboutmk/biochem.html

https://www.orthomolecularhealth.com/canada-loses-medical-icon-dr-abram-hoffer/

http://brainconnection.brainhq.com/2013/04/05/hans-selye-the-discovery-of-stress/

http://www.smart-publications.com/articles/dr-bruce-ames-proves-his-triage-theory-of-micronutrients-with-vitamin

https://www.functionalmedicine.org/about/whatisfm/

https://www.functionalmedicine.org/AboutFM/ourteam/faculty/bios/bland/

http://www.healthy.net/Author_Biography/Leo_Galland_MD_FACN/125

http://www.drperlmutter.com/about/bio/

http://www.amazon.com/William-Davis/e/B002BLT426

http://wellnessmama.com/3486/dr-william-davis-wheat-belly/

http://www.antiageingconference.com/index.html?pg=braverman

https://www.functionalmedicine.org/AboutFM/ourtcam/faculty/bios/hyman/

http://www.cfhll.com/bio_p_smith.html

http://www.cfids.com/about_dr_conley.html

http://www.heartmdinstitute.com/about-us/stephen-sinatra-md-facc

http://aihm.org/education/faculty-bios/

https://www.functionalmedicine.org/AboutFM/ourteam/faculty/bios/Hays/

https://www.functionalmedicine.org/page.aspx?id=781

http://www.ashlandmd.com/DavidScottJones

http://www.betterhealthusa.com/public/226.cfm

http://www.bloomberg.com/research/stocks/private/person.asp?personId=39597158&
privcapId=39597062

http://www.ashlandmd.com/DavidScottJones

http://www.betterhealthusa.com/public/226.cfm

http://www.bloomberg.com/research/stocks/private/person.asp?personId=39597158&
privcapId=39597062

Capítulo Cuatro

Bibliografía

André, F.; André, C.; Colin, L.; Cacaraci, F.; Cavagna, S. (1994). Role of new allergens and of allergens consumption in the increased incidence of food sensitizations in France. Toxicology, 93:77-83.

Barrie, S. (1999). Food allergies. In Textbook of Natural Medicine. Edited by Pizzorno, J. E. Jr and Murray, M. T. Second edition. Churchill Livingstone, London, pp 453-460.

Blades, M. (1996). Food allergy and food intolerance. Food Science and Technology Today, 10(2):82-86.

British Nutrition Foundation (2000). Food allergy and intolerance briefing paper. BNF, High Holborn House, 52-54 High Holborn, London WC1V 6RQ, pp 1-33.

Codex Alimentarius Commission (1998). Discussion paper on "Criteria for the selection of commonly allergic foods for labelling purposes". Document CX/FL 98/5-CRD, p16. 18th May.

Hefle, S. L. (1996). The chemistry and biology of food allergens. Food Technology, March, 86-92.

Henriksen, C., Eggesbo, M., Halvorsen. R., Botten, G. (2000). Nutrient intake among two-year-old children on cow's milk restricted diets. Acta Paediatrica, 89(3):272-278.

Hourihane J.O, Bedwani S. J, Dean T. P., Warner J. O. (1997). Randomized, double-blind, crossover challenge study of allergenicity of peanut oils in subjects allergic to peanuts. British Medical Journal, 314:1084-1088.

Institute of Food Science and Technology Position statement of food allergens. Food Science and Technology Today, 13(3):163-168.

Institute of Food Science and Technology, UK (1988). Food and Drink Good Manufacturing Practice. 4th edition, chapter 30.

International Life Sciences Institute (1994). Food allergy and other adverse reactions to food. Concise Monograph Series ILSI Europe, Avenue E. Mounier 83, Box 6, B-1200 Brussels, Belgium, pp 1-22.

International Life Science Institute ILSI Europe (1998). Scientific criteria and the selection of allergenic foods for product labelling - Allergy European Journal of Allergy and Clinical Immunology - 47 (53) (Supplement):1-21.

Isolauri, E., Sutas, Y., Salo, M.K., Isosomppi, R., Kaila, M. (1998). Elimination diet in cow's milk allergy: risk for impaired growth in young children. Journal of Pediatrics, 132:1004-1009.

Lancet (1997). Supplement on asthma. 350(suppl. II):1-27.

Luyt, D. (2000). Nut allergy in children: investigation and management. Journal of the Royal Society of Medicine, 93:283-288.

Ministry of Agriculture, Fisheries and Food (1994). Food allergy and other unpleasant reactions to food. Food Sense Guide from the Food Safety Directorate, pp 1-10.

National Dairy Council (1994). Adverse reactions to food. Topical Update 2, pp 1-12, National Dairy Council, 5-7 John Princes Street, London W1M 0AP.

Robinson, J. and Ferguson, A. (1992). Food sensitivity and the nervous system. Nutrition Research Reviews, 5:203-223.

Scientific Committee for Food (1996). Report of the SCF on adverse reactions to food and food ingredients. pp 1-39.

Warhurst, G. (2000). Do you go nuts about nuts? Food Science and Technology Today, 14(3):134-137.

Anonymous. Position of the American Dietetic Association: Health implications of dietary fibre. Journal of the American Dietetic Assoc. July 2002; Vol. 7: 993-1000.

Bessesen, D.H. The Role of Carbohydrates in Insulin Resistance. Journal of Nutrition (2001)131: 2782S – 2786S.

De Vries, J. On defining dietary fibre. Proc. of the Nutrition Society (2003): 62, 37-43.

Lupton, J.R., Turner, N.D. Dietary Fibre and Coronary Disease: Does the evidence support an association? Current Atherosclerosis Reports (2003): 5, 500-505.

Carbohydrates: Nutritional and health aspects. 2003 ILSI Europe Concise Monograph Series. ILSI Press.

Tran M. High-Fiber Diet. Gale Encyclopedia of Alternative Medicine 2001. Retrieved on May 24, 2001, from research database http://www.findarticles.com.

Fuchs CS, Giovannucci EL, Colditz GA, et al. Dietary fiber and the risk of colorectal cancer and adenoma in women. N Engl J Med. 1999;340:169-176.

Avivi-Green C, Polak-Charcon S, Madar Z, et al. Apoptosis cascade proteins are regulated in vivo by high intracolonic butyrate concentration: correlation with colon cancer inhibition. Oncol Res. 2000;12:83-95.

Sansbury L, Wanke K, Albert P, et al. The Effect of Strick Adherence to a High-Fiber, High-Fruit and -Vegetable, and Low-Fat Eating Pattern on Adenoma Recurrence. Am J Epidemiol. 2009;170:576-584.

Ferguson LR, Harris PJ. Protection against cancer by wheat bran: role of dietary fiber and phytochemicals. Eur J Cancer Prev. 1999;8:17-25.

Slavin JL, Martini MC, Jacobs DR Jr, et al. Plausible mechanisms for the protectiveness of whole grains. Am J Clin Nutr. 1999;70:459S-463S.

Bagga D, Ashley JM, Geffrey SP, et al. Effects of a very low fat, high fiber diet on serum hormones and menstrual function. Implications for breast cancer prevention. Cancer. 1999;76:2491-2496.

Soler M, Bosetti C, Franceschi S, et al. Fiber intake and the risk of oral, pharyngeal and esophageal cancer. Int J Cancer. 2001;91:283-287.

de la Taille A, Katz A, Vacherot F, et al. [Cancer of the prostate: influence of nutritional factors. A new nutritional approach]. [Article in French] Presse Med. 2001;30:561-564.

URLs

http://www.greatplainslaboratory.com/home/eng/e-newsletter/igg_vs_ige.pdf   IgE vs IgG food allergies

http://www.bpac.org.nz/BPJ/2007/October/docs/bpj9_lactose_pages_30-35.pdf

http://www.yourmedicaldetective.com/public/department50.cfm

(Karin et al. 2006). Health Concerns: https://www.lef.org/protocols/health-concerns/chronic-inflammation/Page-01

(Medzhitov 2008). Health Concerns: http://www.lifeextension.com/Protocols/Health-Concerns/Chronic-Inflammation/Page-01

http://www.invisionhealth.com/nutrition-chronic-disease-inflammation/

http://paleolifestyledoctor.com/functional-medicine-starts-good-detoxification/

http://www.invisionhealth.com/nutrition-chronic-disease-inflammation/

http://www.functionalmedicineuniversity.com/public/Leaky-Gut.cfm

http://www.eufic.org/article/en/nutrition/fibre/artid/dietary-fibre-role-healthy-diet/

http://pcrm.org/health/cancer-resources/diet-cancer/nutrition/how-fiber-helps-protect-against-cancer

http://www.brandyaugustine.com/journal/2014/7/7/3-ways-dietary-fiber-helps-maintain-hormone-balance

http://www.eufic.org/article/en/expid/basics-food-allergy-intolerance/

http://bellaspark.com/articles/entry/hormone-imbalance-the-silent-epidemic/

http://www.kotsanisinstitute.com/services/hormone-imbalances

https://www.bodylogicmd.com/for-men/hormone-imbalance-in-men

http://www.who.int/mediacentre/factsheets/fs225/en/

http://www.medicinenet.com/script/main/art.asp?articlekey=34093

http://drhyman.com/blog/2010/05/19/is-there-toxic-waste-in-your-body-2/

http://www.chemicalbodyburden.org/whatisbb.htm

http://science.howstuffworks.com/innovation/edible-innovations/food-craving.htm

http://www.googlebooks.com

http://www.mayoclinic.com

http://www.monell.org/researchoverview_h.htm

http://www.sciencedaily.com/releases/2004/11/041108025155.htm

http://www.sciencedaily.com/releases/2007/07/070718001508.htm

http://www.scientificamerican.com/article.cfm?id

http://www.washingtonpost.com/wp-dyn/content/article/2006/11/03/AR2006110301962.html

https://www.psychologytoday.com/

http://www.stress.org/what-is-stress/

http://biz.thestar.com.my/news/story.asp?file=/2009/10/9/business/4871253&sec=business

http://www.mayoclinic.org/tests-procedures/meditation/in-depth/meditation/art-20045858

https://www.mentalhelp.net/articles/meditation-for-stress-reduction/

http://www.nhs.uk/Livewell/fitness/Pages/Whybeactive.aspx

http://www.patient.co.uk/health/Physical-Activity-For-Health.htm

http://www.livestrong.com/article/320144-does-exercise-release-a-chemical-in-the-brain/

http://www.hsph.harvard.edu/nutritionsource/staying-active-full-story/

http://www.health.gov/PAGuidelines/pdf/paguide.pdf

http://fitness.mercola.com/sites/fitness/archive/2010/02/02/the-single-most-important-thing-to-preserve-your-brain-function.aspx

http://www.patheos.com/blogs/faithonthecouch/2014/05/faith-spirituality-belief-religion-whats-the-difference/

http://www.chopra.com/ccl/10-ways-to-nurture-your-spiritual-life

From www.wikipedia.com

European Journal of Immunology,
http://onlinelibrary.wiley.com/doi/10.1002/eji.201141550/full

(Tschopp 2011) European Journal of Immunology.
http://onlinelibrary.wiley.com/doi/10.1002/eji.201141436/suppinfo

Health Concerns
https://www.lef.org/protocols/health-concerns/chronic-inflammation/Page-01

http://www.lifeextension.com/Protocols/Health-Concerns/Chronic-Inflammation/Page-013.

(Green et al. 1976)
Journal of Experimental Biology
http://jeb.biologists.org/content/204/18/3225.full

(Kundu et al. 2008). Health Concerns
http://www.lifeextension.com/Protocols/Health-Concerns/Chronic-Inflammation/Page-01

(Meyer 2010). The Marshall Protocol
http://mpkb.org/home/tests/crp

(Windgassen et al. 2011). Health Concerns
http://www.lifeextension.com/Protocols/Health-Concerns/Chronic-Inflammation/Page-01

(Emerging Risk Factors Collaboration et al. 2010). The Lancet
http://www.thelancet.com/journals/lancet/article/

Referencias:

Institute of Medicine. "Crossing the Quality Chasm: A New Health System for the 21st Century"

Ref: (Centers for Disease Control and Prevention 2011; Batard et al. 2006; Cao 2011, Jha et al. 2009; Ferrucci et al. 2010; Glorieux et al. 2009; Kundu et al. 2008; Murphy 2012; Singh et al. 2011).

Ref. Nurses' Health Study

Health Professionals Follow-up Study,

Women's Health Study,

Harvard Alumni Health Study,

National Health Interview Survey,

Women's Health Initiative,

Honolulu Heart Program,

Black Women's Health Study,

Ref: Nurses' Health Study II

PIIS0140-6736(10)60484-9/abstract

Fauci, Anthony S., et al. Harrison's Principles of Internal Medicine. 17th ed. United States: McGraw-Hill Professional, 2008.

*Onstot J, Ayling R, Stanley J. Characterization of HRGC/ MS Unidentified Peaks from the Analysis of Human Adipose Tissue. Volume 1: Technical Approach. Washington, DC: U.S. Environmental Protection Agency Office of Toxic Substances (560/6-87-002a), 1987.

(*Job Stress: America's Leading Adult Health Problem, by Paul J. Rosch, M.D., F.A.C.P., in USA Magazine, May 1991.

American Academy of Family Physicians Survey, 1988,U.S. News & World Report, December 11, 1995

Lectura Recomendada:

The books that have influenced me:

The Truth Will Set You Free from Svami Purna http://amzn.com/8178223147

I am that by Sri Nisargadatta Maharaj http://amzn.com/B00BTM29LQ

The Yoga Sutras of Patanjali by Sri Swami Satchidananda http://amzn.com/1938477073

Traditional indian writings: The Vedas, The Upanishads, The Bhagavad Gita, The Dhammapada.

Capítulo Cinco

Histamin and Histamine Intolerance
http://ajcn.nutrition.org/content/85/5/1185.long

Latex incidence
http://www.ncbi.nlm.nih.gov/pmc/articles/PMC164902/

Herbal therapies for seasonal allergies
http://www.ncbi.nlm.nih.gov/pmc/articles/PMC3845706/

http://drliesa.com/functional-medicine-approach-to-seasonal-allergies/

http://paleolifestyledoctor.com/functional-medicine-likely-answer-allergies-allergy-symptoms/

Printed November twenty-two, 2013 | Through Dr. Incline

http://www.utne.com/mind-and-body/autoimmune-diseases-ze0z1309zcalt.aspx?PageId=4

http://naturalhealthcareanddiagnostics.com/thyroid-problems/approach-to-autoimmune-diseases/

http://www.mindbodygreen.com/0-8843/10-signs-you-have-an-autoimmune-disease-how-to-reverse-it.html

http://www.huffingtonpost.com/dr-mark-hyman/how-to-stop-attacking-you_b_657395.html

Bill Meters. Wealthy, Meters. N. Specialized Medical Teacher of Obstetrics along with Gynecology College or University of Colorado, San Francisco Bay area Movie director of Gynecologic Oncology College or University Clinic Fresno, Colorado

http://drhyman.com/blog/2010/11/06/cancer-new-science-on-how-to-prevent-and-treat-it-a-report-from-tedmed/

http://jeanninewalston.com/integrative-cancer-care/body/integrative-cancer-medicine-systems/functional-medicine-and-cancer/#sthash.mDWWOFG2.dpuf

http://www.cdc.gov/heartdisease/facts.htm
Source: – Institute for functional medicine
Lamb_CV/pdf

https://www.functionalmedicine.org/about/working_with_a_functional/#sthash.GznpSprd.dpuf

http://www.lef.org/magazine/2009/3/mark-hyman-healing-broken-brain-syndrome/page-01

https://www.functionalmedicine.org/about/whatisfm/

https://experiencelife.com/article/functional-wellness-part-5-the-body-mind-connection/

https://experiencelife.com/functional-medicine-round-up/

http://sanjosefuncmed.com/brain-health/

http://www.lmreview.com/articles/view/the-ultramind-solution-a-functional-medicine-approach-to-brain-disorders/

http://sanjosefuncmed.com/brain-health/

http://pharma.about.com/od/FDA/a/All-About-Viibi yd.htm

http://www.ehow.com/about_5089633_normal-levels-ldl-hdl.html

http://drhyman.com/blog/2011/01/28/seven-tips-to-fix-your-cholesterol-without-medication/#close

Cannon, C.P., Shah, S., Dansky, H.M., et al. 2010. Safety of anacetrapib in patients with or at high risk for coronary heart disease. N Engl J Med. 363(25): 2406–2415.

Barter, P.J., Caulfield, M., Eriksson, M., et al. 2007. Effects of torcetrapib in patients at high risk for coronary events. N Engl J Med. 357(21):2109-2122.

http://www.holistichealthbayarea.com/blog/metabolic-syndrome-treatment/

http://science.jrank.org/pages/5832/Respiratory-Diseases-Treatments.html

http://www.healthcommunities.com/copd/medical-treatment.shtml#sthash.U81VpOOI.dpuf

http://emedicine.medscape.com/article/296961-treatment

http://www.nhlbi.nih.gov/health/health-topics/topics/brn/treatment

http://www.clevelandclinicmeded.com/medicalpubs/diseasemanagement/pulmonary/occupational-lung-disease/Default.htm

http://www.ginasthma.org/documents/1/Pocket-Guide-for-Asthma-Management-and-Prevention

http://drhyman.com/blog/2013/09/17/breathe-easy-addressing-root-causes-asthma/

http://www.ncbi.nlm.nih.gov/pubmed/23886227

(Ann Allergy Asthma Immunol. 2013 Aug;111(2):102-106.e2. doi: 10.1016/j.anai.2013.05.023. Epub 2013 Jun 21.

Association of childhood attention-deficit/hyperactivity disorder with atopic diseases and skin infections? A matched case-control study using the General Practice Research Database.

Hak E1, de Vries TW, Hoekstra PJ, Jick SS.

Capítulo Seis

http://cloquetwellness.blogspot.ca/

http://www.hsph.harvard.edu/nutritionsource/staying-active-full-story/

http://scientificexploration.net/0-12221-9-steps-to-heal-autoimmune-disease.html

http://allergiesandyourgut.com/

http://www.mindbodygreen.com/0-8843/10-signs-you-have-an-autoimmune-disease-how-to-reverse-it.html

http://drliesa.com/medical-services/allergy-testing-and-relief/

http://copingmag.com/ana/index.php/site/print_article/www.AllergyAndAsthmaRelie

http://articles.mercola.com/sites/articles/archive/2015/02/02/anti-inflammatory-foods-herbs-spices.aspx

http://www.aafa-md.org/allergy_basics.htm

http://www.survivingcipro.com/useful-information/staying-positive/your-success-stories/

http://www.healthline.com/health/autoimmune-disorders?toptoctest=expand

http://theunboundedspirit.com/how-to-stop-attacking-yourself-9-steps-to-heal-autoimmune-disease/

http://www.livestrong.com/article/201038-increased-lipolysis-fat-oxidation-weight-loss/

http://elissagoodman.com/lifestyle/how-to-stop-attacking-yourself-nine-steps-to-heal-autoimmune-disease/

http://www.emedicinehealth.com/gastroenteritis/article_em.htm

http://www.viewtubetrain.com/watch.php?v=148009

ÍNDICE